Dr. Hubert Kaiser
Andreas P. Lausch
Manfred Stanosch

**Hygiene, Infektionslehre,
Mikrobiologie und Pflege
bei Infektionskrankheiten**

Dr. Hubert Kaiser
Andreas P. Lausch
Manfred Stanosch

Hygiene, Infektionslehre, Mikrobiologie und Pflege bei Infektionskrankheiten

Ein Arbeitsbuch für Pflege- und Sozialberufe

6., überarbeitete Auflage

maudrich

Die Autoren

Dr. Hubert Kaiser
Facharzt für Pathologie (Zytodiagnostik)
Oberarzt am Institut für Pathologie
Landesklinikum Krems

Andreas P. Lausch, MAS, MBA, MSc
Diplomierter Gesundheits- und Krankenpfleger (Krankenhaushygiene, Führungsaufgaben)
Akademisch geprüfter Krankenhausmanager
Leiter des Pflegedienstes am Standort Landesklinikum Waldviertel Zwettl

Manfred Stanosch
Diplomierter Gesundheits- und Krankenpfleger (Krankenhaushygiene), Oberpfleger
Hygienefachkraft am Landesklinikum Weinviertel – Mistelbach an der Zaya/Gänserndorf

Bibliografische Information Der Deutschen Nationalbibliothek

Die Deutsche Nationalbibliothek verzeichnet diese Publikation in der Deutschen Nationalbibliografie; detaillierte bibliografische Daten sind im Internet über http://dnb.d-nb.de abrufbar.

Alle Angaben in diesem Fachbuch erfolgen trotz sorgfältiger Bearbeitung ohne Gewähr, eine Haftung des Autors oder des Verlages ist ausgeschlossen.

Copyright 2008 Wilhelm Maudrich Verlag, Wien

Alle Rechte, insbesondere das Recht der Vervielfältigung und Verbreitung sowie der Übersetzung in fremde Sprachen, vorbehalten. Kein Teil des Werkes darf in irgendeiner Form (durch Fotokopie, Mikrofilm oder ein anderes Verfahren) ohne schriftliche Genehmigung des Verlages reproduziert oder unter Verwendung elektronischer Systeme verarbeitet, vervielfältigt oder verbreitet werden. Geschützte Warennamen (Warenzeichen) werden nicht besonders kenntlich gemacht. Aus diesem Fehlen eines solchen Hinweises kann somit nicht geschlossen werden, dass es sich um einen freien Warennamen handle.

Druck: Ferdinand Berger & Söhne Gesellschaft m. b. H.
3580 Horn, Wiener Straße 80
Manuskript und Korrektur: Andreas P. Lausch
ISBN 978-3-85175-876-4

VORWORT

Die Hygiene als jenes Gebiet der medizinischen Wissenschaft, das sich mit der Erhaltung der Gesundheit sowie der Verhütung von Krankheiten befasst, nimmt in allen Lehrplänen für die Ausbildung medizinischer Berufe eine zentrale Stellung ein. Der immer rasantere Fortschritt hat auch in diesem Gebiet die klassischen Grenzen des Faches längst gesprengt, sodass es immer schwerer wird, den umfangreichen Stoff für ein Lehrbuch zu komprimieren. Durch ihre praktische Erfahrung im Unterricht an der Krankenpflegeschule und dank ihrer Begeisterung für das Lehren ist es den Autoren gelungen, eine Selektion zu treffen, die den Lernenden die wichtigen Grundkenntnisse in flüssiger und verständlicher Form unter steter Berücksichtigung des Berufszieles vermittelt. Bei ansprechendem Umfang des Lehrbuches werden nicht nur die klassischen Erkenntnisse der Infektionskrankheiten, Krankenhaushygiene und der Umwelthygiene abgehandelt, sondern es wird auch auf die modernen Entwicklungen Rücksicht genommen. Der angehenden Krankenschwester und dem angehenden Krankenpfleger wird somit ein Werk in die Hand gegeben, das nicht nur helfen wird, den Stoff zu vermitteln, sondern auch als Informationsquelle für viele Fragen, die sich später im täglichen Berufsleben stellen, dienen kann.

Dem Buch, seinen Autoren und dem Verlag W. Maudrich, der die Ausstattung in bekannt mustergültiger Qualität besorgt hat, soll jener Erfolg beschieden sein, der ihnen für die investierte Zeit und die mühevolle Arbeit gebührt. Möge dieses Buch eine gute Aufnahme finden und seinen Zweck erfüllen.

O. M. Braun, Horn

EINFÜHRUNG

Während unserer langjährigen Tätigkeit an Schulen für den Krankenpflegefachdienst, Kursen für Pflegehelfer, Altenhelfer etc. entstanden schon sehr früh Unterlagen für die Vorträge in den entsprechenden Unterrichtsgegenständen. Was vorerst nur als Gedankenstütze gedacht war, entwickelte sich schon früh zu einem unentbehrlichen Lernhilfsmittel für die Auszubildenden. Bald nahm daher der Gedanke einer Veröffentlichung in Buchform Gestalt an. Dank dem Verlag Wilhelm Maudrich in Wien konnte diese Intention auch verwirklicht werden. Das nun vorliegende Buch deckt das zu erlernende Wissen in den Fächern Hygiene, Infektionskrankheiten und Pflege bei Infektionskrankheiten ab, ja geht an manchen Stellen darüber hinaus, wenn es dem Verständnis von Zusammenhängen hilft. In den Grundzügen blieb hierbei die Struktur der Skripten erhalten, da deren großteils stichwortartiger Aufbau sowohl dem Erlernen als auch dem späteren Nachschlagen entgegenkommt, auch wenn dadurch eventuell Stilunterschiede der Autoren erkennbar blieben. Möge das Buch wie vormals die Skripten den Unterricht beleben und das Erlernen des Stoffes erleichtern.

Danken möchten wir an dieser Stelle allen Kollegen, die mitgeholfen haben das Buch zu veröffentlichen. Insbesondere müssen hier die Mitarbeiter des Verlages Maudrich angeführt werden. Ihre Hilfe, Unterstützung und Zusammenarbeit waren unersetzlich. Herr Andreas P. Lausch bearbeitete Manuskript und Layout.

Spezieller Dank gebührt Herrn Prim. Dr. O. M. Braun, Institut für Pathologie am Krankenhaus Horn für seine Anregungen, sowie für die kritische Durchsicht des Manuskriptes.

Im September 1996   Die Autoren

Die nun vorliegende Version wurde in vielen Bereichen weitgehend überarbeitet und aktualisiert. Dies trifft insbesondere auf die Kapitel Pflege bei Infektionskrankheiten, Desinfektion, Sterilisation, Hygiene im Krankenhaus und Spezielle Bereiche der Hygiene zu.

Herr Andreas P. Lausch bearbeitete erneut das Manuskript, wobei darauf Bedacht genommen wurde, die bewährte Form und den Aufbau beizubehalten. Erneut besten Dank an den Verlag Wilhelm Maudrich, insbesondere unseren Lektorinnen, Frau Gertraud Hexel und Frau Dr. Binder.

Im Dezember 2000   Die Autoren

Die nun vorliegende Version wurde erneut überarbeitet und aktualisiert, wobei wieder darauf Bedacht genommen wurde, die bewährte Form und den Aufbau beizubehalten. Dies soll auch in der seit einiger Zeit teilweise veränderten Ausbildung in den Gesundheitsberufen, insbesondere der Gesundheits- und Krankenpflege, den Auszubildenden ermöglichen, sich in die Materie der Hygiene vertiefen zu können. Erneut besten Dank an den Wilhelm Maudrich Verlag.

Im Februar 2008   Die Autoren

Für
Julie, Theresia und Andrea

INHALTSVERZEICHNIS

Vorwort IV
Einführung IV

Infektionslehre 1
   Definitionen 1

Infektion 3
   Einteilung der Infektionen 3
   Infektionsquellen 3
   Infektionsformen (Übertragungsprinzip, Erregerherkunft) 4
   Eintrittspforten 4
   Infektionserreger 5
   Infektionsweg 6
   Infektionsarten 6
   Ausbreitung des Erregers 7
   Infektionssysteme 8
   Infektionskette 8
   Seuche 8
   Maßnahmen zur Infektionsbekämpfung und -verhütung 8
   Impfungen 11

Immunologie 13
   Immunreaktionen 18

Mikrobiologie – Infektionskrankheiten 20
   Viroide und Prionen 20
   Viren 21
      RNA-Viren 22
      DNA-Viren 30
   Bakterienähnliche Krankheitserreger 33
      Rickettsien 33
      Chlamydien 34
      Mykoplasmen 34
   Bakterien 35
      Grampositive aerobe, fakultativ anaerobe Kokken 37
      Gramnegative aerobe Stäbchen und Kokken 39
      Unregelmäßig geformte, nicht sporenbildende, grampositive, aerobe Stäbchen 41
      Regelmäßig geformte, grampositive, aerobe, fakultativ anaerobe Stäbchen 41
      Aerobe, fakultativ anaerobe, gramnegative Stäbchen 42
      Sporenbildende grampositive Stäbchen 45
      Gramnegative, spiralig gewundene Bakterien 47
      Säurefeste Stäbchen (Mykobakterien) 49
      Sonderkapitel: Multiresistente Bakterien 51
   Pilze 52
      Hefen 52
      Schimmelpilze 53
      Dermatophyten 53
   Protozoen 53
   Würmer 56

Pflege bei Infektionskrankheiten 58
   Hygiene bei der Gesundheits- und Krankenpflege 58
      Hygiene bei der Körperpflege 58

    Bewegung 64
    Ausscheidungen 65
    Körpertemperatur 66
    Atmung 66
  Der Patient mit einer Infektionskrankheit 68
    Infektionsabteilung 68
    Das Kind mit einer Infektionskrankheit 70
  Isolierung zu Hause 70

Materialien für mikrobiologische Untersuchungen 71
  Allgemeines 72
  Abstriche 72
  Ausstrich 73
  Blutkultur 73
  Blut für serologische Untersuchungen 74
  Harn 74
  Katheter – Katheterspitzen 74
  Liquor 75
  Sputum 75
  Stuhl 75

Umwelthygiene 76
  Der Mensch in seiner Umwelt 76
  Luft 77
  Strahlung 81
  Wetter – Klima 82
  Boden 84
  Nahrung – Lebensmittelhygiene 85
    Regelungen in Österreich 85
    Gefährdung durch Lebensmittel 86
    Unbelebte Schadstoffe 86
    Belebte Schadstoffe 87
    Haltbarmachung von Lebensmitteln 87
    Gentechnik 88
    Lebensmittelkennzeichnung 88
    Hygienemaßnahmen in Küchen 89
  Wasser 91
    Allgemeines 91
    Natürliche Inhaltsstoffe des Wassers 91
    Grundwasser 92
    Oberflächengewässer 92
    Niederschlagswasser 92
    Wasserversorgung 92
    Trinkwasser 92
    Wasseraufbereitung 94
  Bäderhygiene 95
    Allgemeine Erfordernisse für Badeanlagen bzw. -becken 96
    Durch Badewasser übertragbare Krankheiten 96
    Aufbereitungsanlagen für Badewasser in Beckenbädern 96
  Abwasser 98
    Abwasserarten, Beispiele 98
    Kläranlagen 98
    Gewässergüte 100
  Abfall 101
    Abfallwirtschaft 102
    Abfälle aus dem medizinischen Bereich 103

Lärm 106
    Lärmschutz 107

Desinfektion und Sterilisation..**109**
    Begriffserklärungen 109
    Unterscheidung von Desinfektions- bzw. Sterilisationsverfahren 110
    Wirkung von Desinfektions- und Sterilisationsverfahren..110
    Physikalische Methoden zur Desinfektion...110
    Chemische Desinfektionsverfahren 113
    Eigenschaften von Desinfektionsmitteln 115
    Laufende Desinfektion 116
    Schlussdesinfektion..116
    Haut- und Schleimhautdesinfektion (-antiseptik) 117
        Schleimhautdesinfektion (-antiseptik) 117
        Hautdesinfektion (-antiseptik) 117
    Flächenreinigung und -desinfektion 118
        Nichtkontamination...118
        Reinigung..118
        Desinfektion..119
        Aufbereitung von Reinigungs- und Desinfektionsgeräten 120
    Instrumentenaufbereitung 121
        Kleiner Kreislauf...121
        Desinfektion, Reinigung und Sterilisation („Großer Kreislauf") 122
    Desinfektionsplan 123
    Dosiertabelle 123

Sterilisation **124**
    Sterilisationsverfahren...124
        Physikalische Sterilisationsverfahren 124
        Chemisch-physikalische Verfahren 127
    Kontrolle von Sterilisatoren 128
    Verpackung, Lagerung und Handhabung der Sterilisiergüter 129

Hygiene im Krankenhaus – Krankenhaushygiene..**132**
    Allgemeines 132
        Häufigkeit von nosokomialen Infektionen...132
        Die häufigsten Krankenhausinfektionen 133
        Gefährlichkeit von nosokomialen Infektionen 133
        Kosten von nosokomialen Infektionen...133
        Personelle Organisation der Krankenhaushygiene 133
        Infektionsentstehung...135
        Quellen und Formen für nosokomiale Infektionen 135
        Erreger von nosokomialen Infektionen 136
        Infektionsziel...137
    Persönliche Hygiene 138
        Körperhygiene..138
        Haarhygiene 138
        Bekleidungshygiene...138
    Händehygiene..139
    Hygiene im Bereich der Grundpflege 143
        Hygiene bei der Körperpflege..143
        Hygiene bei der Mundpflege..143
        Hygiene im Patientenumfeld 144
        Krankenhauswäsche...144
        Bettenaufbereitung...145
        Bauliche Anforderungen..145

    Raumlufttechnische Anlagen 146

Spezielle Bereiche der Krankenhaushygiene **147**
    Ausscheidungen 147
    Verhütung von Harnwegsinfektionen 147
        Möglichkeiten der transurethralen Harnableitung 148
        Setzen und Versorgung von transurethralen Dauerkathetern 150
        Suprapubischer Dauerkatheter 152
    Injektionen – Punktionen 152
    Intravasale Katheter 153
        Periphere Venenkatheter 153
        Zentrale Venenkatheter (ZVK) 154
        Infusionstherapie 156
    Operationsbereich 157
        Maßnahmen im Operationsbereich 158
        Anforderungen an die räumliche Gestaltung 159
    Wundinfektionen – Verbandwechsel 160
        Wunddrainage 160
        Verbandwechsel 161
    Nosokomiale Atemwegsinfektionen 163
        Prophylaxe von Infektionen der Atemwege 163
        Luftbefeuchter 166
    Endoskopie 167
        Entsorgung und Aufbereitung 167
        Aufbewahrung 168
        Hygienische Kontrollen 168
    Inkubatoren 168
    Vorsichtsmaßnahmen bei infektiösen Krankheiten 169
        Patient muss geschützt werden (Schutz-, protektive Isolierung) 169
        Umgebung muss geschützt werden (Quellenisolierung) 169
            Allgemeine Maßnahmen, Standardisolierung(smaßnahmen) 170
            Spezielle Maßnahmen 171
    Intensivstationen 174
        Voraussetzungen auf Intensivstationen 174
    Dialyseeinheiten 175
    Labor und Prosektur 175
    Physiotherapie 176

Hygiene im extramuralen Bereich **177**
    Hygiene im privaten Bereich 177
    Hygiene im Pflegeheim 178
    Hygiene in der mobilen Krankenpflege 179
    Hygiene bei Hilfsorganisationen 181
        Allgemeine Regeln 181
        Krankentransport 182
        Blutspendewesen 182
        Essen auf Rädern 182
        Hauskrankenpflege 183
        Katastrophenhilfsdienst 183
        Transport von Infektionspatienten 185
        Hilfsmannschaften und Infektionskrankheiten 185

Quellenangaben – weiterführende Literatur **187**

Stichwortverzeichnis **189**

INFEKTIONSLEHRE

Epidemiologie (urspr.: Seuchenkunde) befasst sich mit der **Darstellung des Auftretens infektiöser und nicht infektiöser Erkrankungen** des Menschen, also mit der Häufigkeit in der Bevölkerung in Bezug auf ihre Verursacher. Bei der Beschreibung der Häufigkeit einer Krankheit unterscheidet man je nach der Bezugsgröße verschiedene Begriffe:

DEFINITIONEN

PRIONEN: aus einem einzelnen Protein bestehende Partikel, welche keine RNA oder DNA enthalten. Dieses Protein ist eine Mutation eines an den Nervenzellen natürlich vorkommenden Rezeptors. Sie sollen die slow virus infections verursachen.

VIROIDE: 50 nm groß, doppelsträngige RNA, welche nicht als mRNA wirkt. Trotz ihrer Größe ist die RNA aufgrund ihres geraden Verlaufes rund 10mal kleiner als die der Viren. Viroide haben keine menschenpathogene Bedeutung.

VIREN: 10 – 300 nm große Partikel, aufgebaut aus Makromolekülen, deren genetisches Material entweder DNA oder RNA, niemals aber beide enthält. Da Viren keinen eigenen Stoffwechsel besitzen, sind sie bei ihrer Vermehrung auf lebende Zellen angewiesen. Sie können daher nicht auf Nährböden kultiviert werden.

CHLAMYDIEN: 200–700 nm große Parasiten, die sich in den Wirtszellen durch Zweiteilung vermehren. Sie besitzen sowohl DNA als auch RNA, sind aber ebenfalls nicht auf Nährböden kultivierbar.

RICKETTSIEN: 200–800 nm große Parasiten, die sich nur intrazellulär vermehren und sowohl DNA als auch RNA enthalten. Sie sind auf Nährböden nicht kultivierbar.

BAKTERIEN: 500–5000 nm große, prokaryontische Lebewesen (das genetische Material ist in einem sog. Pronukleus organisiert, der nicht durch eine Membran vom Zytoplasma getrennt ist). Sie vermehren sich ungeschlechtlich durch Zweiteilung. Daher sind sie auf leblosen Nährböden züchtbar.

MYKOPLASMEN: 150–300 nm große, zellwandlose Bakterien. Sie besitzen daher keine feste Gestalt. Wegen der fehlenden Zellmembran können sie nicht wie die anderen Bakterien gefärbt werden.

PILZE: Zur Photosynthese nicht befähigte, chlorophylllose Thallophyten (= niedere Pflanzen). Sie vermehren sich durch Hyphenbildung und/oder durch Sprossung. Pilze können Chitin bilden.

PATHOGENITÄT: die genetisch determinierte Fähigkeit eines Mikroorganismus, eine Erkrankung auszulösen.

VIRULENZ: die Fähigkeit eines Mikroorganismus, seine Pathogenität zu verwirklichen. Es gibt u. U. zwischen einzelnen Stämmen gravierende Unterschiede der Virulenz.

RESISTENZ: die Widerstandsfähigkeit eines Organismus gegen die krankmachenden Eigenschaften eines Erregers (abhängig u. a. von Alter, Ernährungszustand, Krankheiten,...).

INFEKTION: aktives oder passives Eindringen eines Krankheitserregers in einen Organismus.

NOSOKOMIALE INFEKTION: Krankenhausinfektion, krankenhauserworbene Infektion, Hospitalinfektion.

OPPORTUNISTISCHE INFEKTION: Infektionen mit im Organismus vorhandenen apathogenen, aber fakultativ pathogenen Keimen. Diese führen bei Schwächung des Immunsystems zu einer Erkrankung.

SEKUNDÄRINFEKTION: Infektion eines bereits von einem Erreger infizierten Organismus durch einen anderen Erreger.

SUPERINFEKTION: neuerliche Infektion mit dem gleichen Infektionserreger.

PRÄVALENZ: Häufigkeit des Auftretens einer bestimmten Erkrankung in einem bestimmten Zeitraum.

INZIDENZ: Anzahl der an einer Erkrankung neu Erkrankten in einem bestimmten Zeitraum.

SPORADISCH: seltene Erkrankungen, Einzelfälle.

EPIDEMIE: örtlich begrenztes, zeitlich vermehrtes Auftreten einer Infektionserkrankung (z.B.: Grippe, Salmonellen).

PANDEMIE: sich über Länder und Kontinente ausdehnende Epidemie (z.B.: Pest im Mittelalter).

ENDEMIE: auf kleinere Gebiete beschränktes, temporär jedoch nicht begrenztes Auftreten einer Infektionserkrankung (z.B.: FSME, Malaria, Lepra).

MORBIDITÄT: Häufigkeit des Auftretens einer bestimmten Erkrankung (Anzahl der Erkrankten) in einer bestimmten Bevölkerungsgruppe (z.B.: 5 pro 100.000 Einwohner).

MORTALITÄT: Anzahl der an einer Erkrankung in einem bestimmten Zeitintervall Verstorbenen einer bestimmten Bevölkerungsgruppe (z.B.: 5 pro 100.000 Einwohner).

LETALITÄT: Anzahl der an einer bestimmten Erkrankung Verstorbenen in Relation zu der Anzahl der Erkrankten.

INKUBATIONSZEIT: Zeitspanne zwischen Infektion (Eintritt der Erreger in den Organismus) und dem Auftreten erster Krankheitssymptome.

SPEZIFITÄT:
1) Die Selektivität eines Tests, d. h. die Fähigkeit, nur eine bestimmte Erkrankung zu erfassen. Daraus folgt: je größer die Spezifität, desto weniger ergeben sich falsch-positive Ergebnisse.
2) Selektive Reaktion eines Körpers (z. B.: immunkompetente Zelle, Antikörper) mit einem bestimmten anderen (z. B.: Antigen).

SENSITIVITÄT: Verhältnis zwischen den an einer Erkrankung leidenden Menschen und der durch einen Test diagnostizierten Fälle. Das bedeutet: je höher die Sensitivität eines Tests ist, desto weniger falsch- negative Ergebnisse liefert er.

TRANSMISSION: Übertragung von infektiösen Keimen von einem Wirt auf den anderen:
- vertikal (Keimzellen, prä-, peri-, postnatal),
- horizontal (direkt oder indirekt).

VEKTOR: eigentliche „Transporteure" von Infektionserregern (z.B. Mücken, Zecken u.a.).

KONTAGIONSINDEX: Zahl der Erkrankungen pro Zahl der Infizierten. Häufigkeit, mit der unter 100 empfänglichen Personen beim Kontakt mit dem Erreger eine manifeste Erkrankung auftritt (100%=1, 10% = 0,1).

INFEKTION

Unter Infektion versteht man das **Eindringen** von **Krankheitserregern in den** lebenden – gesunden oder geschwächten – **Organismus und deren Vermehrung**.
Der Organismus (= Wirt) zeigt **Abwehrreaktionen**!
Dabei muss der Krankheitserreger aus einer **Infektionsquelle** kommen.

EINTEILUNG DER INFEKTIONEN

Die Einteilung der Infektionen erfolgt nach

- **der Ätiologie**: Virusinfektionen, bakterielle Infektionen, ...
- **dem Übertragungsweg** (direkt/indirekt)
- **dem klinischen Bild** (inapparent/manifest)
- **dem zeitlichen Ablauf**: fulminant (foudroyant), akut, chronisch, rezidivierend, latent
- **der Pathogenese**:
    lokale Infektionskrankheit
    lokale Infektion mit Toxinbildung
    lokale Infektion mit Generalisierung (Sepsis)
    zyklische Infektionskrankheit (lokal, Generalisation, Organmanifestation)

INFEKTIONSQUELLEN

Unter Infektionsquelle versteht man jenen Ort, von dem die Infektion ausgeht und an welchem sich die Krankheitserreger ursprünglich befinden und vermehren.

- **Der kranke/infizierte Mensch**:
    Dieser muss nicht manifest erkrankt sein, um als Infektionsquelle zu fungieren.
    Inkubationsausscheider: Ausscheiden der Erreger während der Inkubationszeit
    Dauerausscheider: Dauerausscheider sind Menschen, welche eine Infektionskrankheit durchgemacht haben und nach der Genesung weiter Erreger ausscheiden (mehr als drei Monate). Da die Erkrankung bekannt war, sind sie eher überwachbar.
    Keimträger: Unter Keimträgern versteht man Menschen, welche gesund sind, aber Krankheitserreger ausscheiden, ohne merklich krank gewesen zu sein (hat inapparente Infektion durchgemacht). Ist gefährlicher, weil er unbekannt ist; Erkennung durch Routineuntersuchungen.
    Rekonvaleszenzausscheider: Ausscheiden der Erreger während der Rekonvaleszenz.

- **Infizierte oder kranke Tiere**: Milzbrand, Tollwut, Salmonellen etc.
    Anthropozoonosen (von Tieren auf den Menschen übertragbare Krankheiten).

- **Pathogene Keime aus der Umwelt/von unbelebten Gegenständen**
    Erdboden, Wasser, Luft, Pflanzen, Gegenstände, Nahrungsmittel etc.

INFEKTIONSQUELLEN/Beispiele, Übersicht:

INFEKTIONSQUELLEN	ÜBERTRAGBARE KRANKHEITEN z.B.
KRANKER MENSCH	
STUHL	Typhus, Paratyphus, Ruhr, Cholera, Darm- und Lungentuberkulose, Poliomyelitis, epidemische Hepatitis
SPUTUM	Tuberkulose, Diphtherie, Scharlach, Masern, Erkältungskrankheiten
HARN	Tuberkulose des Harntraktes, Typhus, Paratyphus
EITER	Staphylokokkenerkrankungen (Abszess), Streptokokkenerkrankungen (Phlegmone), Gonorrhö, Pest
SCHUPPEN; KRUSTEN	Pilzerkrankungen, Pocken
KÖRPERFLÜSSIGKEITEN PUNKTATE BLUT	Hepatitis B,C,D, HIV, Polio
GESUNDER MENSCH z.B. als Dauerausscheider und Keimträger	
STUHL	Typhus, Paratyphus, Ruhr, Säuglingsenteritis (E. coli)
SPUTUM	Diphtherie, Meningokokken-Meningitis, Staphylokokkenerkrankungen
HAUT	Staphylokokkenerkrankungen
MENSCH IN DER INKUBATIONSZEIT oder REKONVALESZENZ	
KRANKE UND GESUNDE TIERE	
	Milzbrand, Tollwut, Creutzfeldt-Jakob-Krankheit?
LEICHEN	
	Die meisten Infektionskrankheiten (manche Erreger besonders lange – Tetanuserreger bis drei Monate, Milzbranderreger bis ein Jahr nach dem Tod infektiös)
TIERKADAVER	
	Tularämie, Milzbrand, Psittakose

INFEKTIONSFORMEN (ÜBERTRAGUNGSPRINZIP, ERREGERHERKUNFT)

Exogene Infektionen sind von außen einwirkende Infektionen, die durch aktives oder passives Eindringen nicht körpereigener Erreger auftreten. Am häufigsten kommt es zu Infektionen des Atemtraktes, des Verdauungstraktes oder zu Infektionen der Haut. Für exogene Infektionen kommen sehr viele Infektionsquellen in Frage. Es können dies andere Menschen, Tiere, Gegenstände, aber auch Nahrungsmittel sein.

Endogene Infektionen sind von innen ausgehende Infektionen, die durch Keime ausgelöst werden, welche sich im Körper befinden. Endogene Infektionsquellen sind v.a. mögliche Infektionserreger an Haut und Schleimhaut, in Atemwegen und Darmtrakt des Menschen. Es handelt sich also um „eigene Erreger" des Patienten.

EINTRITTSPFORTEN

sind Stellen, wo Krankheitserreger in den Menschen gelangen können;

- **oral/Verdauungstrakt**:
  Nahrungsmittelinfektionen, Wasser, Finger, verunreinigte Gegenstände, Schmutz- und Schmierinfektionen (sämtliche Infektionen des Magen-Darm-Traktes, Hepatitis, Polio etc.)
- **aerogen/Respirationstrakt**:
  Tröpfcheninfektion (alle Infektionen des Mund-, Nasen-, Rachen- und Lungenraumes)
- **perkutan/Haut**:
  Ausmündungen der Schweiß- und Talgdrüsen, Insektenstiche; über Verletzungen der Haut oder Schleimhäute;
  oberste (z.B. Erysipel) oder tiefere (z.B. Abszess, Furunkel, ...) Schichten sind betroffen.
- **Kontaktinfektion**:
  insbes. KH-Infektionen, Infektionen der Harnwege, Geschlechtskrankheiten
- **diaplazentar/intrauterin**:
  Infektionen des ungeborenen Kindes über die Plazenta (Toxoplasmose, Röteln)

INFEKTIONSERREGER

Infektionserreger gelangen v.a. durch:
- Verletzungen der Haut oder Schleimhaut,
- Fremdkörper im Rahmen von Verletzungen,
- Nasen-Rachen-Raum,
- Nahrung

in den Organismus.

Infektionserreger verbreiten sich:
- im Gewebe,
- in den Hohlräumen (Harnleiter, Bronchien),
- über Lymph- oder Blutwege.

Wenn die Erreger ins Blut gelangen, spricht man von einer **...-ämie**
  Bakterien im Blut = **Bakteriämie**
  Viren im Blut = **Virämie**

Ein Erreger muss in jedem Fall **von der Infektionsquelle zum Infektionsziel** gelangen, um eine Infektionskrankheit auslösen zu können!

Apathogen: nicht krank machend
Pathogen: krank machend. Ein Keim ist für den Menschen pathogen, wenn der Mensch durch den Keim erkrankt.
Fakultativ pathogen: opportunistisch, unter bestimmten Umständen krank machend. Die Einteilung der Mikroorganismen in pathogen und apathogen kann man nicht streng beibehalten. Beim widerstandsfähigen Menschen völlig harmlose Keime können beim abwehrgeschwächten Menschen eine Infektion hervorrufen. Solche Keime nennt man **fakultativ pathogen** oder **Opportunisten**, also Erreger „die sich`s richten". Viele Erreger von Krankenhausinfektionen sind fakultativ pathogen. Zu dieser Gruppe zählen meist auch jene Erreger, welche zur normalen Körperflora gehören.

Infektionserreger können nur unter bestimmten Umständen eine Krankheit auslösen. Abhängig ist dies u.a. von der **Pathogenität** und der **Virulenz.** Diese ergibt sich aus Infektiosität, Toxizität und Gewebsaffinität:
  Infektiosität = Übertragbarkeit von Erregern
  Toxizität = Fähigkeit, Gifte zu bilden; Giftigkeit
  Gewebsaffinität = Vorliebe zu bestimmten Geweben

Das Eindringen in den Organismus kann **passiv** oder **aktiv** geschehen.

Passiv wird zuerst genannt, weil es die häufigere Form ist. Bei einer Verletzung kommt ein Erreger z.B. passiv in das Gewebe und vermehrt sich dort. Auch durch Verschlucken von Krankheitserregern, z.B. durch unsauberes Trinkwasser, können Erreger in den Organismus gelangen.

Makroorganismus: Mensch, Körper, großer Organismus
Mikroorganismus: Krankheitserreger

Der Makroorganismus ist gegen das Eindringen von Mikroorganismen durch eine große Anzahl von Abwehrmechanismen geschützt (siehe auch S.13 ff.).

Diese **Abwehrmechanismen** sind z.B.:

Säuremantel der Haut	Antikörper
Sekret der Schleimhäute	Magensaft
Phagozytose (Fresszellen im Blut)	normale Keimbesiedelung der Haut

Für das Entstehen einer Infektion sind verschiedene Faktoren ausschlaggebend:
- Art des Erregers
- Lokalisation der Infektion
- Resistenz des Makroorganismus

INFEKTIONSWEG

Unter Infektionsweg versteht man den Übertragungsvorgang des Erregers von der Infektionsquelle auf den empfänglichen Menschen.

Direkt: Mensch – Mensch: Kontaktinfektion, Tröpfcheninfektion
Indirekt: Bei der indirekten Infektion liegt ein Träger (Vektor) oder Wirt dazwischen, z.B.:

- Wasser   - Luft   - Gegenstände   - Nahrungsmittel
- Staub   - Lebensmittel - Tiere

Übersicht:

ÜBERTRAGEN DURCH	ÜBERTRAGENE KRANKHEITEN, z.B.
STAUB	Tbc, Milzbrand, Kokkeninfektionen
ERDE	Tetanus, Gasbrand
MILCH	Typhus, Paratyphus, Tbc
WASSER	Poliomyelitis, Hepatitis A, bakterielle Darminfektionen, Legionellosen
KONSERVEN	Botulismus
SALATE	Salmonella, Wurmerkrankungen
FLEISCH, SPEISEEIS	Typhus, Paratyphus, Ruhr

INFEKTIONSARTEN

INAPPARENTE INFEKTION

Ist eine symptomlose oder symptomarme Infektion mit rascher Errregerabtötung bedingt durch Bildung von Antikörpern (siehe Kapitel: Immunologie). Die daraus resultierende Immunität wird als stille Feiung bezeichnet. Dieses Prinzip wird bei der aktiven Schutzimpfung (Vakzination) ausgenützt.

LATENTE INFEKTION

Von einer latenten Infektion spricht man, wenn ein Gleichgewicht zwischen Infektionserreger und Organismus (Wirt) besteht. Später, wenn die Abwehrkraft abgenommen hat, können Symptome auftreten, und die Infektion kann somit manifest werden (Beispiel: Herpes labialis).

Damit es zu einer manifesten Infektion kommt, ist eine bestimmte Anzahl von Erregern notwendig. Diese Anzahl von Erregern nennt man auch *Startzahl*.

Durch zusätzliche Schädigung des Organismus wie
> Zweitinfektion,
> Unterernährung,
> Überanstrengung

kann eine Infektion manifest werden.

MANIFESTE INFEKTION

Wenn sich der Krankheitserreger im Organismus – am Infektionsziel – vermehrt, nennt man dies eine manifeste Infektion. Es treten deutliche klinische Symptome auf (Krankheitszeichen).

AUSBREITUNG DES ERREGERS

Auch die Ausbreitung eines Erregers im Wirtsorganismus ist unterschiedlich; z.B.:

Bakteriämie: Erregerausschwemmung mit Blut oder Lymphe ohne Organveränderungen. Es entstehen keine Krankheitszeichen, obwohl die Erreger vorhanden sind.

Sepsis: Ausstreuung von Krankheitserregern aus lokalen Infektionsquellen mit dem Blut in verschiedene Organe; die im Blut vorhandenen Erreger vermehren sich nicht. In verschiedenen Organen kann es zu „eitrigen Ansiedelungen" kommen; dann spricht man von Eiter im Blut (**Pyämie**).

Viren erzeugen keine Sepsis!

Von obiger Einteilung abgesehen, unterteilt man auch in **lokale** und **allgemeine Infekte:**

Lokale Infektion (auf einen abgrenzbaren Bereich beschränkte Infektion):
- Die Infektion entsteht durch Bakterien, Pilze und Parasiten
- Die Inkubationszeit hängt von der Erregermenge ab
- Die Infektion bleibt auf die Eintrittsstelle der Keime beschränkt

(Systemische) **Allgemein**infektion (auf den Gesamtorganismus übergreifende Infektion):
- Alle Mikroorganismen können als Erreger auftreten
- Die Inkubationszeit ist abhängig vom Erregertyp
- Die Keime breiten sich über Blut- und Lymphwege aus
- Nach überstandener Krankheit bleibt häufig eine Immunität gegen diese Erreger bestehen.

Zusammenfassung INFEKTIONSSCHEMA

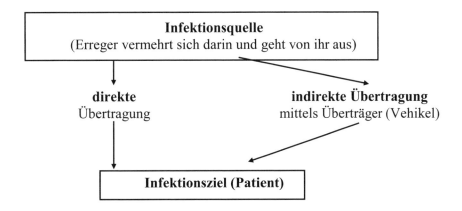

INFEKTIONSSYSTEME

Offenes Infektionssystem: Die Abgabe des Erregers nach außen erfolgt „von selbst" (z.B. Darminfektionen, Infektionen des Respirationstraktes).

Geschlossenes Infektionssystem: Erreger wird primär nicht nach außen gebracht (z.B. Erreger im Blutkreislauf etc.).

ABWEHRMECHANISMEN
(Siehe Immunologie)

INFEKTIONSKETTE

> Unter Infektionskette verstehen wir den wiederholten Ablauf von Infektionen eines Menschen, die Erregerabgabe und die neuerliche Infektion des nächsten Menschen (z.B. Schnupfen).

Wenn eine Erkrankung immer nur auf ein Individuum derselben Art weitergegeben werden kann (**Mensch – Mensch – Infektion**), sprechen wir von einer **homologen Infektionskette**.

Ist ein Lebewesen einer anderen Art zwischengeschaltet (**Mensch – Tier – Mensch - Infektion**), sprechen wir von einer **heterologen Infektionskette**.

Wenn ein Mensch eine Krankheit nur **von einem Tier** bekommen kann, diese aber nicht auf einen anderen Menschen übertragbar ist, sprechen wir von einer **Zoonose**.

SEUCHE

Wenn viele Menschen dieselbe ansteckende Erkrankung aufweisen, spricht man von einer Seuche. Die Verbreitung erfolgt durch Verkehr am Land- oder Luftweg oder per Schiff. Ende des 14.Jhdt. mussten möglicherweise Erkrankte 40 Tage in Quarantäne (frz. quarante = 40) bzw. Isolierung (leitet sich von isola = Insel ab).
Im Sinne einer erhöhten Wahrscheinlichkeit, dass sich die Krankheitserreger ausbreiten, muss das Seuchengeschehen beeinflusst werden!

Faktoren, welche eine Seuche beeinflussen:
- größere Dichte der Bevölkerung
- allgemeine Unterernährung
- Klima- und Witterungseinflüsse
- Verkehr

MASSNAHMEN ZUR INFEKTIONSBEKÄMPFUNG UND -VERHÜTUNG

Sinnvoller als Krankheiten durchzumachen und zu heilen, ist sie zu verhüten. Deshalb führt man Prophylaxen durch.

Zu den **Infektionsprophylaxen** zählt man v.a.:
- Expositionsprophylaxe
- Immunprophylaxe/Impfungen (siehe auch dort)
- Chemoprophylaxe
- Desinfektion und Sterilisation
- Meldepflicht

EXPOSITIONSPROPHYLAXE

> Unter Expositionsprophylaxe verstehen wir die Unterbrechung der Infektionskette.

Es soll vermieden werden, dass der Mensch Krankheitserregern ausgesetzt wird. Dies kann durch Isolierung oder durch Desinfektion und Sterilisation von unbelebten Gegenständen erreicht werden.
Formen der E. sind schon in früheren Zeiten angewandt worden, z.B. Leprainseln, sowie die aus Angst vor Krankheitseinschleppung verhängte Quarantäne.
Heutzutage ist durch die „immer kleiner werdende Welt" (Flugverkehr etc.) leicht innerhalb von Stunden eine Verschleppung von Krankheiten möglich.
Eine besondere Seuchengefahr besteht vor allem dann, wenn allgemeinhygienische Einrichtungen (Kanal, Wasserleitung, Lebensmittelhygiene) durch Krieg oder Naturkatastrophen zerstört werden.

Die Infektionsquelle wird „ausgeschaltet" und der Infektionsweg wird an geeigneter Stelle unterbrochen.
Beispiel:
>Kontaktinfektion: Kontakt vermeiden
>Oral aufgenommene Erreger: Lebensmittel vor dem Verzehr aufbereiten
>Erreger, welche durch Insekten übertragen werden: Insekten bekämpfen bzw. fernhalten.

Zur Expositionsprophylaxe zählen auch alle Isolierungsmaßnahmen!

IMMUNPROPHYLAXE

Unter Immunprophylaxe versteht man die Immunisierung durch Impfungen (siehe S. 11).
Durch Schutzimpfung erzeugt man auf „künstliche" Art eine Immunität. Sichere und gute Prophylaxe ist aber nur möglich bei Krankheiten, die eine bleibende Immunität, das heißt einen dauerhaften *Antikörpertiter* hinterlassen.

CHEMOPROPHYLAXE

Die Chemoprophylaxe durch Medikamente (meist Antibiotika) verhindert nicht den Übergang von Krankheitserregern auf Mensch oder Tier, sondern nur die Entwicklung einer Infektion und Infektionskrankheit.
Die Chemoprophylaxe wird meist nur gegen einen bestimmten Infektionserreger eingesetzt.

DESINFEKTION – STERILISATION
(Siehe Desinfektion und Sterilisation)

MELDEPFLICHT

Um die Ausbreitung einer Krankheit durch behördliche Maßnahmen bekämpfen zu können, besteht für bestimmte Krankheiten eine Meldepflicht (Anzeigepflicht).

Insbesondere folgende Gesetze regeln die Meldepflicht:
>**Epidemiegesetz**
>**Tuberkulosegesetz**
>**Aids-Gesetz**

Zu melden ist je nach Erkrankung bei
- **Verdacht**
- **Erkrankung**, auch Keimträger und Dauerausscheider
- **Todesfall**

Zur Anzeige verpflichtete Personen sind z.B. der behandelnde Arzt bzw. zugezogene Arzt, der Vorstand einer Abteilung, der Leiter der Krankenanstalt, rechtlich auch die zugezogene Hebamme, die berufsmäßige Pflegeperson, der Tierarzt (wenn er von einer Infektion eines Menschen Kenntnis erlangt) und der Totenbeschauer.
Die Meldung hat meist innerhalb von 24 Stunden schriftlich an Bezirkshauptmannschaft/Magistrat (Amtsarzt/Stadtphysikus) zu erfolgen!

Meldepflichtig sind insbesondere folgende Krankheiten:

Aufgrund des Aidsgesetzes
ist jeder Erkrankungs- und Todesfall von AIDS (nicht HIV!) mittels Meldeblatt direkt an das Bundesministerium für Gesundheit (!), mit Initialen (!), Geschlecht und Geburtsdatum des Patienten, innerhalb einer Woche nach Diagnosestellung zu melden.

Aufgrund des Tuberkulosegesetzes
ist jeder Erkrankungs- und Todesfall durch Mycobacterium tuberculosis an die Bezirksverwaltungsbehörde zu melden. Es besteht Behandlungspflicht.

Aufgrund des Epidemiegesetzes bzw. von Verordnungen und Erlässen hierzu
ist jeder Verdachts-, Erkrankungs- und Todesfall von:
- Aussatz, Cholera, Fleckfieber, Gelbfieber, Milzbrand, Papageienkrankheit (Psittakose)
- Typhus (Abdominaltyphus, Bauchtyphus) und Paratyphus
- Pest, Pocken, Übertragbare Ruhr (Amöbenruhr), Tularämie
- Wutkrankheit (Lyssa), sowie Bissverletzung durch wutkranke oder wutverdächtige Tiere
- Wochenbettfieber (Puerperalsepsis mit Streptokokken der Gruppe A)
- übertragbare Kinderlähmung, auch bei allen schlaffen Lähmungen im Kindesalter
- bakterielle Lebensmittelvergiftung, insbes. durch Enteritis-Salmonellen, Shigellen, Campylobacter, Yersinien, enterohämorrhagische Escherichia coli (EHEC), Staphylococcus aureus, Botulismus u.a. übertragbare Erreger)
- Hepatitis (alle Hepatitiden!)
- Masern
- Legionärskrankheit
- virusbedingtes hämorrhagisches Fieber
- SARS (Severe Acute Respiratory Syndrome)
- Hundebandwurm und Fuchsbandwurm
- Tuberkulose durch Mycobacterium bovis
- Listeriose
- Noroviren

sowie jeder Erkrankungs- und Todesfall von:
- Bang'sche Krankheit (Brucella sp.)
- Diphtherie
- Keuchhusten
- Körnerkrankheit (ägyptische Augenentzündung, Trachom)
- übertragbare Gehirnentzündung (virusbedingte Meningoenzephalitiden insbesondere durch Herpes, Masern, FSME etc.)
- übertragbare Genickstarre (bakterielle Meningitiden insbesondere durch Haemophilus influenzae B, Neisseria meningitidis = Meningokokken, Streptokokken, E. coli, Pneumokokken)
- invasive Meningokokkenerkrankungen (Meningokokkensepsis und -meningitis)
- Leptospirenerkrankung
- Malaria
- Rückfallfieber
- Scharlach
- Trichinose
- Subakute spongiforme Enzephalopathien (Todesfälle)

zu melden.

Aufgrund des Geschlechtskrankheitengesetzes
unterliegen Tripper, Syphilis, Weicher Schanker und Lymphogranuloma inguinale einer beschränkten Meldepflicht (wenn eine Weiterverbreitung zu befürchten ist oder sich der Kranke der Behandlung/der Beobachtung entzieht).

IMPFUNGEN

Immunität gegen einen bestimmten Infektionserreger wird meist erreicht durch:
- eine abgelaufene sichtbare Infektionskrankheit
- eine abgelaufene stumme Infektion („stille Feiung")
- eine aktive Schutzimpfung
- eine passive Schutzimpfung

Die Impfung ist eine der sinnvollsten und wirksamsten Maßnahmen zur Krankheitsverhütung und bedeutet **Immunisierung**, welche auf zwei Wegen erreicht werden kann:

Passive Impfung
Bei einer passiven Impfung werden schon vorgebildete Antikörper (Immunglobuline) in Form menschlicher oder tierischer Seren in den Organismus eingebracht. Vorteil ist die sofortige Wirkung, Nachteile sind die kurze Wirkungsdauer (2 bis 4 Wochen) und eine Sensibilisierungsgefahr bei Verwendung tierischer Seren (Fremdeiweiß > allergische Reaktion).

Aktive Impfung
Ziel der aktiven Immunisierung ist, eine Infektionskrankheit bzw. Erkrankungen, welche durch Toxine hervorgerufen werden, zu verhindern, indem als Antigen wirkendes Material zugeführt wird, um den Organismus zur Antikörperbildung zu veranlassen. Vorteil ist die langanhaltende Wirkungsdauer, der kleine Nachteil ist, dass die Wirkung erst nach Angehen der Antikörper-Produktion (ca. 10 d) gegeben ist.

Simultanimpfung:
Bei der Simultanimpfung werden gleichzeitig eine aktive und passive Impfung verabreicht.

ARTEN VON IMPFSTOFFEN

Totimpfstoffe beinhalten inaktivierte oder abgetötete Erreger.
   Beispiele: Polio (Salk), Tollwut, FSME, Grippe (Influenza), Hepatitis A, Hepatitis B, u.v.m.
Lebendimpfstoffe werden aus abgeschwächten Erregern hergestellt. Sie bieten eine optimale Schutzwirkung. Beispiele: Polio (oral; früher), Röteln, Masern, Mumps, Varizellen
Toxoidimpfstoffe enthalten entgiftete Toxine, eine Immunisierung gegen das Toxin wird erreicht.
   Beispiele: Tetanus, Diphtherie.

IMPFPLAN

Derzeit vorgesehene bzw. empfohlene Impfungen (Empfehlungen des Obersten Sanitätsrats für 2006):

2. bis 7. Monat:	2 bzw. 3 mal RTV-Schluckimpfung (Rotaviren)
3., 5., 7. Monat:	Diphtherie, Tetanus, Pertussis (Keuchhusten), Poliomyelitis, Haemophilus influenzae B, Hepatitis B als 6-fach-Impfung Pneumokokkenimpfung
14. Monat:	1 mal wie vorher (Auffrischung der 6-fach-Impfung und Pneumokokkeninpfung) 2 mal Masern-Mumps-Röteln (MMR)
7.–9. Lebensjahr:	Auffrischungsimpfung Diphtherie, Tetanus, Poliomyelitis
7.–13. Lebensjahr:	Auffrischungsimpfung Hepatitis B bzw. Nachholen der Grundimmunisierung
9.–17. Lebensjahr:	2 mal Varizellen (Windpocken) bei negativer V.-Anamnese oder negativer Serologie
13.–16. Lebensjahr:	Auffrischungsimpfung Diphtherie, Tetanus, Pertussis

Zusätzlich empfohlene Impfungen:

FSME-Impfung: In unseren Breiten wird eine Impfung gegen FSME zusätzlich dringend angeraten: Nach Grundimmunisierung (3 Impfungen) ist der Impfschutz für mindestens 3 Jahre gegeben. Mit der Impfung kann bereits im Kleinkindalter begonnen werden. Ein Impfschutz gegen Borreliose liegt durch die Impfung nicht vor.

Hepatitis-A-Impfung: Für jeden, der sich schützen will, empfehlenswert, besonders für Personen mit erhöhtem Risiko (medizinisches Personal, div. Reisen).

Influenza/Grippe: Jedes Jahr ist ein „aktueller" Impfstoff notwendig, da die Erreger sich sehr schnell verändern. Wirksam gegen echte Virusgrippe. Besonders für Menschen über etwa 60 Jahre, abwehrgeschwächte Personen, Personen mit schweren Grundkrankheiten.

Meningokokken C: vor Eintritt in Gemeinschaftswohneinrichtungen und vor Gruppe-/Schulreisen in Länder mit erhöhtem Infektionsrisiko.

Erwachsene:	Diphtherie, Tetanus, Polio, Pertussis Auffrischungsimpfung	alle 10 Jahre
	ab dem 60. Lebensjahr alle 5 Jahre	
	FSME	alle 3 bis 5 Jahre
	Hepatitis A	frühestens 10 Jahre
	Hepatitis B	bei Indikation
	Influenza	jährlich
Ab 60. Lebensjahr	Pneumokokken	ggf. alle 5 Jahre
	Influenza	jährlich
	FSME	alle 3 Jahre

Besonders wichtig ist die Überprüfung der erfolgten (Grund-)Immunisierung bei allen empfohlenen Inpfungen. Die Impfschemata sind abhängig vom verwendeten Impfstoff bzw. vom Hersteller.

Banale Infekte, leichtes Fieber, die meisten chronischen Krankheiten, vorangegangene Operationen oder Zahnbehandlungen sind keine Kontraindikationen für Impfungen. Auch in der Schwangerschaft kann im Prinzip geimpft werden. Im Zweifelsfall sollte jedenfalls ein Arzt konsultiert werden..

WEITERE IMPFUNGEN

Tuberkulose-Impfung: Die Impfung gegen Tuberkulose wird nur nach sorgfältiger Prüfung im Einzelfall bei sogenannten Risikogruppen durchgeführt.

Pneumokokken (s.o.): sind die häufigsten Erreger von Lungenentzündungen. Bei Anwesenheit von Risikofaktoren liegt die Sterblichkeit bei bis zu 10%. Die Schutzimpfung ist besonders für Menschen über etwa 65 Jahre, abwehrgeschwächte Personen, Personen mit schweren Grundkrankheiten zu empfehlen.

Tollwut: Impfung sofort nach erfolgtem Tierbiss, bei Risikogruppen (Jäger, Förster etc.) und als Reiseimpfung. Schutzdauer 3 bis 5 Jahre.

Für **Auslandsreisen** gibt es für die verschiedensten Länder die unterschiedlichsten Impfvorschriften und Impfempfehlungen. Die Impfempfehlungen können sich durch epidemiologische Ereignisse und die Entwicklung von neuen Wirkstoffen und/oder Kombinationen kurzfristig ändern. Daher sollten immer aktuelle Informationen eingeholt werden.

IMMUNOLOGIE

Dieses Kapitel setzt sich mit der Immunologie, also der Fähigkeit des Körpers, Krankheitserreger zu bekämpfen, auseinander. Es ist im Rahmen dieses Buches nicht möglich, das heutige Wissen der Immunologie ausführlich darzulegen. Vielmehr wird der Versuch unternommen, in Kurzform die einzelnen Teile unseres Immunsystems und in weiterer Folge ihre Funktionen vorzustellen sowie die Komplexität der Immunmechanismen aufzuzeigen. Für ein eingehendes Studium wird auf weiterführende Literatur verwiesen.

Grob unterteilen kann man die Teile des Immunsystems in
- **humorale Systeme** (dies sind stoffliche, nichtlebende Teile wie z. B. Flüssigkeiten) und
- **zelluläre Systeme**.

Von beiden gibt es jeweils **unspezifische** und auch **spezifische Mechanismen**. Unspezifisch werden solche genannt, die, gleich welches Antigen (AG) zu bekämpfen ist, tätig bzw. aktiviert werden. Sie können daher ein Antigen zwar erkennen und bekämpfen, nicht jedoch identifizieren.
Im Gegensatz dazu gibt es Teile des Immunsystems, die zwischen körpereigenen und „nichtkörpereigenen", also fremden Stoffen unterscheiden können. Beide, körpereigene und fremde Proteine können als Antigene wirken, doch liegt es auf der Hand, dass das Immunsystem nur gegen fremde Stoffe aktiviert werden darf. Die Wichtigkeit dieser Fähigkeit kann am Beispiel der Autoimmunerkrankungen demonstriert werden. Im Rahmen dieser Erkrankungen werden Zellen bzw. Strukturen des Organismus vom Immunsystem bekämpft. Dies führt in weiterer Folge zu einer Gewebeschädigung mit Funktionseinschränkung des betroffenen Organs (z. B. Perniziöse Anämie mit Antikörpern gegen die Belegzellen des Magens: Durch den Verlust der Belegzellen kommt es, da diese Zellen den Intrinsic factor produzieren, welcher für die Aufnahme von Vitamin B12 im Darm wichtig ist, zur Ausbildung einer Vitaminmangelanämie, die unbehandelt ein schweres Krankheitsbild hervorruft).
Die Fähigkeit zum Erkennen des Antigens bedingt aber, dass von einer immunkompetenten Zelle jeweils nur ein spezifisches Antigen identifiziert werden kann. Diese Erkennung eines Antigens gelingt durch Epi- und Paratope.
Paratope nennt man Abschnitte auf Antikörpern (AK) und Rezeptoren (= Antikörper oder antikörperähnliche Strukturen auf Zelloberflächen), die einen jeweils spezifischen Aufbau zeigen und welche die Orte der AG-Erkennung und AG-Bindung sind. Analog dazu nennt man Abschnitte auf Antigenen, an denen die Paratope binden, **Epitope**. Diese beiden Strukturen sind komplementär, d. h. sie passen wie Schloss und Schlüssel. Da aber ein Schlüssel jeweils nur ein Schloss sperren kann, liegt es auf der Hand, dass auch ein Paratop nur ein bestimmtes Epitop binden kann. Diese Ausrichtung auf nur ein Epitop nennt man **Spezifität**. Erwähnt soll noch werden, dass die Bindung der Paratope an die Epitope verschieden stark sein kann. Je genauer das Paratop den Aufbau des Epitops komplementär nachbildet, desto größer ist die Anzahl an Berührungspunkten und umso stärker ist deren Bindung. Man nennt diese Bindungsstärke **Affinität**.

Obwohl auf den ersten Blick nicht erkennbar, haben all die angeführten Immunmechanismen eigentlich nur den Sinn, den Körper auf möglichst einfache und ökonomische Art vor potentiell schädlichen Antigenen zu schützen. Man muss in diesem Zusammenhang bedenken, dass es eine Unzahl unterschiedlichster Antigene gibt, und der Organismus nicht gegen jedes eine genügend große Menge an spezifischen Stoffen und Zellen bereithalten kann. Der Körper muss befähigt sein, diese in möglichst kurzer Zeit zu produzieren. Das Immunsystem gewährleistet durch seinen Aufbau, jederzeit und ohne Zeitverlust auf ein bestimmtes Antigen reagieren zu können. Schlägt der Versuch, das Eindringen der Antigene in den Organismus zu verhindern, fehl, vernichten die unspezifischen Fresszellen den Fremdkörper. Gelingt es diesen nicht ausreichend, das Antigen zu vernichten, z. B. wegen zu geringer Komplementaktivierung durch das Antigen, kommunizieren die Phagen über Lymphokine (s.u.) und antigenpräsentierende Zellen mit dem spezifischen Immunsystem. Dadurch wird eine ausreichende spezifische Immunantwort gesichert.

Zum Abschluss dieser kurzen Betrachtung soll noch erwähnt werden, dass die Rolle des Fiebers in der Infektionsabwehr noch unklar ist. Einerseits soll die Erhöhung der Körpertemperatur die Stoffwechselvorgänge beschleunigen und so die Immunantwort des Organismus positiv beeinflussen. Andererseits könnte es sich aber um eine „Vergiftung" handeln, hervorgerufen durch Endotoxine (dies sind hochgiftige Lipopolysaccharide), welche vorwiegend von gramnegativen Bakterien, aber auch von Staphylokokken und Pneumokokken gebildet werden. Diese Stoffe werden exogene Pyrogene genannt. Durch die Wirkung der exogenen Pyrogene wird die Produktion von sog. endogenen Pyrogenen (Polypeptide) begünstigt, welche von phagozytierenden Zellen gebildet werden. Es gibt Indizien, dass Interleukin 1 (IL-1) ein endogenes Pyrogen ist.

Humoral unspezifisch sind:
- Äußere Schutzbarrieren, z.B.: Talgdrüsensekrete, Schleim (Respirationstrakt, Mund, Nase), Magensäure, Tränenflüssigkeit,
- Akutphasenproteine (z.B.: C-reaktives Protein),
- Interferone und Interleukine,
- Komplementsystem.

Humoral spezifisch sind:
- Antikörper (durch B-Lymphozyten gebildet).

Zellulär unspezifisch sind:
- Phagozyten (Monozyten, Granulozyten),
- Null-Zellen (Killerzellen, natürliche Killerzellen).

Zellulär spezifisch sind:
- B- und T-Lymphozyten.

Die **ÄUSSEREN SCHUTZBARRIEREN** haben neben anderen auch die Aufgabe, das Eindringen von Krankheitserregern in den Körper zu verhindern. Wie wichtig diese Funktion ist, wird bei schweren Brandverletzungen deutlich, wo ja die äußere Schutzschicht (Haut) zerstört ist. Hier ist es neben der Schockbekämpfung wegen des Flüssigkeitsverlustes eine der wichtigsten Aufgaben des Arztes, eine Infektion zu verhindern.

An dieser Stelle sei die **physiologische Keimflora** erwähnt, die neben anderem auch der Ansiedlung pathogener Keime entgegenwirkt. Bei Zerstörung dieser Keimflora kann es unter Umständen zu lebensbedrohlichen Krankheitszuständen (siehe Clostridium difficile) kommen.
- *Haut:* z.B. Staphylokokken, apathogene Corynebakterien, Pilze, Streptokokken.
- *Nasen-Rachen-Raum:* z.B. Streptokokken, Staphylokokken, anaerobe Bakterien, Neisserien, Enterokokken, Haemophilus parainfluenzae, Bacteroides, Spirochäten, Pilze etc. Nicht normal sind z.B. Enterobakterien.
- *Darmtrakt:* z.B. Enterokokken, anaerobe Kokken, Enterobakterien, diverse grampositive Stäbchen, Clostridien, Bacteroides, Pilze, diverse Protozoen. Die Gesamtkeimzahl beträgt im Dünndarm etwa 10^1 bis 10^5, im Dickdarm etwa 10^{10} bis 10^{15}.
- *Genitaltrakt:* bei Frauen Vaginalflora, z.B. Laktobazillen. Meist nicht normal sind z.B. anaerobe Bakterien, Staphylokokken, Streptokokken, Enterobakterien, Gardnerella, Pilze, Trichomonaden, Mykoplasmen etc.
Die Harnröhre ist normalerweise wenig von der normalen Hautflora besiedelt.

Die sog. **AKUTPHASENPROTEINE** sind Stoffe, deren Konzentration im Serum im Rahmen einer Infektion stark zunimmt. Sie dienen zum Teil der Opsonisierung der Erreger und/oder der Komplementaktivierung. Opsonisierung nennt man die Umhüllung eines Keimes mit Protein, um die Phagozytose zu erleichtern. Phagozytose (griech.) bezeichnet die Aufnahme von Substanzen in die Zelle (= fressen). Zum Beispiel begünstigt die Anlagerung von C-reaktivem Protein an Bakterien die Anlagerung von Komplement (s. u.). Hierdurch wird die Phagozytose der Bakterien durch Makrophagen (s. u.) verstärkt. Von einigen anderen Akutphasenproteinen weiß man nur, dass ihre Serumkonzentration im Rahmen einer Entzündung ansteigt.

INTERFERONE werden von unterschiedlichen Zellen (z.B. virusbefallene Zellen, T-Lymphozyten) gebildet. Sie führen zu einer verstärkten Virusresistenz von nichtinfizierten Zellen, d.h. sie verhindern bzw. erschweren das Eindringen der Viren in gesunde Zellen. Weiters können sie bestimmte Abwehrzellen, sog. natürliche Killerzellen (s. u.), aktivieren. Diese Stimulation spielt auch bei der Tumorbekämpfung eine nicht unwesentliche Rolle. Zusammen mit den Interleukinen und weiteren Mediatoren wie Tumornekrosefaktor (TNF), Makrophageninhibitionsfaktor und koloniestimulierende Faktoren (M-CSF, G-CSF, GM-CSF), deren nähere Betrachtung die Grenzen dieses Buches sprengen würde, werden sie zu den Lymphokinen zusammengefasst.

INTERLEUKINE (IL) sind Stoffe, die von unterschiedlichen Zellen gebildet werden. Sie aktivieren und modulieren die zellgebundene Immunität. Sie bewirken an den Zielzellen deren Teilung, Ausreifung und Differenzierung. In der Aufzählung werden die bekanntesten Interleukine und deren wichtigste Wirkungen angeführt, sodass das Zusammenspiel unterschiedlichster Zellen, wie Endothelzellen, Bindegewebszellen und immunkompetenter Zellen im Rahmen der Infektionsabwehr verdeutlicht wird.

- **IL-1 (alpha, beta)**: wird von Monozyten, B-Zellen, Endothelzellen, Fibroblasten, dendritischen Zellen, Epithelzellen und Astrozyten gebildet. Es führt zu einer Aktivierung von B- und T- Lymphozyten und einer gesteigerten Wirkung anderer Lymphokine.
- **IL-2**: wird von Killerzellen und T-Zellen gebildet. Auch dieses IL führt zu einer Aktivierung von Lymphozyten; speziell angeführt werden muss hier die Teilung von T-Zellen, die Ausreifung der B-Zellen zu Plasmazellen sowie die Vermehrung von Killerzellen. Daneben fördert es die Freisetzung anderer Lymphokine.
- **IL-3**: wird von T-Zellen gebildet und wirkt als koloniestimulierender Faktor an Stamm- und Vorläuferzellen, wirkt also stimulierend auf die unreifsten Zellen des Immunsystems.
- **IL-4**: wird von T-Zellen gebildet und bewirkt eine gesteigerte Teilung von B-Zellen und deren Differenzierung zu Gedächtnis- und Plasmazellen.
- **IL-5**: wird ebenfalls von T-Zellen gebildet. Es fördert die Differenzierung von B-Zellen.
- **IL-6**: wird von T-Zellen, Fibroblasten und Makrophagen gebildet. Auch dieses IL fördert die Differenzierung von B-Zellen.
- **IL-7**: wird von Stromazellen des Knochenmarks gebildet. Stimuliert die Proliferation von B-Zellen.
- **IL-8**: wird von stimulierten Monozyten gebildet und aktiviert neutrophile Granulozyten und besitzt eine chemotaktische Wirkung.
- **IL-9**: wird von T-Zellen produziert und stimuliert die Proliferation von T-Helfer-Zellen und wirkt weiters auf Mastzellen.
- **IL-10**: wird von T-Zellen und z.T. von B-Zellen produziert und fördert die Freisetzung von Zytokinen sowie die Proliferation von Mastzellen.
- **IL-11**: wird von Stromazellen des Knochenmarks produziert und fördert die primäre und sekundäre Immunreaktion.
- **IL-12**: wird v.a. von B-Zellen produziert, stimuliert die Proliferation von Lymphoblasten und aktiviert natürliche Killerzellen (NK-Zellen).

Das **KOMPLEMENTSYSTEM** (lat. complere = ergänzen) besteht aus mehreren Proteinen, welche die Immunantwort des Körpers steuern. Es wird kaskadenförmig, ähnlich der Blutgerinnung, aktiviert. Hierfür gibt es zwei Aktivierungswege, den sogenannten **klassischen Weg**, der durch eine AG-AK-Reaktion und den **alternativen Weg**, der durch Immunglobuline und Endotoxine eingeleitet wird. Beide Wege führen zu einer Abspaltung von C3b aus C3 (ein Komplementfaktor) und in weiterer Folge zu C5 → C6 → C7 → C8 → C9. Das Komplementsystem „ergänzt" die Effekte der Antikörper durch **Opsonisierung** (s.o.) und **Lyse** (d.h. Auflösung der Bakterien durch Zerstörung der Zellmembranen) sowie durch **Chemotaxis** (= Anlockung der Phagozyten). Das Komplementsystem wird zu den unspezifischen Immunmechanismen gezählt, da es selbst nicht zwischen körpereigen und -fremd unterscheiden kann. Dies ist jedoch nicht ganz korrekt, da die Anlagerung von Komplementfaktoren (C3) an körpereigene Zellen durch Oberflächenmoleküle der Zellen gehemmt wird, sodass eine gewisse Affinität zu Fremdzellen resultiert.

ANTIKÖRPER (= Immunglobuline) sind Glykoproteine, die im Serum und in der Gewebeflüssigkeit vorhanden sind. Sie werden von Plasmazellen – das sind aktivierte Lymphozyten vom B-Typ – gebildet. Ihre Aufgabe ist einerseits, eindringende Erreger (= Antigene) zu binden und andererseits die Verbindung der dadurch entstehenden Antigen-Antikörperkomplexe mit bestimmten Zellen des Immunsystems (z.B. Phagen) herzustellen.

Antikörper sind spezifisch, d.h. ein Antikörper bindet jeweils nur an ein bestimmtes Antigen. Der Organismus muss daher für jedes mögliche Antigen spezifische Immunglobuline bilden. Wir unterscheiden fünf Klassen von Antikörpern (IgG, IgM, IgA, IgD und IgE). Allen gemeinsam ist die typische Y-förmige Grundstruktur mit jeweils zwei gleichen leichten (Kappa- oder Lambda-) und schweren (Alpha-, Delta-, Epsilon-, Gamma- und My-) Ketten. Die zwei oberen Enden des Y sind die Orte der Antigenbindung (Paratop). Das untere Ende des Y bindet den AG-AK-Komplex an Zellen des Immunsystems und ist unspezifisch.

Im Folgenden einige Anmerkungen zu den einzelnen Antikörpern.
- **IgG** machen den Hauptteil der AK aus. Sie sind für die sekundäre (verzögerte) Immunantwort wichtig. Sie können – wie die IgM – das Komplementsystem aktivieren. Da IgG die Plazentaschranke passieren, können sie von der Mutter auf den Fetus übertragen werden und diesen so gegen Infektionserkrankungen schützen. Der Fetus kann jedoch auch durch IgG geschädigt werden, da die IgG u.a. für die Unverträglichkeit im Rahmen des Rhesus-(CDE-)Systems verantwortlich sind, und die Plazentaschranke passieren können, so kommt es im Falle einer Rhesus-Unverträglichkeit zu einer Schädigung des Kindes durch Reaktion der von der Mutter gebildeten IgG mit den Erythrozyten des Fetus. Die Erkrankung nennt man in voller Ausprägung Morbus haemolyticus fetalis bzw. neonatorum mit der Gefahr des Fruchtabganges bzw. eines Exitus letalis des Neugeborenen durch eine schwere hämolytische Anämie mit Ikterus gravis und evtl. Kernikterus (s. a. IgM).
- **IgM** sind für die frühe Immunantwort verantwortlich. Bei einer Infektion steigt primär der IgM-Spiegel, dem sekundär der IgG-Spiegel folgt. IgM sind die größten AK, da sie aus fünf Y-förmigen Untereinheiten aufgebaut sind. Dieser Aufbau ist auch deshalb interessant, da die IgM auch für die Unverträglichkeit ungleicher Blutgruppen im Rahmen des AB0-Systems verantwortlich zeichnen. Durch ihre Größe sind sie nicht plazentagängig, sodass es in der Regel zu keiner Hämolyse bei AB0-Unverträglichkeit zwischen der Blutgruppe der Mutter und der des Kindes kommt.
- **IgA** werden auch mit Sekreten wie Speichel, Bronchialsekret, Muttermilch u.ä. ausgeschieden. Sie werden dann als s-IgA (s = sekretorisch) bezeichnet. Sie können auch als Dimere vorliegen, d. h. zwei Y-förmige Strukturen legen sich zusammen und bilden so einen doppelt so großen Antikörper. Weiters kommen IgA in der Schleimhaut des Gastrointestinaltraktes vor. Der Vorteil von s-IgA ist offensichtlich: Antigene können bereits an der Eintrittspforte spezifisch bekämpft werden.
- **IgD** bilden den Großteil der Rezeptoren an der Oberfläche von B-Zellen.
- **IgE** finden sich an der Oberfläche von Mastzellen und basophilen Granulozyten. Sie spielen bei allergischen Reaktionen wie Asthma bronchiale oder Heuschnupfen eine Rolle. Eine Vermehrung zeigt sich auch bei einer Infektion mit Parasiten.

PHAGOZYTEN sind so genannte Fresszellen, d.h. sie fressen (= phagozytieren) eindringende Keime. Man teilt sie in zwei Gruppen: **Makrophagen** und **Granulozyten**. Befinden sich die Makrophagen im Blut, werden sie **Monozyten**, befinden sie sich im Gewebe, werden sie **Mastzellen** genannt. Bei den Granulozyten unterscheidet man nach ihrer Anfärbbarkeit neutrophile, basophile und eosinophile Granulozyten. Mehr als 90% der Granulozyten sind neutrophile. Ihre Aufgabe ist – wie die der Monozyten – zu „fressen". Die Phagen werden durch das Komplement angelockt (Chemotaxis) bzw. aktiviert. Sie bilden die erste Abwehrlinie einer Infektion. Die basophilen und die eosinophilen Granulozyten haben spezielle Aufgaben (s. u.). Weiters gehören zu dieser Gruppe Zellen wie die Kupffer´schen Sternzellen in der Leber, bestimmte Gliazellen (Glia: Hüll- und Stützgewebe des Nervensystems), Langerhans-Zellen der Haut, Alveolarmakrophagen der Lunge sowie Retikulumzellen des lymphoretikulären Gewebes und des Knochenmarkes. Diese alle werden im sog. **retikuloendothelialen System** zusammengefasst.

Die **neutrophilen Granulozyten** und die **Monozyten** sind die an der Phagozytose hauptsächlich beteiligten Zellen. Sie werden von den Keimen direkt angelockt, doch wird die Erkennung der AG durch das bereits erwähnte Komplementsystem verstärkt.

Die Makrophagen haben darüber hinaus die weitere Aufgabe, die aufgenommenen AG den AK-produzierenden Zellen (s. Lymphozyten) anzubieten. Man nennt Zellen, die diese Aufgabe erfüllen, daher **Antigen-präsentierende Zellen (APC)**. Dieser Vorgang ist deswegen von so herausragender Bedeutung, da die AK nicht am Ort der Infektion, sondern im lymphoretikulären Gewebe (Lymphknoten) gebildet werden, und der Organismus so in die Lage versetzt wird, nur jeweils die spezifischen (= passenden) AK produzieren zu müssen. Ohne diese Übermittlung der AG durch die APCs gäbe es somit keine AK-Produktion, also keine spezifische humorale Immunität. Neben den Monozyten haben aber auch andere Zellen die Aufgabe, Antigene zu präsentieren. Hierzu zählen u.a. die Kupffer´schen Sternzellen der Leber, die Langerhans´schen Zellen der Haut, die interdigitierenden dendritischen Zellen und die dendritischen Zellen des lymphoretikulären Gewebes.

Die **eosinophilen Granulozyten** (normal ca. 2–5%) setzen auf entsprechende Reize Stoffe frei, die Histamin und SRS-A (s.u.) inaktivieren. Da diese von den Mastzellen freigesetzten Stoffe der lokalen Entzündungsreaktion dienen, haben die Eosinophilen eine entzündungshemmende Funktion. Daher treten Eosinophile bei Allergien vermehrt auf. Weiters können sie wegen ihrer Größe nicht phagozytierbare Erreger mit ihren in den Granula (= kugelförmige Enzymdepots im Zellleib) gespeicherten Enzymen schädigen. Dies ist bei der Immunität gegen Wurminfektionen von großer Bedeutung. Dies ist der Grund, warum Eosinophile bei allergischen Erkrankungen, Wurminfektionen und evtl. bei Malignomen vermehrt im Blut vorkommen.

Auch die **basophilen Granulozyten** haben Granula. In diesen sind Heparin (setzt die Gerinnungsfähigkeit des Blutes herab), SRS-A (= slow reacting substance of anaphylaxes, hat konstriktive [= zusammenziehende] Wirkung auf die glatte Muskulatur der Bronchien und spielt bei Asthma bronchiale eine nicht unwesentliche Rolle) und ECF-A (= eosinophiler chemotaktischer Faktor der Anaphylaxie, ein Stoff, der Eosinophile anlockt) enthalten. An der Oberfläche der Basophilen finden sich an Rezeptoren gebundene IgE. An diese binden sich Allergene, wodurch es zur Freisetzung der in den Granula gespeicherten Stoffe kommt. Diese freiwerdenden Stoffe können die bekannten Symptome einer Allergie verursachen.

Die **LYMPHOZYTEN** sind die Träger der spezifischen zellgebundenen Immunität. Sie besitzen an ihrer Oberfläche nur eine Paratopart. Man teilt sie in B- und T- Lymphozyten (B von bursa derived und T von thymus derived), sowie in sogenannte Null-Zellen. Die verschiedenen Lymphozyten können zum einen durch ihr etwas unterschiedliches Aussehen (Morphologie) erkannt werden. Daneben besitzen die Lymphozyten zahlreiche spezifische Moleküle (Marker) an ihrer Oberfläche, sodass sie mit Hilfe von gegen diese Marker gerichteten Antikörpern identifiziert werden können. Hierfür wurde ein eigenes System, das CD-System (CD: cluster of differentiation) aufgestellt. Jedem Marker werden eine Zahl sowie die vorangestellten Buchstaben CD zugewiesen (z.B.: CD2: T-Zellen [allg.], CD4: T-Zellen [Helferzellen], CD8: T-Zellen [Suppressorzellen, zytotoxische Zellen], CD19: B-Zellen, usw.). Es ist jedoch nicht so, dass jeder Marker nur eine Zellart markiert. Vielmehr sind es bestimmte Markergruppen, welche die genaue Bestimmung von Zellen zulassen. Diese Untersuchung, die man sich bei Malignomen des Immunsystems zunutze macht, nennt man Immuntypisierung.

Die **B-Lymphozyten** entwickeln sich im Knochenmark. Nur ein geringer Teil dieser Zellen zirkuliert im Körper. Sie können sich bei Bedarf zu Plasmazellen entwickeln, die AK produzieren. Jede Zelle kann nur eine AK-Art bilden, sodass verschiedene B-Lymphozyten für jedes mögliche AG im Körper vorhanden sein müssen. Damit bei einer Infektion nur die entsprechenden B-Zellen aktiviert werden, sind in der Zellwand Rezeptoren (Antikörper) für die jeweiligen AG vorhanden. Die mit den Antigen-präsentierenden Zellen transportierten Antigene binden an diese Rezeptoren und aktivieren so die richtigen Zellen. Einige der B-Zellen produzieren nach der Aktivierung keine Antikörper, sondern bilden sich zu sogenannten B-Gedächtniszellen, die Zentrozyten und Zentroblasten genannt werden (in den Lymphfollikeln, daher auch Follikelzellen), um. Diese erkennen bei einer Reinfektion das AG wieder. So kommt es zu einer beschleunigten AK-Produktion.

Die **T-Lymphozyten** entwickeln sich im Thymus. Ihre Rezeptoren besitzen nicht den Aufbau der AK, obwohl sie ähnliche Funktionen besitzen. Sie können freie Antigene nicht selbständig erkennen. Nur wenn diese an einer Zelloberfläche (z.B.: bei Antigen-präsentierenden Zellen, virusinfizierten Zellen) liegen, werden die T-Zellen aktiviert. Sie werden nach ihrer Funktion unterteilt in **zytotoxische Zellen, Helferzellen** und **Suppressorzellen**. Tumorzellen oder virusinfizierte Zellen können von den zytotoxischen Zellen abgetötet werden. Die Suppressorzellen unterdrücken Immunreaktionen und verhindern dabei eine überschießende Immunreaktion. Die Helferzellen unterstützen (helfen) bei der Aktivierung der B-Zellen sowie bei der Aktivierung von Killerzellen. Sie setzen dabei Stoffe frei, die das Wachstum und die Zellteilung der

Lymphozyten fördern (Interleukine). Weiters werden auch von T-Zellen **Gedächtniszellen** (memory cells) gebildet.

Null-Zellen sind Zellen, die ultrastrukturell wie Lymphozyten aufgebaut sind, jedoch können sie weder zu den T- noch zu den B-Lymphozyten gerechnet werden. Von ihnen kennt man den Entwicklungsort noch nicht sicher. Sie dürften aber wie die B-Zellen im Knochenmark entstehen. Zu ihnen gehören die **Killerzellen** und die **natürlichen Killerzellen**. Sie vernichten unspezifisch Tumorzellen und virusinfizierte Zellen.

Die **MASTZELLEN** sollen an dieser Stelle noch kurz besprochen werden. Auch sie haben intrazelluläre Granula, deren gespeicherte Wirkstoffe bei einer allfälligen Aktivierung freigesetzt werden. Diese Wirkstoffe sind Mediatoren, die Entzündungszellen anlocken (**Chemotaxis**), oder die Entzündung aktivieren und unter anderem zu Gefäßdilatation und Ödembildung führen (**Entzündungsaktivatoren**) oder Stoffe, die auf glatte Muskelfasern (z.B. Bronchien) und auf die Schleimproduktion wirken (**Spasmogene**).
Zu diesen Stoffen gehört Histamin, welches die Gefäßdurchlässigkeit erhöht und die Gefäße erweitert, sowie Heparin, das die Blutgerinnung herabsetzt und die bereits erwähnten SRS-A und ECF-A.

IMMUNREAKTIONEN

Wenn körpereigenes Gewebe durch das Immunsystem im Rahmen einer überschießenden Immunantwort geschädigt wird, spricht man von Überempfindlichkeit (Immunreaktion). Diese Reaktionen werden in vier Gruppen eingeteilt:
- Typ 1 – anaphylaktische Reaktion vom Soforttyp
- Typ 2 – zytotoxische Reaktion
- Typ 3 – Immunkomplexreaktion (auch Immunkomplexvaskulitis)
- Typ 4 – verzögerte Immunreaktion (zellgebundene Überempfindlichkeit)

Typ 1: Diese Reaktion wird durch an Mastzellen gebundene IgE hervorgerufen. Bindet ein AG an IgE, die sich bevorzugt an den Mastzellenoberflächen befinden, kommt es zur Mastzellendegranulation mit Freisetzung von Mediatoren wie z. B. Histamin (s.o.). Diese führen zu einer Dilatation vor allem der kleinen Gefäße und einer Kontraktion der glatten Muskulatur der Bronchien und der Bronchiolen (z. B. beim Asthma bronchiale). Die Reaktionen können zu schweren Allgemeinerscheinungen wie anaphylaktischer Schock führen.

Typ 2: Dieser Typ wird durch eine AG-AK-Reaktion (mit AK vom Typ IgG und IgM) unter Beteiligung des Komplementsystems ausgelöst. Dadurch wird das AG direkt geschädigt (Zellschädigung) oder die Phagozytose erleichtert (s. o.), z. B.: Glomerulonephritis (Antibasalmembrantyp).

Typ 3: AG-AK-Komplexe werden im Rahmen einer Immunkomplexreaktion in der Wand vorwiegend kleiner Gefäße abgelagert, wo mit Unterstützung des Komplementsystems eine Entzündungsreaktion (Vaskulitis) induziert wird. Auch hier kann die Glomerulonephritis als Beispiel genannt werden. Weiters können diese Phänomene beim Lupus erythematodes, bei chronischer Polyarthritis, entzündlichen Gefäßerkrankungen wie Panarteriitis nodosa sowie einigen Dermatosen wie Pemphigus vulgaris und vielen weiteren Erkrankungen beobachtet werden.

Typ 4: Die verzögerte Überempfindlichkeit wird durch sensibilisierte T-Zellen hervorgerufen. Diese durch das AG aktivierten T-Zellen setzen Lymphokine frei, die eine Entzündungsreaktion sowie eine Chemotaxis und eine verstärkte Phagozytose der angelockten Makrophagen bewirken. Sind die Antigene schwer verdaulich, z. B. Mykobakterien, so wandeln sich die Makrophagen in Epitheloidzellen. Typisches Beispiel einer Immunreaktion vom verzögerten Typ ist die Tuberkulose, die durch epitheloidzellige Granulome sowie ein fast ausschließlich aus Lymphozyten aufgebautes entzündliches Infiltrat gekennzeichnet ist. Daneben ist unter anderem auch die Kontaktallergie (z. B. gegen Nickel, Farbstoffe, u.a.m.) anzuführen.

Zum Abschluss dieses Kapitels soll noch kurz über ein weiteres Aufgabengebiet des Immunsystems, nämlich die Malignombekämpfung gesprochen werden. Hierfür werden großteils unspezifische Teile des Immunsystems verwendet, da die Tumorzellen primär körpereigene Oberflächenmarker besitzen und somit nicht als fremd erkannt werden. Gerade die natürlichen Killerzellen, durch IL-2 oder Interferone aktiviert, und die Makrophagen tragen die Hauptlast der Tumorbekämpfung. Besitzen die Tumorzellen jedoch für das spezifische System erkennbare Antigene (meist bei durch Viren verursachte Tumoren), so versuchen sich die Malignomzellen durch unterschiedliche Mechanismen vor dem Angriff zu schützen. Hier sollen nur kurz einige dieser Schutzmechanismen angeführt werden:

- **T-Suppressorzellen**: Diese werden zwar nicht von den Malignomzellen gesteuert, üben jedoch eine immunsupprimierende Funktion aus. Im Normalfall ist die Suppression nützlich, da sie eine überschießende und damit den Organismus schädigende Immunantwort verhindert. Hier wirkt sich diese Tätigkeit jedoch negativ aus.
- **Prostaglandin E** hemmt die Immunantwort. Es wird u. a. von Makrophagen, Suppressorzellen, aber auch von den Tumorzellen selbst produziert.
- **Antigenselektion**: Es kommt zu einer vermehrten Bildung von durch die Antikörper weniger erkennbaren Antigenen, d.h. die Tumorzellen werden immer weniger als Tumorzellen (also Fremdgewebe) erkannt.
- **Capping und Shedding**: Die AK tragenden Antigene fließen zusammen und können von der Oberfläche abgeworfen werden.
- **Blockierung**: Die AG werden durch sie bedeckende AK gleichsam versteckt und somit der Immunabwehr entzogen.

Bei der Malignombehandlung wird immer mehr versucht, das Immunsystem in die Therapie miteinzubeziehen. Mit IL-2 hofft die Wissenschaft, einen neuen Behandlungstyp für die Bekämpfung einiger maligner Tumoren zu besitzen. Es gibt Malignome (z. B.: malignes Melanom, Nierenzellkarzinom), bei denen die Immunantwort des Körpers besonders ausgeprägt ist. Eine systemische Gabe von IL-2 zur Stärkung der Immunantwort verbietet sich jedoch durch die ausgeprägte Toxizität einer notwendigen hochdosierten Therapie. Jetzt wird versucht, chirurgisch gewonnene Tumorzellen gentechnisch so zu verändern, dass diese IL-2 produzieren. Solcherart veränderte Zellen werden dem Erkrankten reinjiziert. Diese Tumorzellen verstärken mit ihrem IL-2 u.a. die Immunantwort der natürlichen Killerzellen gegen sich und damit auch gegen den Tumor. Speziell beim malignen Melanom gibt es bereits erfolgversprechende klinische Studien. Vorsicht ist jedoch geboten, wenn ein Erfolg bei der Krebstherapie durch undifferenzierte Immunstimulation versprochen wird. Es muss erwähnt werden, dass eine Immunstimulation meist versagt (s. o.) bzw. in bestimmten Fällen sogar ein verstärktes Tumorwachstum hervorrufen kann (z. B.: durch das von stimulierten Makrophagen gebildete IL-6).

MIKROBIOLOGIE – INFEKTIONSKRANKHEITEN

VIROIDE UND PRIONEN

Prionen und Viroide sind sog. subvirale Krankheitserreger, d.h. sie sind kleiner als Viren.

PRIONEN (SLOW VIRUS INFECTIONS)

Die Prionen besitzen keine RNA oder DNA. Sie sind aus einem Protein (Prion-Protein; PrP) aufgebaut. Ihre krankheitserregende Wirkung beruht auf ihrer etwas veränderten Form eines Proteins, das auf der Oberfläche von Nervenzellen physiologisch vorkommt (Rezeptoren). Die Prionen veranlassen die Nervenzellen, PrP und nicht die eigenen Rezeptorproteine zu produzieren und in die Hülle einzubauen, wodurch ein Funktionsausfall resultiert. Aufgrund des ähnlichen Aufbaues mit den Rezeptoren ist auch die hohe Speziesspezifität der Prionen erklärbar. Lange Zeit hielt man die Übertragung zwischen unterschiedlichen Tierarten für unmöglich. Doch trotz der hohen Spezifität wurde die Erkrankung von Schafen auf Rinder mittels aus Schafen hergestellten Futtermitteln übertragen. Zumindest einzelne Fälle von Creutzfeldt-Jakob-Erkrankung (CJD) stehen mit hoher Wahrscheinlichkeit mit BSE verseuchten Rindern in Zusammenhang. Daneben gibt es bereits andere infizierte bzw. infizierbare Tierarten.

Da Prionen keine Nukleinsäure besitzen, sind sie auch gegen Desinfektionsmittel und Sterilisation ausgesprochen unempfindlich. Die von diesen Prionen hervorgerufenen Krankheiten nennt man slow virus infections, weil sie einen langsamen, oft jahrelangen Verlauf nehmen.

Erkrankungen:
* * Tiere: die für den Menschen wichtigsten Tiererkrankungen sind Scrapie (Schafe) und bovine spongiforme Enzephalopathie (BSE; Rinder); daneben können auch andere Tierarten infiziert werden.
- Menschen: CJD, Kuru

Creutzfeldt-Jakob-Erkrankung (CJD)
Sie kann übertragen werden (auch iatrogen; z. B. durch Duraplastik, Hornhauttransplantation,...), aber auch durch eine Mutation entstehen.
Inkubationszeit (IKZ): 6–36 a
Übertragung:
- durch Aufnahme von Nervengewebe (z.B.: Genuss von Rückenmark oder Hirn)
- iatrogen (z.B. Duraplastik)
- durch Mutation ohne Infektion

Verlauf: Hirnleistungsstörungen durch Untergang von Neuronen mit folgender Demenz, Lähmungen, Krämpfen, Koma und Exitus letalis binnen Monaten bis wenigen Jahren.
Hygienehinweis: Vorsichtsmaßnahmen bei infektiösem Blut und Körperflüssigkeiten.

Als weitere Erkrankung beim Menschen soll an dieser Stelle **Kuru** (subakute sklerosierende Enzephalopathie) angeführt werden. Diese heute ausgestorbene Krankheit von Kannibalen auf Neu-Guinea ist sehr wahrscheinlich eine durch den Kannibalismus verbreitete CJD gewesen.

VIROIDE

Sie bestehen aus doppelsträngiger RNA und sind ca. 10mal kleiner als Viren. Ihre Vermehrung ist unbekannt. Die Viroide sind nur in der Phytopathologie bedeutend, weil sie einige wichtige Pflanzenerkrankungen verursachen. Auf sie wird daher nicht näher eingegangen.

VIREN

Dieses Kapitel widmet sich den kleinsten Krankheitserregern (von den Prionen abgesehen), den Viren und den durch sie hervorgerufenen Krankheiten. Bevor sie aber näher betrachtet werden, einige allgemeine Aussagen über Viren.

Allen Viren gemein ist, dass sie
- 20–300 nm groß sind (nicht im Mikroskop sichtbar),
- DNA oder RNA enthalten,
- keinen eigenen Stoffwechsel besitzen und dass
- sie sich nur intrazellulär vermehren können.

Aufgebaut sind alle Viren, egal ob DNA- oder RNA-Viren, aus der entsprechenden **Nukleinsäure** (RNA oder DNA) und einem Proteinmantel, der **Kapsid** genannt wird. Einige Viren besitzen noch weitere Hüllen. Die Nukleinsäuren sind der infektiöse Teil des Virus, die Hüllen wirken als Antigene.

Die **Vermehrung** der Viren kann nur intrazellulär erfolgen, da sie, wie bereits erwähnt, keinen eigenen Stoffwechsel besitzen. Die Replikation vollzieht sich in mehreren Schritten, die hier in aller Kürze behandelt werden sollen.
1. Schritt (Adsorption): *Anlagerung* des Virus (core) an die Zelle.
2. Schritt (Penetration): *Eindringen* des Virus in die Zelle.
3. Schritt (Eklipse): *Auftrennung* des Virus in seine Teile.
4. Schritt (Replikation): *Vermehrung* der Proteine und der Nukleinsäuren der Viren durch die Zelle.
5. Schritt (*Zusammenbau*): Die produzierten Viruseinzelteile werden zu einem Virus zusammengesetzt.
6. Schritt (Ausschleusung): *Austritt* der Viren aus der Zelle; meist stirbt die Zelle bei diesem Vorgang ab.

Während der Eklipse und Replikation lassen sich keine Viren mehr innerhalb der befallenen Zellen nachweisen, da diese in ihre Teile zerfallen sind.

Wie bei den bakteriellen Erkrankungen, wo man perakute, akute, subakute und chronische **Verlaufsformen** kennt, kann man die Virusinfektion aufgrund ihres Verlaufes einteilen in
- *akute Infektion,*
- *latente Infektion* (chronische Infektion, die lange asymptomatisch bleibt und durch eine Störung des Organismus akut exazerbiert (z.B. Herpes simplex),
- *slow virus infection* (gekennzeichnet durch lange IKZ, langsam progredienten Verlauf, der über Jahre dauern kann, z.B. Creutzfeldt-Jakob-Erkrankung); diese Erkrankungen werden nach heutigem Wissen durch Prionen (s. o.) verursacht.

Die **Pathogenität** von Viren und die damit verbundene Zellschädigung fußt auf:
- der intrazellulären Anhäufung von Viren
- der Schädigung durch Virusbestandteile (Proteine)
- der Umstellung des Zellstoffwechsels für die Virusvermehrung
- dem Einbau von Virusproteinen in die Zellwand und der folgenden Zellschädigung durch Aktivierung des Immunsystems
- der möglichen Tumorbildung durch Einbau von Virus-DNS in die Zell-DNS (z.B. HPV, EBV, HTLV).

Eine virale Infektion beginnt immer mit dem Eindringen und der nachfolgenden Virusvermehrung im Eintrittsgebiet. Dies vor allem in Atemwegen, Magen-Darm-Trakt, Harnwegen und der Haut. An dieser Stelle soll aber auch die Möglichkeit einer diaplazentaren Infektion (z.B. bei Röteln) erwähnt werden. Anschließend kommt es zur Virämie (= Ausbreitung der Viren im Blut), die zum Organbefall und damit erst zum Ausbruch der Erkrankung führt. Beim Erstauftritt von Symptomen sind die Viren also bereits im gesamten Körper verbreitet. Dies ist einer der Gründe, welche die antivirale Therapie erschweren. Ein weiterer Grund ist die intrazelluläre Vermehrung, da bei einer Behandlung die Wirtszellen fast notwendigerweise mitgeschädigt werden. Auch die Diagnostik ist durch die zellgebundene Vermehrung schwer, da die Viren nicht auf Nährböden züchtbar sind. Man muss sich daher aufwendiger Nachweismethoden bedienen.

Die heute wichtigste ist der **ELISA** (encyme linked sorbent immuno assay). Mit seiner Hilfe kann man AG (also die Viren) oder die gegen die Viren gerichteten AK nachweisen. Der Vorteil dieses modernen Tests besteht unter anderem darin, dass die Differenzierung der AK in IgG und IgM möglich ist. Erst durch diesen speziellen IgM-Nachweis ist eine frische Infektion diagnostizierbar, da – wie im Kapitel Immunologie dargestellt – die IgG erst Träger der sekundären Immunantwort sind und sie evtl. lange nach stattgehabter Infektion persistieren, ja bei einigen Erkrankungen lebenslang nachweisbar sind.

Es gibt weitere Tests, wie **Komplementbindungsreaktion** (KBR) oder **Immunfluoreszenz,** die heute aber immer mehr an Bedeutung verlieren und durch ELISA ersetzt werden. Die **Polymerase-Kettenreaktion** (PCR) ist eine moderne Methode, mit deren Hilfe DNS oder RNS nachgewiesen werden kann, deren Konzentration weit unter der Nachweisgrenze anderer Tests liegt. Mit Hilfe der PCR kann die nachzuweisende DNA um mehr als 1.000.000mal vermehrt werden. Daraus resultiert die außerordentliche Sensitivität der PCR.

Nachfolgend werden einige ausgewählte Viren und die durch sie ausgelösten Erkrankungen dargestellt.

RNA-VIREN

PICORNA-VIREN (pico = klein)

- Enteroviren
    - Poliomyelitis-Viren
    - Coxsackie-Viren
- Rhinoviren
- Maul-und-Klauenseuche-Viren
- Hepatitis-A-Viren

Polioviren

Erkrankung: Poliomyelitis
Erreger: Polioviren Typ 1, 2, 3 (Enteroviren, RNA, grampositiv); das Virus ist gegen Hitze und Austrocknung sehr empfindlich
Übertragung: Tröpfchen- und Schmierinfektion
IKZ: ca. 10 d
Verlauf: erste Ansiedlung und Vermehrung der Keime im Nasen-Rachenraum (1. Phase) und anschließende Virämie mit Erreichung des ZNS und der Meningen (2. Phase). Wegen dieses zweiphasigen Verlaufes kommt es zu einer typischen zweizipfeligen Fieberkurve.
Man unterscheidet *vier Verlaufsformen*:
- inapparenter Verlauf (unspezifisches, fieberhaftes Bild, entspricht der 1. Phase der Infektion) – ca. 90%
- abortiver Verlauf (es tritt zusätzlich Meningismus auf) – ca. 8%
- meningitischer Verlauf (seröse Meningitis) – ca. 2%
- paralytischer Verlauf (schlaffe Lähmung meistens der unteren Extremitäten) mit möglicher Kreislauflähmung und Atemlähmung) – <1%

Virusausscheidung: mehrere Wochen nach der Infektion
Prophylaxe: aktive Impfung: Schluckimpfung (nach Sabin) oder Injektion (nach Salk)
Hygienehinweis: strenge Absonderung bis 7 Tage nach Krankheitsbeginn. Vorsicht bei infektiösem Stuhl.
Meldepflicht: siehe S. 9

Coxsackie-Viren (Coxsackie-A-Viren und Coxsackie-B-Viren)

Erkrankungen:
- Sommergrippe
- Herpangina (fieberhafter, schmerzhafter Bläschenausschlag im Mund und Rachen)
- Sommerdiarrhö
- Pneumonie
- Myocarditis (Herzmuskelentzündung)
- Meningitis (seröse)
- Hand-Foot-Mouth-Disease (bläschenförmiges Exanthem an Händen, Füßen und im Mund)

Übertragung: Tröpfchen- und Schmierinfektion
Verlauf: Eintrittspforte im Nasen-Rachenraum und im Darm mit folgender Generalisation und Befall des Zielorgans (s.o.)
Immunität: dauerhaft
Hygienehinweis: Vorsichtsmaßnahmen je nach Erkrankung wie bei Polio

Rhinoviren

Es sind mehr als 100 Typen bekannt
Erkrankungen:
- Schnupfen
- Bronchitis
- Pneumonie

IKZ: 1d
Übertragung: Tröpfcheninfektion
Verlauf: Erkrankung von ca. 1 bis 2 Wochen; keine generalisierten Erkrankungen
Immunität: sehr kurz
Hygienehinweis: Im Säuglings- und Kleinkindalter Vorsichtsmaßnahmen bei infektiösen Absonderungen

Maul-und-Klauenseuche-Viren

IKZ: 8 d (beim Tier nur 3 d)
Übertragung: hochkontagiös, Ausscheidungen (Speichel, Harn, Fäzes, Milch), Fleisch befallener Tiere
Verlauf: Bläschen an der Eintrittspforte, im Mund und an den Extremitäten; die Erkrankung dauert ca. 1 Woche und heilt folgenlos ab; praktisch keine Mensch-zu-Mensch-Übertragung, doch kann der Mensch Überträger der Keime sein; beim Tier Auftreten von Bläschen und Ulzerationen im Maul, an den Klauen und am Euter; das Virus zeigt hohe Resistenz gegen Umwelteinflüsse.
Prophylaxe:
    Impfung (nur für Rinder)
    Schlachtung der infizierten Tiere
    Quarantäne der betroffenen Gebiete

Hepatitis

Obwohl nur die Hepatitis-A-Viren zu den Picorna-Viren zählen, sollen an dieser Stelle auch die übrigen Formen der Virushepatitis behandelt werden.
Wir können heute acht Arten der Virushepatitis unterscheiden:
- Hepatitis A
- Hepatitis B
- Hepatitis C
- Hepatitis D
- Hepatitis E
- Hepatitis G
- Hepatitis non A non B (= Hepatitis non A,B,C,D,E,F,G)

Weiters treten noch die durch andere Erreger bedingten Entzündungen (z.B. durch das Zytomegalievirus, das Epstein-Barr-Virus u.a.) hinzu.

Hepatitis B und C gehören zu den wichtigsten viralen Krankenhausinfektionen (v.a. betroffen: Hämophilie- und Hämodialysepatienten) und zu den häufigsten Berufskrankheiten der Gesundheitsberufe.

Allen gemeinsam ist eine *diffuse Parenchymentzündung mit degenerativen Einzelzellveränderungen*. Die Erkrankung verläuft entweder *inapparent, anikterisch* oder *ikterisch*.

Die inapparente Form ist nur durch allgemeine Symptome wie Mattigkeit, Abgeschlagenheit, erhöhte Körpertemperatur usw. charakterisiert. Die ikterisch verlaufende unterscheidet sich nur durch den Ikterus (Gelbsucht) von der anikterischen Hepatitis.

Man unterscheidet bei der ikterisch verlaufenden Hepatitis ein

- Prodromalstadium mit Übelkeit, Appetitlosigkeit und Müdigkeit (Dauer: bis zu 3 Wochen)
- ikterisches Stadium mit Parenchymnekrosen (= Untergang von Leberzellen, Dauer: ca. 1 Monat)
- Regenerationsphase.

Folgen der Erkrankung:

- Abheilung
- Übergang in eine chronische Verlaufsform (Krankheitsdauer länger als 6 Monate)
    - chronisch-persistierende Form
    - chronisch-aggressive Form
- Übergang in eine Zirrhose

Meldepflicht: siehe S. 9

Hepatitis A

Erreger: HAV (Hepatitis-A-Virus); ein einfach aufgebautes Virus
Übertragung: fäkal-oral (Kontakt mit Erkrankten, Handtücher, Essgeschirr usw.) selten bei Transfusionen
IKZ: 15–50 d
Verlauf: in ca. 90% verläuft die Infektion inapparent; Appetitlosigkeit, Fieber, Unwohlsein, Muskel- und Gelenksschmerzen, Ikterus
Diagnose: AK-Nachweis; eine floride Entzündung ist nur bei IgM-Nachweis bewiesen, alleiniger IgG-Nachweis spricht für eine frühere Erkrankung.
Ausscheidung: Der Höhepunkt der Ausscheidung liegt noch vor der Erstmanifestation der Erkrankung.
Therapie: symptomatisch, Vermeidung hepatotoxischer Substanzen
Immunität: lebenslang
Prophylaxe: vor Reisen in gefährdete Länder Schutzimpfung möglich
Hygienehinweis: Vorsichtsmaßnahmen bei infektiösem Stuhl bis 7 Tage nach Ikterusbeginn

Hepatitis B

Erreger: HBV (Hepatitis-B-Virus); ein kompliziert aufgebautes Virus, dessen einzelne Teile als Antigene wirken. Jedes AG kann serologisch nachgewiesen werden. Mit ihrer Hilfe und mit den gegen sie gebildeten AK lässt sich der Krankheitsverlauf beobachten.
  Die verschiedenen Antigene sind:
  - HBc-AG (core= Kern)
  - HBs-AG (surface= Oberfläche)
  - HBe-AG (envelope= Hülle)
  - Dane-Partikel (entspricht dem gesamten Virus)

  Das Virus ist sehr hitzeresistent.

Übertragung: parenteral; durch Blut, Plasma, Serum, Speichel und Sekrete; früher durch Blutkonserven
IKZ: 1–6 Monate
Verlauf: die Erkrankung beginnt wie die Hepatitis A, der Ikterus ist bis ca. 1 Monat vorhanden.
  - Phase 1: Prodromalstadium (4–12 Wochen): schleichender Beginn mit unspezifischen Krankheitssymptomen wie Fieber sowie beginnende Leberschwellung
  - Phase 2: akute Infektion (2–12 Wochen): Fieber, Leberschwellung, Ikterus – infektiös
  - Phase 3: postakute Infektion (2–16 Wochen) – möglicherweise infektiös
  - Phase 4: Postinfektionsphase (Monate bis Jahre) – immun (bei chronischen Formen infektiös)

Der Verlauf der Erkrankung lässt sich mit Hilfe der AG und der gegen sie gebildeten AK im Serum verfolgen (siehe auch Diagramm):
- 2 Wochen vor Ikterus: HBs-AG und HBe-AG
- Beginn des Ikterus: HBc-AK (IgM)
- Regeneration: entsprechende AK ersetzen die jeweiligen AG

Durch diese zeitliche Abfolge der AG und AK ist es möglich, die Infektiosität des Blutes bzw. die Aktivität der Erkrankung serologisch nachzuweisen sowie eine drohende Chronifizierung zu erkennen.

Infektiös sind Patienten mit HBs-AG im Serum.

Sind nur mehr AK der IgG-Klasse im Serum nachweisbar und keine der IgM-Klasse, so spricht das für die überstandene Hepatitis.

Serologische Befunde bei Hepatitis B

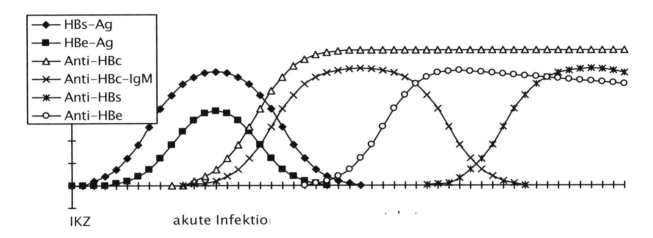

In ca. 10% der Fälle verlängert sich der Krankheitsverlauf auf über 6 Monate, sodass von einem chronischen Verlauf gesprochen wird.

Es werden zwei Arten der chronischen Hepatitis unterschieden:
- chronisch-persistierende Hepatitis
- chronisch-aggressive Hepatitis

Während die erstere einen milden Verlauf nimmt, ist die aggressive Form durch einen progredienten Verlauf und häufigen Übergang (ca. 50%) in eine Leberzirrhose gekennzeichnet. Von diesen Patienten mit Leberzirrhose entwickeln ca. 15% ein hepatozelluläres Karzinom.
An dieser Stelle müssen auch die so genannten Carrier erwähnt werden, die Virusträger sind, aber keine Zeichen einer Hepatitis zeigen.
Therapie: Bettruhe, Vermeidung hepatotoxischer Substanzen
Immunität: lebenslang
Prophylaxe: aktive und passive Immunisierung, Hygiene (Desinfektion)
Hygienehinweis: Vorsichtsmaßnahmen bei infektiösem Blut und Körperflüssigkeiten

Hepatitis C
Erreger: Hepatitis-C-Virus (HCV)
IKZ: 30–60 d
Verlauf: nimmt in einem hohen Prozentsatz einen chronischen Verlauf (s.o.)
Problem: derzeit keine Immunisierung (Impfung) möglich
Hygienehinweis: Vorsichtsmaßnahmen bei infektiösem Blut und Körperflüssigkeiten

Hepatitis D
Erreger: das Virus ist ein defektes RNA-Virus, das zur Reduplikation HBs-AG als Hülle benötigt
IKZ: ähnlich Hepatitis B
Verlauf: Die Infektion führt bei primär asymptomatischen HBV-Trägern zu einem akuten hepatitischen Schub bzw. zu einer Aggravierung einer HBs-AG-positiven Lebererkrankung.
Häufigkeit: in unseren Breiten selten, in südlicheren Regionen häufiger
Hygienehinweis: Vorsichtsmaßnahmen bei infektiösem Blut und Körperflüssigkeiten

Hepatitis E
Vorkommen: nur in Indien, Afrika und Südamerika
Übertragung: oral
Verlauf: wie Hepatitis A; es gibt jedoch auch perakute Verlaufsformen bei Schwangeren (dann 20% letal)
Hygienehinweis: Vorsichtsmaßnahmen bei infektiösem Stuhl

Hepatitis G
Ein in jüngerer Zeit gefundenes Virus der Gruppe der Flaviviridae welches parententeral übertragen wird und akute und chronische Hepatitiden verursachen kann, aber auch bei klinisch unauffälligen Personen nachgewiesen werden kann.

Hepatitis non A non B
Erreger: unbekannt; Pool von Erkrankungsformen mit noch unentdeckten Erregern
Diagnose: durch Ausschluss einer anderen Hepatitisart
Infektion: häufige Hepatitisform nach Transfusionen
IKZ: 1–5 Monate
Verlauf und Therapie: wie Hepatitis B
Hygienehinweis: Vorsichtsmaßnahmen bei infektiösem Blut und Körperflüssigkeiten

TOGA-VIREN

Der Name (Toga) bezieht sich auf ihre weite Hülle. Zu den Toga-Viren zählt man unter anderen
- Flaviviren (FSME, Gelbfieber u.a.)
- Rötelnviren

Frühsommermeningoenzephalitis (FSME)

Infektion: Zeckenbiss und selten durch nicht pasteurisierte Milch. Das Virus, das sich in Kleinsäugern, die selbst symptomlos bleiben, vermehrt, gelangt in die blutsaugenden Larven des Holzbockes, die sich an zarter Haut (z.B. Ohr) festsetzen. Aus diesen Larven entstehen über das Nymphenstadium die erwachsenen Zecken. Die adulten Weibchen saugen Blut von größeren Säugern (so auch vom Menschen), wodurch die Infektion der Säuger stattfindet. Die Erkrankung tritt vor allem in den Monaten April bis Oktober auf.
Erkrankungshäufigkeit: 0,1% der Zecken sind infiziert, ca. 10% der infizierten Menschen erkranken an FSME
IKZ: bis zu 2 Wochen
Verlauf: typischerweise zweiphasig, wobei oft nur die erste Phase der Erkrankung durchlaufen wird.
 1. Phase: unspezifisches fieberhaftes Bild für die Dauer von ca. 1 Woche; bei Übergang in die zweite Phase anschließend freies Intervall von einigen Tagen
 2. Phase: Meningoenzephalitis mit schlaffen Lähmungen, Bulbärparalyse; in ca. 1% Exitus letalis, in ca. 10% bleiben Residuen wie Konzentrationsschwäche, Merkfähigkeitsstörungen u.ä. zurück.
Nachweis: ELISA
Therapie: Hyperimmunglobulin (nur zu Beginn der Erkrankung wirksam)
Prophylaxe: Immunisierung (aktive Impfung; viel billiger als Hyperimmunglobulin)
Hygienehinweis: Vorsichtsmaßnahmen bei infektiösen Absonderungen
Meldepflicht: siehe S. 9

Gelbfieber

Tropenkrankheit!
Überträger: Moskitos
IKZ: bis zu 6 d
Verlauf: nach wenigen Tagen mit unspezifischen Krankheitszeichen Schädigung von Leber, Nieren und Gefäßen; dies führt zu Ikterus, Nierenversagen und Blutungen.
Diagnose: ELISA
Prophylaxe: Insektenbekämpfung, Impfung
Meldepflicht: siehe S. 9

Röteln

Infektion: Tröpfcheninfektion, diaplazentar
IKZ: 2–3 Wochen
Verlauf: Fieber, Konjunktivitis, Rachenkatarrh, Exanthem (beginnt hinter den Ohren und besteht nur wenige Tage), Lymphknotenschwellung im Hals- und Nackengebiet; bei graviden Frauen Rötelnembryopathie, wobei die Folgen vom Schwangerschaftsfortschritt abhängen:
    1. Trimenon: Abortus oder schwere Schädigung der Frucht (Katarakt, Schwerhörigkeit, Herzmissbildungen, Zahnanomalien u.ä.m.)
    2. Trimenon: keine Missbildungen, Knochenwachstumsstörung, Organschädigung, Frühgeburten
    3. Trimenon: keine Schädigung des Fetus
Diagnose: ELISA (IgM!), Hämagglutinationstest
Therapie: für die Embryopathie gibt es keine Therapie, daher evtl. Interruptio
Immunität: lebenslang
Prophylaxe: aktive Impfung (die Immunitätsuntersuchung ist im Mutter-Kind-Pass vorgeschrieben)
Hygienehinweis: Vorsichtsmaßnahmen bei aerogener Übertragung oder Tröpfcheninfektion

NOROVIREN

Frühere Bezeichnung: Norwalk-like-Virus
Aufbau: Einzelsträngige RNA mit Kapsid
Verbreitung: weltweit
IKZ: 10-50 Stunden
Erkrankung: ein Grossteil der Magen-Darminfektionen bei Kindern und Erwachsenen wird von Noroviren verursacht.
Übertragung: der Mensch ist das einzigen Reservoir, Übertragung aber auch durch kontaminierte Speisen oder Getränke und Gegenstände, eventuell auch Badewasser. Hohe Infektiosität, Übertragung während der akuten Phase und bis zu 48 Stunden nach Abklingen der Erkrankung. Virusausscheidung aber bis zu wenigen Wochen möglich.
Auftreten der Infektion während des gesamten Jahres möglich, aber Häufigkeitsgipfel im Winter.
Verlauf: Erbrechen im Schwall, starke Durchfälle, Bauchschmerzen, Übelkeit, Schwäche, selten erhöhte Körpertemperatur für die Dauer von 1-2 Tagen. Selten schwere Komplikationen.
Diagnose: PCR, ELISA
Therapie: symptomatisch
Prophylaxe: strenge Hygienerichtlinien wegen der hohen Infektiosität (insbesondere in Schulen, Pflegeheimen, Krankenanstalten, ...)

PARVO-VIREN

Erythema infectiosum acutum (Ringelröteln)

Erreger: Parvo-Virus B19
IKZ: 1–2 Wochen
Verlauf: Am Beginn schmetterlingsförmige Gesichtsrötung unter Aussparung des Mundes und dessen Umgebung. In weiterer Folge z.T. ring- bis girlandenförmig angeordnete, intensiv rot gefärbte und manchmal mit Juckreiz einhergehende Flecken, die zunächst an der Streckseite, in weiterer Folge an der Beugeseite der Extremitäten und am Stamm auftreten. Manchmal sind diese auch an der Wangenschleimhaut nachweisbar (Enanthem). Spontanheilung nach ca. 2 Wochen.

ORTHOMYXO-VIREN

Influenzaviren

Viren: 3 Haupttypen (A, B, C) mit zahlreichen Untergruppen, wobei es nur zur Ausbildung einer subtypenspezifischen Immunität kommt
Erkrankung: Influenza („echte" Grippe)
Infektion: Tröpfcheninfektion
IKZ: 1–2 d
Verlauf: Fieber, Gelenkschmerzen, Pharyngitis, Bronchitis, Pneumonie; in Sonderfällen Meningitis und Enterokolitis
Dauer: 7–10 d
Diagnose: AK-Nachweis
Prophylaxe: aktive Impfung (muss jährlich wiederholt werden, da sich die AG der Viren durch Antigenshift [neue AG-Struktur durch Rekombination] und Antigendrift [teilweise AG-Veränderung durch Punktmutation] schnell ändern)
Hygienehinweis: bei Säuglingen und Kleinkindern Vorsichtsmaßnahmen bei Tröpfcheninfektion und bei infektiösen Absonderungen

PARAMYXO-VIREN

Masernvirus

Infektion: Tröpfcheninfektion
IKZ: 10–14 d
Verlauf: katarrhalische Erkrankung der oberen Luftwege mit Husten, Rhinitis, Konjunktivitis, Fieber, ein hinter den Ohren beginnendes und sich in weiterer Folge über den gesamten Körper ausbreitendes Exanthem u.a.m.; typisch sind die sog. Koplik'schen Flecken (von einem roten Saum umgebene weiße Stippchen gegenüber den vorderen Backenzähnen); Dauer ca. 10 d
Komplikationen: Enzephalitis, Pneumonie (interstitielle P.)
Diagnose: IgM-Nachweis
Immunität: lebenslang
Prophylaxe: Impfung (aktiv)
Hygienehinweis: Vorsichtsmaßnahmen bei aerogener Übertragung und Tröpfcheninfektion

Mumpsviren

Übertragung: Tröpfcheninfektion
IKZ: 2–3 Wochen
Verlauf: in ca. 50% inapparent; anfänglich Fieber mit darauffolgender ein- und späterer beidseitiger Parotisschwellung
Komplikationen: bei Kindern meist gefahrlos; Orchitis (kann zur Sterilität führen), Pankreatitis, Mastitis, Thyreoiditis, Oophoritis (ungefährlich) und Meningitis
Immunität: lebenslang

Diagnose: ELISA
Prophylaxe: Impfung
Hygienehinweis: Vorsichtsmaßnahmen bei aerogener Übertragung und Tröpfcheninfektion

Parainfluenzaviren

Übertragung: Tröpfcheninfektion
IKZ: bis zu 1 Woche
Verlauf: grippaler Infekt, bei Kindern Bronchitis, Pneumonie mit möglicher Ausbildung eines Kruppsyndroms
Immunität: keine
Hygienehinweis: bei Säuglingen und Kleinkindern Vorsichtsmaßnahmen bei Tröpfcheninfektion und bei infektiösen Absonderungen

RHABDO-VIREN (RHABDOS= STAB)

Lyssaviren

Erregerreservoir: Füchse, Hunde, Nager, Marder u.a.m.
Erkrankung: Tollwut
Übertragung: die Viren gelangen mit Speichel infizierter Tiere durch die unverletzte Schleimhaut oder durch verletzte Haut (Bissverletzung)
IKZ: abhängig von der Eintrittspforte (bis zu einigen Monaten)
Verlauf: Das sich lokal bei der Eintrittspforte vermehrende Virus gelangt über die Nervenbahnen zum ZNS; einem Prodromalstadium mit unspezifischen Krankheitszeichen folgen Konvulsionen (= Krämpfe), wobei besonders die ausgeprägten Schlundkrämpfe erwähnenswert sind, die bereits beim Anblick von Wasser (Hydrophobie = Wasserscheue) auftreten, sowie letztlich Übergang in ein Lähmungsstadium mit anschließendem Exitus letalis durch Atemlähmung;
DIE ERKRANKUNG IST AUCH HEUTE NOCH EIN TODESURTEIL!
Therapie: Hyperimmunglobulin; während der IKZ aktive Impfung noch möglich.
Vorgehen bei Tierbiss: Wunde mit viel Wasser und Seife auswaschen, Arzt unbedingt konsultieren; bei unbekanntem Tier nachfolgende Tollwutschutzimpfung unerlässlich (begleitend: Tetanusprophylaxe)
Hygienehinweis: Vorsichtsmaßnahmen bei infektiösen Absonderungen oder Kontakt
Meldepflicht: siehe S. 9

RETROVIREN

Diese Viren produzieren ein spezielles Enzym, die reverse Transkriptase. Diese „transkribiert" die einsträngige RNS der Viren in eine doppelsträngige DNS. Diese DNS (Provirus) wird nun in die DNS der infizierten Zelle eingebaut. Jetzt erst kann die Virus-RNS synthetisiert werden.

Viren:
- **HTLV I** (human T-lymphotropic virus): *Erkrankung*: T-Zell-Leukämie
- **HTLV II**: *Erkrankung*: Haarzellenleukämie
- **HTLV III (= HIV)**: *Erkrankung*: AIDS

HIV (human immunodeficiency virus)

Viren: HIV-1, HIV-2, HIV-3
Erkrankung: AIDS (acquired immunodeficiency syndrome)
Übertragung:
- heterosexueller Kontakt (weltweit werden die meisten Menschen auf diese Art infiziert)
- homosexueller Kontakt
- Blut

- kontaminierte Spritzen
- pränatal

IKZ: Monate bis Jahre

Verlauf: Die Erkrankung ist gekennzeichnet durch den Befall der T4-Lymphozyten mit der dadurch verursachten Störung der Infektabwehr.

Man unterscheidet *vier Erkrankungsstadien*:

1. Stadium: akute HIV-Infektion: mononukleoseartiges Bild mit einer Dauer von Tagen bis Wochen.

2. Stadium: symptomloses Intervall

3. Stadium: persistierende generalisierte Lymphadenopathie (LAS): Lymphknotenschwellung für län-ger als drei Monate in mindestens zwei Körperabschnitten.

4. Stadium: AIDS-related complex (ARC): Neben uncharakteristischen Symptomen (Fieber, Gewichtsverlust, Juckreiz usw.) Auftreten von schweren Infektionen mit opportunistischen Keimen (= Keime, die bei einem gesunden Menschen keine oder eine ungefährliche Erkrankung hervorrufen). Zu diesen Erregern gehören u.a. Herpes, Pneumocystis carinii, Candida, Zytomegalievirus. Jede Infektion kann hier zu lebensbedrohlichen Zuständen führen. Auch die Tumorentstehung wird durch die Schädigung des Immunsystems begünstigt. Zu nennen wäre an dieser Stelle das Kaposi-Sarkom, ein bösartiger Hauttumor, der bevorzugt bei an AIDS
Erkrankten auftritt.

Diagnose: ELISA (bei positivem Befund Bestätigung durch Western Blot unbedingt nötig)

Therapie: keine; es gibt jedoch verschiedene Stoffe, die das Vollbild von AIDS bzw. den Tod hinauszögern können, wie AZT, 3TC sowie in Kombination mit diesen sog. Proteasenhemmer.

Prophylaxe:
- „safer sex" (Kondome)
- bei Drogenabhängigen: sterile Nadeln
- Austestung von Blutkonserven bzw. – wenn möglich – Eigenblut
- Vorsicht und geeignete Schutzmaßnahmen beim Umgang mit HIV- positiven Menschen.

> Es muss an dieser Stelle unbedingt erwähnt werden, dass normaler zwischenmenschlicher Umgang keine Gefährdung der Mitmenschen bedingt.

Rasierer, Zahnbürsten und ähnliches sollen, da möglicherweise mit Blut kontaminiert, jedoch nicht von anderen Menschen benutzt werden.

DNA-VIREN

ADENOVIREN

Mehr als 34 verschiedene Typen

Übertragung: Tröpfchen- , selten Schmierinfektion, evtl. bei Ophthalmologen durch Tropfpipette

Verlauf: Rhinitis, Konjunktivitis, Pharyngitis, Tonsillitis sowie selten Pneumonie und Enzephalitis, bei Kindern häufig Diarrhö, Gastroenteritiden sind oft epidemisch (auch nosokomial)

Immunität: kurz

Hygienehinweis: Vorsichtsmaßnahmen bei infektiösen Absonderungen und Kontakt, ggf. bei infektiösem Stuhl (insbesondere bei Säuglingen und Kleinkindern)

HERPES-VIREN

Herpes simplex

2 Arten:
- Herpes simplex Typ I (Herpes labialis)
- Herpes simplex Typ II (Herpes genitalis)

Übertragung: Die meist inapparent verlaufende Infektion findet bereits in den ersten Lebensmonaten statt. Das Virus bleibt in sensiblen Ganglien, weshalb unter verschiedenen Bedingungen (Sonne, Stress, Menstruation, Infekte etc.) Rezidive auftreten.
Verlauf: schmerzhafte Pusteln und Bläschen (intradermal), die an der Haut-Schleimhautgrenze angesiedelt sind (Mund, Nase, Genitalregion, Augen) und nach wenigen Tagen vereitern und verkrusten.
Diagnose: AK-Nachweis
Hygienehinweis: Vorsichtsmaßnahmen bei infektiösen Absonderungen und Kontakt

Varicella-Zoster-Virus

Übertragung: Tröpfcheninfektion
IKZ: 1–3 Wochen
Verlauf:
- Bei Infektion: **Varizellen** (= Windpocken, Feuchtblattern); das Virus verbleibt ebenfalls nach der Erstinfektion in den sensiblen Ganglien, sodass es bei einer Resistenzminderung zur Exazerbation (= Zoster) kommt.
    Varizellen: juckende Bläschen mit rotem Saum und zentraler Borke
    Komplikationen: Otitis, Pneumonie, Nephritis etc.
    Hygienehinweis: Räumliche Isolierung und Vorsichtsmaßnahmen bei Tröpfcheninfektion und infektiösen Absonderungen, bis die Bläschen nicht mehr nässen.
- Bei Rezidiv: **Herpes zoster** (= Gürtelrose): im Versorgungsgebiet des Ganglions Auftreten von schmerzhaften Bläschen; oft bei immungeschwächten Patienten
    Komplikationen: Zoster ophthalmicus (kann zur Erblindung führen), Zoster oticus etc.
    Hygienehinweis: Vorsichtsmaßnahmen bei infektiösen Absonderungen und Kontakt. Ggf. Vor-sichtsmaßnahmen bei aerogener Übertragung sowie bei infektiöser Absonderung oder bei Kontakt.

Humanes Herpesvirus Typ 3

Erkrankung: „3-Tage-Fieber" (bei Säuglingen und Kleinkindern)
Übertragung: Tröpfcheninfektion

Zytomegalie-Viren

Der Name Zytomegalie deutet auf die typischen Riesenzellen, die Eulenaugen gleichen.
Das Virus kann auf Dauer in Nieren- und Speicheldrüsenzellen sowie Leukozyten verbleiben.
Verlauf:
- pränatal: Gefährlich für den Fetus ist nur die Erstinfektion der Mutter; kann bis zum Absterben der Frucht führen
- postnatal: meist inapparent, Hepatitis oder Pneumonie möglich

Epstein-Barr-Virus

Erkrankungen:
- Infektiöse Mononukleose (= Pfeiffer`sches Drüsenfieber)
- Burkitt-Lymphom (hochmalignes Lymphom)
- Lymphoepitheliales Nasen-Rachenkarzinom

Infektiöse Mononukleose
Übertragung: Tröpfcheninfektion (Speichel)
IKZ: 1–2 Monate
Verlauf: 50% inapparent; fieberhafte Angina mit generalisierter Lymphknotenvergrößerung sowie Milzschwellung
Diagnose: spezifischer Test (Henle-Test)

Burkitt-Lymphom: hochmalignes Lymphom (nur in Afrika)
Nasen-Rachenkarzinom: tritt nur in China auf

ROTAVIREN

Übertragung: Schmierinfektion
Erkrankung: virale Gastroenteritis (sie sind der häufigste Grund für Diarrhöen bei Kindern im Alter von 6 Monaten bis 2 Jahren); cave: massive Virusausscheidung mit dem Stuhl
Hygienehinweis: Vorsichtsmaßnahmen bei infektiösem Stuhl. Im Krankenhaus strengste Hygiene (um Übertragung vorzubeugen)

POX-VIREN

Erreger der Pocken; diese gelten laut WHO (Weltgesundheitsorganisation) seit 1979 als ausgerottet.

BAKTERIOPHAGEN

Bakteriophagen sind DNA- oder RNA-Viren, die sich nicht in Zellen, sondern in Bakterien vermehren. Das Virus bindet an einen Rezeptor der Bakterienwand. Daher kann nicht jeder Bakteriophage irgendein Bakterium befallen, er ist somit spezifisch. Wie bei der intrazellulären Virusvermehrung dringt die Nukleinsäure in das Bakterium ein und der Wirt produziert Proteine, die in weiterer Folge zu einem neuen Bakteriophagen zusammengebaut werden. Das Bakterium wird bei der Ausschleusung des Bakteriophagen lysiert (zerstört). Die Spezifität der Bakteriophagen und die Lyse der befallenen Bakterien kann man zur Bakterienidentifikation nutzen, indem man unbekannte Bakterien mit Bakteriophagen zusammenführt und die eventuell eingetretene Lyse der Bakterien untersucht. Dieses Verfahren nennt man *Lysotypie* (z.B.: Salmonella-Diagnostik).

HPV (human papilloma virus)

Es existieren zahlreiche Typen, die jeweils an Haut bzw. Schleimhaut Veränderungen hervorrufen. Es werden nur einzelne Typen und die ihnen zugeschriebenen Veränderungen angeführt.

HPV-Typ	Erkrankungen
Haut:	
1	Plantarwarze
2, 4	Verruca vulgaris
3, 10, 28, 41	Verruca plana
6, 11	Condyloma acuminatum (Genitalwarze)
Cervix:	
6, 11, 42, 43, 44	Squamöse intraepitheliale Neoplasie Grad 1
16, 18, 31, 33, 35, 39, 45, 51, 52, 56, 58, 59, 68	Squamöse intraepitheliale Neoplasie Grad 2 und Grad 3 sowie Karzinom

BAKTERIENÄHNLICHE KRANKHEITSERREGER

Rickettsien und Chlamydien vermehren sich ausschließlich intrazellulär, weshalb sie lange Zeit als „große Viren" galten. Im Gegensatz zu diesen besitzen sie aber sowohl DNA als auch RNA. Größenmäßig nehmen beide eine Mittelstellung zwischen Viren und Bakterien ein, wobei aber die Chlamydien größer sind. Auch besitzen beide, im Gegensatz zu Viren, einen rudimentären Stoffwechsel. Die von ihnen ausgelösten Krankheiten sind daher, im Gegensatz zu den durch Viren verursachten Krankheiten, mit Antibiotika therapierbar. Da sie jedoch unterschiedliche Erkrankungen hervorrufen, werden sie in weiterer Folge getrennt behandelt.
Die Mykoplasmen haben einen bakterienähnlichen Aufbau. Im Gegensatz zu diesen fehlt ihnen jedoch die Zellwand. Stattdessen nennen sie eine Zytoplasmamembran ihr eigen. Da sie – wie Bakterien – einen eigenen Stoffwechsel besitzen, können sie auch, im Gegensatz zu den Rickettsien und Chlamydien, auf Nährmedien kultiviert werden.

RICKETTSIEN

Rickettsien werden durch Läuse, Flöhe, Milben, Zecken usw. übertragen. Die meisten sind für Säugetiere apathogen. Die wichtigsten Erkrankungen sind:
- Fleckfieber (es gibt mehrere Unterarten)
- Q-Fieber

FLECKFIEBER

Die verschiedenen Unterarten werden durch unterschiedliche Tiere (s.o.) hervorgerufen. Sie gelangen mit dem Speichel bzw. mit den Fäzes der Tiere in den menschlichen Organismus. Bis auf das klassische Fleckfieber, bei dem der Mensch der natürliche Wirt ist und das durch die Kleiderlaus übertragen wird, sind Nagetiere die Wirte und zum Teil blutsaugende Tiere die Überträger.
Hygienehinweis: Vorsichtsmaßnahmen bei infektiösen Absonderungen und Kontakt sowie bei infektiösem Blut und Körperflüssigkeiten.

Klassisches Fleckfieber (Flecktyphus)

Erreger: Rickettsia prowazekii
IKZ: bis zu 10 d
Überträger: Laus
Übertragung: Lausfäzes auf Kratzwunden
Verlauf: hochfieberhafte Erkrankung mit Kopf- und Gelenkschmerzen, Bewußtseinseintrübung sowie Ausbildung eines kleinfleckigen Exanthems; der Tod tritt im Rahmen einer Toxikämie, Enzephalitis oder Myokarditis ein
Diagnose: AK-Nachweis durch KBR oder Weil-Felix-Reaktion
Prophylaxe: Impfung möglich
Meldepflicht: siehe S. 9

Q-FIEBER

Erreger: Rickettsia burnetii
Übertragung: Milch, Staub (Einatmen), Zecken
Verlauf: intermittierende Fieberschübe ohne Ausbildung eines Exanthems
Diagnose: KBR

CHLAMYDIEN

Sie vermehren sich durch Zweiteilung, sind jedoch, da sie sich intrazellulär vermehren, nicht auf Nährböden anzüchtbar. Man unterscheidet zwei Arten:
- Chlamydia psittaci
- Chlamydia trachomatis

CHLAMYDIA PSITTACI

Erkrankung: Papageienkrankheit (Ornithose)
Übertragung: durch Inhalation von zu Staub zerfallenen Fäzes erkrankter Vögel (Papageien, Sittiche, Tauben etc.), Kratz- oder Bißwunden, aber auch Tröpfcheninfektion
IKZ: bis zu 2 Wochen
Verlauf: schwere Pneumonie (Letalität: ca. 1%)
Diagnose: KBR;
Meldepflicht: siehe S. 9

CHLAMYDIA TRACHOMATIS

Erkrankung: Trachom (chronische Entzündung der Konjunktiva); Tropen und Subtropen;
Übertragung: Schmierinfektion (z.B. Taschentücher etc.)
IKZ: 1 Woche bis Monate
Verlauf: Beginn mit Konjunktivitis (= Bindehautentzündung) mit nachfolgendem Einwachsen eines Granulationsgewebes in die Hornhaut. Dadurch Narbenbildung mit Gefahr der Erblindung
Diagnose: Erregernachweis in Abstrichen
Therapie: lokal Antibiotika
Hygienehinweis: Vorsichtsmaßnahmen bei infektiösen Absonderungen und Kontakt;
Meldepflicht: siehe S. 9

CHLAMYDIA LYMPHOGRANULOMATIS

Diese Erreger werden zu Chlamydia trachomatis gezählt.
Erkrankung: Lymphogranuloma inguinale (diese Erkrankung ist eine seltene Geschlechtskrankheit)
Übertragung: beim Geschlechtsverkehr
IKZ: Tage bis wenige Wochen
Verlauf: Beginn mit Papeln und nachfolgender Geschwürsbildung an der Eintrittspforte mit begleitender Lymphknotenschwellung. Diese sind meist in der Leiste lokalisiert. Es kommt hier primär zur Entstehung eines kleinen schmerzhaften Tumors (Bubo), der bis zu hühnereigroß bzw. faustgroß werden kann. In weiterer Folge eitrige Einschmelzung. Bei Befall von anorektalen Lymphknoten Gefahr einer Elephantiasis genitoanorectalis.
Komplikation: Sepsis, Elephantiasis (s.o.)
Diagnose: Erregernachweis in Eiterabstrichen, KBR
Hygienehinweis: Vorsichtsmaßnahmen bei infektiösen Absonderungen und Kontakt

MYKOPLASMEN

Pathogener Stamm: Mycoplasma pneumoniae
Gram-Färbung: negativ
Erkrankung: Pneumonie (atypische Formen); s. u.

BAKTERIEN

Bakterien sind einfach organisierte einzellige Mikroorganismen, die anstelle eines Zellkernes unregelmäßig gestaltete Körper (Nukleotide) als Kernäquivalente aufweisen. Sie besitzen **sowohl DNA als auch RNA**.
Die **Vermehrung** vollzieht sich grundsätzlich ungeschlechtlich (durch Querteilung) und extrazellulär.
Zusammen mit den Blaualgen werden sie als **Prokaryonten** (karyon= Kern, griech.) bezeichnet und dadurch von den Pflanzen und Tieren geschieden.
Ihre **Einteilung** gelingt durch ihre im Mikroskop erkennbaren morphologischen Unterschiede (z. B.: Stäbchen, Schrauben,...)

Auf Grund der ihnen eigenen Stoffwechsellage kann man **aerob** von **anaerob** wachsenden Bakterien unterscheiden, wobei erstere Sauerstoff zum Leben benötigen und letztere ganz bzw. teilweise ohne Sauerstoff existieren, daher auch die weitere Unterteilung in obligate und fakultative Anaerobier.
Eine zusätzliche Differenzierung der Bakterien gelingt durch ihre Fähigkeit bzw. Unfähigkeit zur **Bildung von Sporen**. Diese Sporen zeigen sich gegenüber Umwelteinflüssen, wie Hitze und Wassermangel, äußerst resistent. Sie sind Dauerformen der Bakterien und helfen so, ihr Überleben zu gewährleisten. Sicher können sie nur durch Sterilisation abgetötet werden. Die Bakteriensporen dürfen aber nicht mit den durch Pilze gebildeten Sporen verwechselt werden, da diese der Fortpflanzung dienen.
Noch ein Unterscheidungsmerkmal weisen Bakterien auf. Einige besitzen nämlich an der Oberfläche **Geißeln**. Dies sind dünne fadenartige Gebilde, die der Fortbewegung dienen. Sie können einzeln oder zu mehreren an einer oder zwei Stellen (monotrich bzw. polytrich und monopolar bzw. bipolar) der Oberfläche vorhanden sein. Es gibt aber auch Arten, deren gesamte Oberfläche begeißelt ist (peritrich).

Eine wichtige Ursache für die Pathogenität der Bakterien ist ihre Fähigkeit zur Bildung von Toxinen. Man unterscheidet Exo- und Endotoxine. Die Exotoxine sind Stoffwechselprodukte der Bakterien, welche bei einigen Keimen alleine für die Erkrankung verantwortlich sind (z. B.: Botulismus, Wundstarrkrampf). Die Endotoxine sind Zerfallsprodukte vorwiegend von gramnegativen Bakterien. Sie verursachen z. B. Fieber und eine Schocksymptomatik.

Die Bakterien weisen einen Durchmesser von 0,5–5µm auf und sind daher im Lichtmikroskop sichtbar. Sie können hier mit Hilfe des Dunkelfeldmikroskopes nativ (= lebend) und im gefärbten Zustand mit dem Hellfeldmikroskop nachgewiesen werden. Neben den Standardfärbungen kennt man die Gram-Färbung, die eine Unterscheidung in grampositive (nach Färbung dunkelblaue) und gramnegative (nach Färbung rote) Keime erlaubt. Dies ist ein wichtiges Kriterium bei der Wahl der Antibiotika. Als weitere Spezialfärbung soll noch die Ziehl-Neelsen-Färbung angeführt werden, welche die selektive Anfärbung von Tuberkelbakterien (Erreger der Tbc) und Leprabakterien (s.u., Lepra: eine tropische und subtropische Erkrankung) ermöglicht.

Da die Bakterien, im Gegensatz zu den Viren, einen eigenen Stoffwechsel besitzen, können sie auf geeigneten Nährböden angezüchtet (kultiviert) werden.

Auch serologisch kann man durch einen AK-Nachweis, wie bei viralen Erkrankungen, eine Infektion nachweisen.

Therapiert werden durch Bakterien hervorgerufene Krankheiten mit **Antibiotika**. Da diese jeweils nur bestimmte Bakterien schädigen bzw. abtöten, muss die Empfindlichkeit der Keime gegen das jeweilige Antibiotikum in Form eines Antibiogramms ausgetestet werden. Hierzu wird das Wachstums der Bakterien in einem Milieu mit und ohne zugegebenes Antibiotikum untersucht.

Abschließend muss noch erwähnt werden, dass auch Bakterien **Tumore** verursachen können (z. B.: Helicobacter pylori: Magenkarzinom, MALT assoziiertes Lymphom).

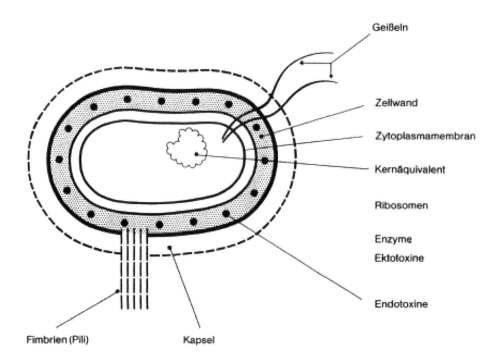

Abb. 2: Schematischer Aufbau einer Bakterienzelle. Quelle: Fa. Miele.

Auf Grund ihrer Form unterscheidet man folgende Bakterien:
- Kokken (kugelförmig)
    - Staphylokokken (traubenartig)
    - Streptokokken (perlschnurartig)
    - Diplokokken (kaffeebohnenartig)
    - (Tetraden & Sarzinen)
- Stäbchen
    - begeißelte Stäbchen
    - Kurzstäbchen
    - Langstäbchen
    - Korynebakterien (keulenförmig)
    - Sporenbildner
- Schrauben (wurmartig geschlängelt bzw. korkenzieherartig)
    - Vibrionen
    - Spirillen
    - Treponemen
    - (Leptospiren)

Bakterien werden in taxonomische Gruppen, unter Berücksichtigung von Verwandtschaftsbeziehungen (z.B.: morphologisch, Stoffwechsel) in Divisionen, Klassen, Ordnungen, Familien, Gattungen und Arten sowie eventuell in Typ und Stamm geordnet. Die Bakteriennamen bezeichnen zuerst die Gattung und weiters die Art (z.B.: Staphylococcus aureus – Gattung: Staphylococcus, Art: St. aureus).

In weiterer Folge werden wichtige Bakterien und die von ihnen hervorgerufenen Erkrankungen angeführt. Gleichzeitig werden die Bakterien – soweit als möglich – nach Familie, Gattung und Art geordnet. Die Auflistung erhebt jedoch keinen Anspruch auf Vollständigkeit. Es muss noch erwähnt werden, dass die evtl. angeführte Therapie keine Therapieempfehlung ist, sondern nur eine grobe Richtlinie der Antibiotikawahl darstellt.

GRAMPOSITIVE AEROBE, FAKULTATIV ANAEROBE KOKKEN

MIKROKOKKEN

Staphylokokken

Wichtige Spezies: St. aureus, St. epidermidis, St. saprophyticus, St. haemolyticus
Form: kugelförmig, in Haufen (traubenartig) liegend
Enzyme (Toxine):
- *Koagulase:* Da es apathogene St. (z.B.: St. epidermidis) und pathogene St. (St. aureus) gibt, ist deren Unterscheidung erforderlich. Dies gelingt mit dem Nachweis von Koagulase, einem ausschließlich von pathogenen St. gebildeten Enzym, welches Blutplasma zur Gerinnung bringt. Es muss jedoch angeführt werden, dass eine Kontamination mit St. aureus nicht unbedingt mit einer Erkrankung einhergeht (vor allem Besiedelung des Nasen-Rachenraumes; beim KH-Personal bis 90%), und auch sog. apathogene St.-Infektionserkrankungen hervorrufen können. Dies besonders bei resistenzgeschwächten Personen mit Wund- und Katheterinfektionen, Pneumonien etc.
- *Enterotoxin*: Von den weiteren Enzymen sind die Enterotoxine (Typen A-E) hervorzuheben, da St. am häufigsten Lebensmittelvergiftungen verursachen, wobei das Enterotoxin mit kontaminierten Lebensmitteln oral aufgenommen wird.
- *TSST*: Ein weiteres wichtiges Toxin ist das Toxischer-Schock-Syndrom-Toxin, welches von wenigen St. gebildet wird und die Freisetzung von Mediatoren aus Makrophagen verursacht und zum Bild eines toxischen Schocks führen kann.

Krankheiten: St. sind Eitererreger, deren Infektionen meist umschriebene eitrige Entzündungen verursachen.
    St. sind typische Erreger von nosokomialen Infektionen!
- Haut
    - *Furunkel, Karbunkel*: eitrige Entzündung eines (F.) oder mehrerer (K.) Haarfollikel
    - *Abszess*: umschriebene eitrige Entzündung mit Ausbildung einer
        Kolliquationsnekrose (→ Hohlraumbildung)
    - *Mastitis purulenta*: eitrige Brustentzündung bei stillenden Frauen
    - *Panaritium*: lokale eitrige Entzündungen im Finger- und Handbereich
- Organe
    - *Tonsillitis*: Entzündung im Bereich der Gaumenmandeln
    - *Otitis media*: Mittelohrentzündung
    - *Sinusitis*: Nebenhöhlenentzündung
    - *Osteomyelitis*: eitrige Knochenentzündung (bes. Röhrenknochen) mit Knochenzerstörung
    - *SEPSIS*: bakterielle Allgemeininfektion mit hohem, oft intermittierendem Fieber, Milzschwellung, petechiale (punktförmige) Hautblutungen, Organschädigungen (Herz, Nieren), evtl. „septische Metastasen" (z.B. Meningitis, Lungenabszess, Osteomyelitis etc.);
        Diagnose: Blutkultur (WICHTIG: diese unbedingt vor einer Antibiotikagabe bzw. bei Fieberanstieg). Auch heute endet die Sepsis noch oft letal!

Therapie: Penicilline; in Spitälern sind St. zu ca. 70% gegen Penicillin G resistent (unempfindlich), da diese St. ein Enzym (Penicillinase) zum Schutz vor dem Antibiotikum bilden. Für diese resistenten Keime gibt es sog. penicillinasefeste Penicilline wie Oxacillin, doch können St. auch dagegen eine Resistenz entwickeln. Da diese resistenten Keime (v.a. MRSA=Methicillinresistenter St. aureus) stark zunehmen, sollte vor einer Antibiotikatherapie immer ein Antibiogramm durchgeführt werden. Für diese Keime gelten im Spital besondere Hygienemaßnahmen.

Hygienehinweis: Vorsichtsmaßnahmen je nach Infektionsort, besonders streng bei MRSA (Hygieneteam kontaktieren!).

OHNE ÜBERGEORDNETE FAMILIE

Streptokokken

Wichtige Spezies: St. pyogenes, St. pneumoniae
Form: kugelförmig, perlschnurartig aufgefädelt
Einteilung:
- nach der Art der Hämolyse auf Nährböden:
    - Alpha-Hämolyse: Vergrünung; Entstehung von Verdoglobin (-> grüne Farbe) aus Hämoglobin bei sonst intakten Erythrozyten
    - Beta-Hämolyse: irreversible Schädigung der Erythrozyten
    - nicht-hämolysierend
- nach serologischen Gesichtspunkten (Lancefield) werden die Streptokokken in Gruppen A bis Q eingeteilt (Gruppe D = Enterokokken)

Toxine:
- Hämolysine: Von diesen ist Streptolysin O diagnostisch wichtig, da ein hoher ASLO-Titer (Anti-Streptolysin-O-Titer) eine durchgemachte Infektion anzeigt
- Streptokinase: löst Fibrin auf (Blutgerinnungsstörung)
- Hyaluronidase: erhöht die Gewebepermeabilität (= Durchlässigkeit) und erleichtert die flächenhafte Ausbreitung der Infektion)
- erythrogenes Toxin: verursacht das Scharlachexanthem

Krankheiten:
- *Phlegmone*
- *Infekte* des oberen und tiefen Respirationstraktes
- *Angina*: akute Gaumenmandel- und Rachenentzündung (Waldeyer'scher Rachenring)
- *Erysipel (Wundrose):* mit Fieber einhergehende, schmerzhafte, scharf umschriebene, oft bläschenbildende, flächenhafte Entzündung der Haut und des darunterliegenden Bindegewebes; durch beta-hämolysierende Streptokokken verursacht
- *Wundinfektionen* (vor allem St. pyogenes)
- *Scharlach*: durch beta-hämolysierende, erythrogenes Toxin bildende Streptokokken (St. pyogenes) hervorgerufene Erkrankung; je nach Eintrittspforte Scharlachangina (Rachen), Wundscharlach (Wunden) oder Puerperalscharlach (Geburt);
    IKZ: 2–7 d
    Verlauf: plötzlich einsetzendes starkes Fieber sowie Rachenmandelentzündung (feuerroter Rachen), himbeerrote Zunge und kleinfleckiges Exanthem im Bereich des gesamten Körpers; perioral charakteristische Blässe (Exanthemaussparung)
    Diagnose: klinisch, Erregernachweis, ASLO-Titer (s.o.)
    Komplikationen:
        1. Woche (toxisch)
            - Myocarditis (Herzmuskelentzündung)
            - Nephritis (Nierenentzündung)
        3. Woche (allergisch)
            - Poststreptokokkenglomerulonephritis
            - rheumatisches Fieber
    Prophylaxe: Isolation (früher, heute durch Penicillintherapie unnötig)

Komplikationen:
- Glomerulonephritis
- rheumatisches Fieber

Hygienehinweis: Vorsichtsmaßnahmen bei infektiösen Absonderungen bis 24 Stunden nach Beginn einer wirksamen Therapie

Enterokokken (Gruppe D nach Lancefield; z.B.: E. faecalis)

Enterokokken werden nicht mehr zu den Streptokokken gezählt. Sie kommen im Darm vor; zeigen öfters viele Resistenzen

Erkrankungen: Harnwegs-, Haut- und Wundinfekte, Sepsis

Pneumokokken

Form: Diplokokken, die sich zu Ketten lagern; haben Schleimkapsel
Eintrittspforte: Respirationstrakt
Krankheiten:
- Pneumonie (Lungenentzündung, typische Form: Lobärpneumonie)
- Otitis media (Mittelohrentzündung)
- Meningitis (Hirnhautentzündung)
- Sinusitis (Nebenhöhlenentzündung)
- Peritonitis, Sepsis (bei geschwächter Abwehrlage)

GRAMNEGATIVE AEROBE STÄBCHEN UND KOKKEN

PSEUDOMONADEN

Form: begeißeltes Stäbchen
Wichtige Arten: P. aeruginosa, P. maltophilia

Pseudomonas aeruginosa

Besonderheit: Geruch wie saure Drops; P. aeruginosa bildet blaugrünen Farbstoff; ausgeprägter „Nasskeim"
    mit Vorkommen in Wasser, Lösungen, Sekreten, Harn, Darm etc.; P. aeruginosa ist extrem widerstandsfähig gegen Umwelteinflüsse und Desinfektionsmittel → nosokomiale Infektionen!
Erkrankungen:
- Harnwegsinfekte
- Wundinfektionen
- Infektionen des Respirationstraktes
- Enteritis

u.ä.m.
Diagnose: Kultur
Therapie: Antibiogramm, da weitgehende Antibiotikaresistenz

LEGIONELLEN

Legionella pneumophila

Form: Stäbchen
Erkrankung: Legionärserkrankung (fibrinös-eitrige Herdpneumonie mit Pleuritis)
Übertragung: Inhalation
Prophylaxe: Warmwasserbereitung mit mindestens 70° Celsius, da sich die Keime in den Warmwasserleitungen vermehren

NEISSERIEN

Form: Diplokokken
Wichtige pathogene Arten: N. gonorrhoeae, N. meningitidis

Neisseria gonorrhoeae (Gonokokken)

Übertragung: nur enger Kontakt (Geschlechtsverkehr, Geburt, Toiletteartikel usw.), da die G. sehr empfindlich auf Umwelteinflüsse sind
IKZ: bis zu 1 Woche

Erkrankung: Gonorrhö (Tripper) aufsteigende, primär katarrhalische (serös-schleimige Entzündung), sekundär eitrige Entzündung der Harn- und Geschlechtsorgane;
- G. beim Mann: Urethritis (Harnröhrenentzündung, Bonjour-Tropfen – eitriges Sekret aus der Harnröhre), Prostatitis, Deferentitis (Samenleiterentzündung), Epididymitis (Nebenhodenentzündung)
- G. bei der Frau: Bartholinitis, Urethritis, Cervicitis (→ Fluor vaginalis = Ausfluss), Salpingitis (Eileiterentzündung, Komplikation: Sterilität), Oophoritis (Eierstockentzündung), Peritonitis
- G. beim Neugeborenen: eitrige Konjunktivitis
- G. beim Kind. Vulvovaginitis gonorrhoica infantum: Infektion (über Toiletteartikel oder Unzucht) bei noch fehlendem Östrogeneffekt

Nachweis: Kultur aus Abstrich (das Transportmedium muss auf Körpertemperatur gehalten werden!)
Meldepflicht: nur wenn sich Patient nicht behandeln lässt

Neisseria meningitidis (Meningokokken)

Form: Diplokokken
Übertragung: Tröpfcheninfektion
Erkrankungen:
- eitrige Meningitis
- SEPSIS
- Endocarditis (Herzklappenentzündung)

Hygienehinweis: Vorsichtsmaßnahmen bei aerogener Übertragung bzw. Tröpfcheninfektion bis 24 Stunden nach Beginn einer wirksamen Therapie;
Meldepflicht!

OHNE ÜBERGEORDNETE FAMILIE

Francisella tularensis

Form: Stäbchen
Erkrankung: Die Tularämie ist eine Zoonose (Hasen, Mäuse, Füchse, ...); kommt bei uns hauptsächlich im Tullner- und Marchfeld vor.
IKZ: 3 d
Übertragung: oral bei Kontakt mit Tieren oder Kadavern, Inhalation, über Wunden
Verlauf: an der Eintrittsstelle Ausbildung eines Ulcus mit nachfolgendem Befall der regionären Lymphknoten (= Primärkomplex); dieser Komplex kann abheilen oder generalisieren (Pneumonie, SEPSIS)
Diagnose: AK-Nachweis im Serum, Keimnachweis
Hygienehinweis: Vorsichtsmaßnahmen bei infektiösen Absonderungen
Meldepflicht: siehe S. 9

Brucella

Form: Stäbchen
Krankheiten: Brucellose (dazu gehören unter anderem das Maltafieber und der Morbus Bang); Brucellosen sind Zoonosen.
Übertragung: oral und Schmierinfektion bei direktem Kontakt mit einem erkrankten Tier, infektiöse Lebensmittel (Milch,...), daher besondere Risikogruppe (Tierärzte, Bauern,...)
IKZ: bis 1 Monat
Verlauf: nach unspezifischem Vorstadium Fieberschübe bis zu 40° (abends) und dazwischenliegenden fieberfreien Intervallen (= undulierendes Fieber) sowie granulomatöse Entzündung innerer Organe)
Diagnose: AK- Nachweis im Serum
Hygienehinweis: Vorsichtsmaßnahmen bei infektiösen Absonderungen
Meldepflicht: siehe S. 9

Bordetella pertussis

Form: bekapseltes Stäbchen
Erkrankung: Keuchhusten
Übertragung: Tröpfcheninfektion
IKZ: 1–2 Wochen
Verlauf: einem Initialstadium mit unspezifischem Husten (Stadium catarrhale) folgt schwerer anfallsweise auftretender, krampfartiger Husten, der bis zu einem Monat andauern kann (Stadium convulsivum); nach dieser Phase nur langsame Besserung über mehrere Monate (Stadium decrementi)
Diagnose: Erregernachweis
Therapie: symptomatisch
Prophylaxe: Impfung

UNREGELMÄSSIG GEFORMTE, NICHT SPORENBILDENDE, GRAMPOSITIVE, AEROBE STÄBCHEN

CORYNEBAKTERIEN

Form: keulenförmig, X- oder Y- förmige Lagerung
Färbung: grampositiv

Corynebacterium diphtheriae

Übertragung: Tröpfcheninfektion und kontaminierte Gegenstände (z.B. Spielzeug)
IKZ: 3–5 d
Verlauf: pseudomembranös-nekrotisierende lokale Entzündung mit Ausbildung von anhaftenden Fibrinbelägen; Unterscheidung in Nasen-, Rachen-, Kehlkopf- (Erstickungsgefahr!) und Wunddiphtherie; durch Toxinbildung toxisch-degenerative Organschäden möglich (Herzmuskelnekrosen, Lähmungen)
Prophylaxe: Impfung
Meldepflicht: Erkrankung, Tod
Hygienehinweis: Vorsichtsmaßnahmen bei infektiösen Absonderungen bzw. Kontakt (Hautbefall). Zusätzliche Vorsichtsmaßnahmen bei aerogener Übertragung bzw. Tröpfcheninfektion (Rachenbefall) mit räumlicher Isolierung.

Corynebacterium pyogenes

Eitererreger
Es gibt noch weitere apathogene Formen.

REGELMÄSSIG GEFORMTE, GRAMPOSITIVE, AEROBE, FAKULTATIV ANAEROBE STÄBCHEN

Gruppen: Listerien, Erysipelothrix, Lactobacillus

LISTERIEN

Listeria monocytogenes

Form: peritrich begeißeltes, nicht sporenbildendes Stäbchen
Übertragung: Tierkontakt, Milch, Fleisch, Schmierinfektion
IKZ: mehrere Wochen

Erkrankung: eigentlich Zoonose, Humaninfektion möglich, aber meist klinisch stumm; verschiedene Formen: Angina, Grippe, Meningitis, Konjunktivitis etc.; durch diaplazentare Infektion Sepsis und Fruchttod, bei Überlebenden (ca. 50%) geistige Retardierung nach Meningoenzephalitis möglich.
Prophylaxe: kein enger Tierkontakt von Schwangeren

ERYSIPELOTHRIX

Erysipelothrix insidiosa (E. rhusiopathiae)

Form: schlankes Stäbchen
Erkrankung: Schweinerotlauf (septische Erkrankung von Schweinen)
Übertragung: bei Verletzungen durch kontaminierte Gegenstände (z.B. Messer), Tiermaterial
IKZ: 1–3 d
Verlauf: an der Eintrittspforte scharfbegrenzte, juckende und bläulich verfärbte Schwellung mit Lymphadenitis; selten: Generalisation mit Endocarditis; chronischer Verlauf möglich; er geht jedoch im Gegensatz zum Erysipel nicht mit schweren Allgemeinsymptomen einher.

AEROBE, FAKULTATIV ANAEROBE, GRAMNEGATIVE STÄBCHEN

ENTEROBAKTERIEN

Form: plumpe Stäbchen, manche begeißelt
Arten: (von diesen Arten sollen nur einige Erwähnung finden)
- Salmonellen (Salmonella typhi; S. paratyphi A, B, C; S. typhi murium; S. enteritidis Gärtner)
- Shigellen (mehrere Gruppen, die mit A-E bezeichnet werden)
- Escherichia coli, Yersinien, Klebsiellen, Enterobacter, Proteus, Citrobacter, Serratia, Morganella

Salmonellen

Es gibt mehr als 2000 verschiedene Arten, die mit Hilfe des Kauffmann-White-Schemas eingeteilt werden.
Übertragung: oral

Salmonella typhi und Salmonella paratyphi (A,B,C)
Erkrankung: Typhus, Paratyphus
Übertragung: oral
IKZ: 1-3 Wochen
Verlauf: Die S. dringen durch die Darmwand und gelangen in das lymphoretikuläre Gewebe, wo es zu einer Sensibilisierung kommt. Von hier erfolgt die Generalisation, mit folgender Wiederausscheidung der Keime mit der Galle. Dadurch gelangen sie wieder in das Darmlumen, wo es nach neuerlicher Aufnahme zu Koagulationsnekrosen im lymphoretikulären Gewebe kommt. Diarrhö ohne typische Stuhlbeschaffenheit ist die Folge. Fieber und kleine rote erhabene Areale (Roseolen) an der Haut ergänzen das Bild. Typischer phasenhafter Verlauf:
    1. Woche: Schwellung der Lymphfollikel
    2. Woche: Nekrose der vergrößerten Lymphfollikel
    3. Woche: Geschwürbildung durch Abstoßung der Nekroseherde
    4. Woche: Geschwürsheilung
Komplikationen: Blutungen, Perforation mit Peritonitis, Darmgefäßthrombose mit Darmgangrän (durch Infarzierung), Tod durch peripheren Kreislaufkollaps
Erregernachweis:
- zu Beginn: im Blut
- 2. Woche: Widal'sche Reaktion positiv (Feststellung der Verdünnung, bei der eine Salmonellensuspension gerade noch agglutiniert; ein Titeranstieg um mindestens das 4fache ist positiv; Reaktion nach 10 d wiederholen)
- 3. Woche: im Duodenalsaft, Harn, Stuhl (cave: es gibt Dauerausscheider)

Therapie: bei Dauerausscheidern ist evtl. eine Cholezystektomie zu erwägen, da die S. in der Gallenblase persistieren können.
Immunität: lebenslang, aber Reinfektionen möglich
Sonderstellung: Dauerausscheider: Als solche gelten Patienten, die ein Jahr nach abgelaufener Erkrankung bei fehlenden klinischen Symptomen noch Keime ausscheiden
Hygienehinweis: Vorsichtsmaßnahmen bei infektiösem Stuhl
Meldepflicht: siehe S. 9

Salmonella typhi murium, Salmonella enteritidis
Erkrankung: Salmonellengastroenteritis
Übertragung: oral (Lebensmittel)
IKZ: Stunden bis 3 d
Verlauf: Da die Keime im Darm verbleiben, kommt es nicht zur Ausbildung einer Sepsis, sondern nur zu lokaler Entzündung (Brechdurchfall und Fieber).
Diagnose: Erregernachweis im Stuhl, Darminhalt
Immunität: keine
Hygienehinweis: Vorsichtsmaßnahmen bei infektiösem Stuhl.
Meldepflicht: siehe S. 9

Shigellen

Form: keine Geißeln
Arten: es werden 5 Gruppen (A-E) unterschieden
Übertragung: oral (Fäkalien, verunreinigte Lebensmittel und Gegenstände (Fliegen))
IKZ: wenige Tage
Erkrankung: schwerstes Krankheitsbild: bakterielle Ruhr
Verlauf: durch von den Shigellen gebildete Endotoxine verursachte Kolitis, die primär serös, in weiterer Folge pseudomembranös ist und Ulzera ausbildet; Beginn mit Darmkoliken, später Fieber und blutig-schleimiger Stuhl; bis zu 50 Darmentleerungen pro Tag (Elektrolyte, Flüssigkeit!); auch nach Abklingen sind Rückfälle möglich, Dauerausscheider selten
Diagnose: Keimnachweis im körperwarmen Stuhl
Prophylaxe: Hygiene
Hygienehinweis: Vorsichtsmaßnahmen bei infektiösem Stuhl.
Meldepflicht: siehe S. 9

Escherichia coli

Form: begeißeltes Stäbchen
Besonderheit: E. coli kommt in der normalen Darmflora vor. Im Trinkwasser ist E. coli ein Nachweis für fäkale Verunreinigung (Indikatorkeim)
Besondere Varietäten:
- enteropathogene E. coli (EPEC; Erkrankung: klassische Säuglingsdiarrhö)
- enterotoxische E. coli (ETEC; Erkrankung: Diarrhö; durch Toxinbildung choleraähnliche Symptome)
- enteroinvasive E. coli (EIEC; Erkrankung: Dysenterie)
- enterohämorrhagische E. coli (EHEC; Erkrankung: hämorrhagische Kolitis)

Übertragung: oral (Stuhl, infizierte Gegenstände)
Erkrankungen:
- Harnwegsinfekte (bis zu 80%)
- Peritonitis (bei Darmperforation)
- SEPSIS
- Enteritis bei Säuglingen (s.o.; choleraähnliche Erkrankung, gefährlich wegen Flüssigkeitsbilanz)
- Neugeborenenmeningitis

Nachweis: Kultur, Typisierung nach Körper-, Kapsel- und Geißelantigenen in 25 Gruppen

Klebsiella

Klebsiellen sind Teil der normalen Bakterienflora des Darmes und können bei Menschen mit vermindertem Allgemeinzustand Pneumonie (Friedländer-P.= Lobärpneumonie) sowie Harnwegsinfekte verursachen.
Form: plumpes, unbegeißeltes und von einer Schleimkapsel umgebenes Stäbchen

Proteus

Form: peritrich begeißeltes Stäbchen
Besonderheit: Ammoniakgeruch
Erkrankung: Harnwegsinfekt
Nachweis: Kultur
Therapie: hohe Resistenz gegen Antibiotika → nosokomiale Infektionen!
Prophylaxe: sehr wichtig, da auch gegen Desinfektionsmittel nicht sehr empfindlich

Serratia, Enterobacter und Citrobacter

S., E. und C. sind ebenfalls Enterobakterien, die insbesondere Harnwegsinfekte verursachen.

YERSINIEN

Form: bekapseltes Stäbchen; Y. pseudotuberculosis peritrich begeißelt

Yersinia pestis

IKZ: bis zu 6 d
Erkrankung: Pest; diese ist eine durch Nagetiere verbreitete Erkrankung; Menschen werden durch Insekten (Flöhe) infiziert
Erkrankungstypen:
- Beulenpest: Die Keime gelangen von der Infektionsstelle durch die Lymphbahnen zu den regionären Lymphknoten, wo es zu einer hämorrhagisch-eitrigen Entzündung kommt, die mit einer Lymphknotenschwellung einhergeht → Beulen (= Bubonen)
- Lungenpest: entweder durch Tröpfcheninfektion übertragen oder durch sekundären Befall der Lunge bei Beulenpest; hochinfektiöse hämorrhagische Pneumonie
- Pestsepsis: Finalstadium einer Pesterkrankung, kann aber auch primär auftreten

Immunität: relativ
Prophylaxe: Vernichtung von Nagern und Flöhen

Yersinia enterocolitica

Erkrankung: Gastroenteritis
Übertragung: oral, Schmierinfektion
IKZ: 3–10 d
Verlauf: fiebrige Darmentzündung mit kolikartigen Schmerzen und Durchfällen, selten Bild einer Appendizitis, äußerst selten SEPSIS
Diagnose: Erregernachweis im Stuhl
Prophylaxe: Hygiene
Hygienehinweis: Vorsichtsmaßnahmen bei infektiösem Stuhl. *Meldepflicht*: siehe S. 9

Yersinia pseudotuberculosis

Erkrankung: Pseudotuberkulose
Übertragung: oral über Tiere
IKZ: 3–10 d
Verlauf: Bild einer chronischen Appendizitis mit guter Prognose; häufig Fehldiagnosen mit Appendektomie
Diagnose: Keimnachweis

VIBRIONEN

Vibrio cholerae und Vibrio El Tor

Form: kommaförmig gebogene Stäbchen mit einer Geißel
Erkrankung: Cholera
Übertragung: oral (unreines Wasser, Lebensmittel), wobei kontaminierte Fäzes als Infektionsquelle dienen
IKZ: wenige Tage
Verlauf: die V. verbleiben im Darmlumen und rufen durch das von ihnen produzierte Toxin massive Brechdurchfälle (reiswasserähnlich) hervor, die einen hochgradigen Wasser- und Elektrolytverlust bedingen; dadurch Krämpfe, Exsikkose (= Austrocknung); unbehandelt sterben ca. 50% der Patienten an Kreislaufversagen
Diagnose: Keimnachweis im Stuhl (Kultur, Mikroskop)
Prophylaxe: Hygiene, Isolierung verdächtiger Personen, Ermittlung und Behandlung von Keimausscheidern
Meldepflicht: siehe S. 9

HAEMOPHILUS

Haemophilus influenzae

kommt auf der normalen Schleimhaut vor
Erkrankungen:
- Sinusitis
- Laryngotracheitis
- Bronchitis
- Pneumonie
- Osteomyelitis
- Meningitis (bei Kindern)

Übertragung: Tröpfcheninfektion
Diagnose: Kultur

Haemophilus ducreyi

Erkrankung: Ulcus molle (weicher Schanker)
Übertragung: Geschlechtsverkehr
IKZ: 3 d
Verlauf: an der Eintrittsstelle Auftreten eines oder mehrerer schmerzhafter bis münzgroßer Ulzera mit begleitender Lymphknotenschwellung (= Bubonen); diese Bubonen können durch die Haut durchbrechen (Fistelbildung)
Diagnose: Erregernachweis

SPORENBILDENDE GRAMPOSITIVE STÄBCHEN

BAZILLEN

Bacillus anthracis

Form: an den Enden eingedellte sporenbildende Stäbchen, in Reihen angeordnet
Erkrankung: Milzbrand
Übertragung: Inhalation der Sporen, oral durch infizierte Lebensmittel (Fleisch), lokal durch kleine Wunden
Risikogruppe: Tierärzte, Bauern, Fleischhauer,...
IKZ: bis zu mehreren Wochen
Verlauf: je nach der Eintrittspforte:

- Hautmilzbrand: An der Verletzungsstelle Bildung eines Bläschens mit Ödem oder Eiterung sowie Schwellung der regionären Lymphknoten verbunden mit Fieber; kann generalisieren und zum Tode führen
- Lungenmilzbrand: hämorrhagische Bronchopneumonie mit hoher Letalität
- Darmmilzbrand: hämorrhagische Enteritis mit blutigen flüssigen Stühlen, Fieber; schlechte Prognose

Diagnose: Erregernachweis im Mikroskop, Kultur
Prophylaxe: Desinfektion, Vernichtung infektiöser Tierkadaver, Hygiene; *Meldepflicht*: siehe S. 9

Bacillus cereus

Löst Lebensmittelvergiftungen durch Enterotoxine aus.

Bacillus stearothermophilus

Benötigt Temperaturen von über 55°C, daher nicht humanpathogen; wird zur Sterilisatorenprüfung eingesetzt.

CLOSTRIDIEN

Form: sporenbildende Stäbchen (begeißelt und unbegeißelt) mit keulenartiger Form
Stoffwechsel: anaerob
Arten:

- Clostridium tetani
- Cl. botulinum
- Gasbrandclostridien
- Cl. difficile

Clostridium tetani

Erkrankung: Tetanus (Wundstarrkrampf)
Übertragung: Die Sporen kommen ubiquitär (überall) vor und gelangen in vorwiegend kleine nicht bzw. wenig blutende Wunden, da dort anaerobes (sauerstoffarmes) Milieu herrscht; die Cl. bleiben lokal im Wundgebiet, bilden jedoch ein Toxin, das tonisch-klonische Krämpfe (tonisch = starke und langandauernde Muskelkontraktion; klonisch = rasch ablaufende Kontraktionen antagonistischer Muskelgruppen → Zuckungen) verursacht.
IKZ: bis zu 14 d
Verlauf: Krämpfe zuerst im Kieferbereich mit Trismus (= Kieferklemme), später Risus sardonicus (= Starre der Gesichtsmuskulatur), Opisthotonus (= tonischer Krampf der Rückenmuskulatur mit charakteristischer Rückwärtsbeugung des Rumpfes), tonische Krämpfe der Bauch- und übrigen Muskelgruppen; weiters Licht- und Lärmempfindlichkeit; Atemlähmung (→ Respirator)
Diagnose: klinisch
Prognose: 50% letal
Immunität: keine
Prophylaxe: aktive Impfung, chirurgische Wundsäuberung
Impfschema: Grundimmunisierung, Auffrischung alle 10 Jahre.

Clostridium botulinum

Erkrankung: Botulismus
Übertragung: Die Sporen des Cl. botulinum sind äußerst hitzestabil und gelangen mit Staub und Schmutz in Lebensmittel, wo sie sich im anaeroben Milieu (z.B. Konservendosen) vermehren und Toxine bilden.
IKZ: Stunden bis wenige Tage

Verlauf: Durch die Aufnahme des Toxins (ist das stärkste biologische Toxin – 0,1µg sind tödlich) kommt es zu Lähmungen, die mit Augenmuskellähmungen (Doppelbilder) beginnen und bis hin zu Atem- und Kreislauflähmung führen.
Diagnose: Toxinnachweis in Magensaft, Serum, Nahrungsresten
Prophylaxe: Hygiene bei der Lebensmittelherstellung
Hinweis:
- Durch Kochen wird das Toxin denaturiert und damit ungefährlich!
- Auch nicht aufgetriebene Dosen können betroffen sein!
- Bei Säuglingen bis zu 6 Monaten können evtl. mit der Nahrung (Honig) aufgenommene Sporen im Darm auskeimen und Toxin bilden → Säuglingsbotulismus (ca. 1% tödlich).

Gasbrandclostridien (Clostridium perfringens)

Übertragung:
- Wunden (jede Wunde ist mit Cl. perfringens verunreinigt, da diese ubiquitär vorkommen)
- Darmwunden (Cl. perfringens sind auch im Darm vorhanden)

Erkrankung: Wundbrand
IKZ: bis zu 3 d
Verlauf: bei Wundinfektionen mit anaerobem Milieu Vermehrung der Cl. mit Toxinbildung; im Bereich der Wunde ausgeprägtes Ödem, Gewebsnekrosen, Gasbildung (→ Gewebsknistern) sowie schließlich Schock durch Toxin;
Letalität: ca. 50%
Diagnose: klinisch, Kultur
Therapie:
- chirurgische Wundreinigung
- Penicillin
- Antitoxinserum
- hyperbare Sauerstoffbehandlung (Druckkammer)

Prophylaxe:
- chirurgische Wundreinigung
- genaue Sterilisation der ärztlichen Instrumente, da Desinfektionsmittel die Sporen nicht abtöten (Gefahr der iatrogenen Infektion)

Clostridium difficile

Erkrankung: Antibiotika-Kolitis
Im Zuge einer Antiobiotika-Therapie kann es zum Überwuchern der normalen Keimflora mit anaeroben Keimen kommen. Hier muss vor allem Cl. difficile genannt werden, das durch Toxinbildung eine schwere pseudomembranöse Enteritis verursacht.

Therapie:
- Absetzen des Antibiotikums
- Metronidazol (evtl. Vancomycin) oral (wirkt gegen Cl. difficile)

GRAMNEGATIVE, SPIRALIG GEWUNDENE BAKTERIEN

SPIROCHÄTEN

Treponema pallidum

Form: korkenzieherartig gewundene dünne Stäbchen
Übertragung: gegen Umwelteinflüsse sehr empfindlich, daher ist eine Infektion nur durch direkten Kontakt möglich (Geschlechtsverkehr)
Erkrankung: Lues (= Syphilis)
IKZ: bis zu 3 Wochen

Stadien:
- Lues I: an der Eintrittspforte schmerzloses, derbes, in weiterer Folge ulzerierendes Knötchen (Ulcus durum) sowie Schwellung primär der regionalen Lymphknoten; Dauer ca. 5 Wochen
- Lues II: generalisierte Lymphknotenschwellung sowie Auftreten von nichtjuckenden Hautausschlägen, Abheilung des Ulcus durum, Entstehung von hochinfektiösen nässenden Papeln (= Condylomata lata) an stark schwitzenden Stellen (z.B. After) und Papeln im Bereich der Mundschleimhaut (= Plaques muqueuses), weiters kann es zu Haarausfall (= Alopecia specifica) kommen; Dauer: bis zu 2 Monate
- Lues latens: mehrjähriges symptomloses Intervall
- Lues III: Organlues mit Auftreten von Gummen (verkäsenden Granulomen) in den Organen, sowie Angiitis (Mesaortitis luetica), braunrote derbe Hautknoten (= kutanes Syphilid)
- Lues IV: (Jahrzehnte nach der Infektion) Tabes dorsalis (Rückenmarkschwindsucht) und progressive Paralyse
- Lues connata: diaplazentar übertragene Lues
    Lues connata tarda: erst im Schulalter
        o Hutchinson'sche Trias: Innenohrschwerhörigkeit, Tonnenzähne (obere mittlere Schneidezähne), Keratitis parenchymatosa (Hornhautentzündung)
        o säbelscheidenförmige Tibia
    Manifeste Säuglingslues:
        o Pemphigus syphiliticus (spirochätenhaltige Blasen; besonders an Handflächen und Fußsohlen) flächenhafte bräunliche Infiltrate im Gesicht
        o Hepatosplenomegalie
        o Ikterus
        o Coryza syphilitica (blutige Rhinitis) mit möglicher Entstehung einer Sattelnase
        o Osteochondritis syphilitica (kann zur Ablösung der Epiphyse und damit zu Gelenksunbeweglichkeit führen)

Diagnose:
- direkter Keimnachweis
- serologische Nachweise
    Es gibt verschiedene serologische Methoden zum Nachweis von AK im Patientenserum:
    - VDRL-Test (Veneral disease research laboratory test)
        Reaktivität ca. 5 Wochen nach Infektion; nach der Therapie wird der Titer nach 3–12 Monaten negativ, es kann jedoch ein niedriger Resttiter lebenslang persistieren; falschpositive Befunde möglich bei Infektionen, Schutzimpfungen, Autoimmunerkrankungen, Tumoren, Gravidität.
    - TPHA-Test (Trep.-pall.-Hämagglutinations-Test)
        positiv bei einem Titer von 1:160; hochsensibel und hochspezifisch; wird 3 Wochen nach der Infektion positiv und bleibt dies meist lebenslang
    - FTA-ABS-Test (Fluoreszenz-Trep.-pall.-Absorptions-Test)
        hochspezifisch, wird als Bestätigungsreaktion eines positiven TPHA-Tests benutzt; wird 3 Wochen nach der Infektion positiv und bleibt dies meist lebenslang
    - weitere Tests: TPI-Test, 19S-IgM-FTA-ABS-Test, IgM-SPHA-Test

BORRELIEN

Form: bekapselte, schraubenförmige Fäden
Arten:
- Borrelia vincenti (bei Mischinfektionen)
- B. recurrentis (Läuserückfallfieber)
- B. duttoni (Zeckenrückfallfieber)
- B. burgdorferi

Die Rückfallfieber zeichnen sich durch rezidivierende Fieberattacken aus. Sie sind praktisch auf Afrika und Indien beschränkt.

Borrelia burgdorferi

Übertragung: Zeckenbiss
Erkrankung: Lymekrankheit
Verlauf: folgende Krankheitsbilder:
- Erythema chronicum migrans: ein sich zentrifugal vom Zeckenbiss ausbreitendes, im Zentrum helles, scharfbegrenztes Erythem; kann sehr groß werden und heilt spontan und nach Penicillingabe sofort ab
- Neuritis, Meningitis, Meningoenzephalitis
- Atrophia cutis idiopathica: Beginn mit entzündlichen, ödematös geschwollenen, unscharf begrenzten, dunkel gefärbten und unscharf begrenzten Arealen; Übergang in das atrophe Stadium mit dünner, zigarettenpapierartiger Haut, vor allem im Bereich der Extremitäten;
    Therapie: Penicillin (hilft nur gegen die Entzündung, nicht gegen die Atrophie)
- Lymphozytom: gutartige tumoröse Proliferation des lymphoretikulären Gewebes der Haut nach einem Insektenstich
    Therapie: Penicillin
- Lyme-Arthritis

Diagnose:
- Keimnachweis
- ELISA (AK-Bestimmung, IgM, IgG)

CAMPYLOBACTER UND HELICOBACTER

Helicobacter pylori

Form: kommaförmig gebogene, polar begeißelte sporenlose Stäbchen
Übertragung: oral, eventuell Haustiere
Erkrankung: Gastroduodenitis, Ulcus ventriculi/duodeni, Lymphome des Gastrointestinaltraktes und Karzinom des Magens
Therapie: Antibiotika + Protonenpumpenhemmer

Campylobacter

Wichtigste Gattungen: C. jejuni, C. coli
Übertragung: oral (häufig beim Konsum nicht ausreichend erhitzter Fleischspeisen, da u.a. häufiges Vorkommen von C. jejuni bei Geflügel und C. coli bei Schweinen, aber auch durch Milchprodukte sowie von infizierten Menschen)
Erkrankung: gelten als wichtigste Enteritis- und Kolitiserreger mit blutig-schleimigen Durchfällen

SÄUREFESTE STÄBCHEN (MYKOBAKTERIEN)

Färbung: grampositiv; Färbung nach Ziehl-Neelsen, da die M. nur schwer anfärbbar sind
Arten:
- Mycobacterium tuberculosis
- M. bovis
- M. leprae
- atypische M. (erzeugen ähnliche Erkrankungen wie bei Tuberkulose; erlangen durch AIDS eine größere Bedeutung)
- apathogene M.

MYCOBACTERIUM TUBERCULOSIS

Übertragung:
- Tröpfcheninfektion (Lunge, häufigste Art)
- peroral (Nahrung, z.B. Milch)
- kutan (selten)
- diaplazentar (selten)

Erkrankung: Tuberkulose (Tbc); die Tuberkulose ist eine infektiöse, granulombildende Entzündung. Die epitheloidzelligen, verkäsenden und zur Konfluenz neigenden Granulome (= Tuberkel) sind für die Erkrankung typisch. Abweichend von anderen Erkrankungen sind für die Immunantwort T-Lymphozyten verantwortlich, indem die AG an Rezeptoren der Lymphozyten binden. Diese bilden daraufhin Lymphokine, die Makrophagen anlocken (s.o. Immunreaktionen vom Typ 4).

Man unterscheidet nach der jeweiligen Sensibilitätslage:
- Primärtuberkulose (Erkrankung nach Erstinfektion)
- Postprimärtuberkulose

Man unterscheidet nach der Gewebereaktion:
- produktive Form (Ausbildung von typischen Granulomen; bei hoher Wirtsresistenz)
- exsudative Form (ausgedehnte Nekroseherde mit nur wenigen Tuberkeln; bei geringer Wirtsresistenz)

Die Schwere der Erkrankung hängt von der Anzahl und der Virulenz (= Grad der Aggressivität) der Keime, aber auch von der Resistenz des Körpers, und damit auch vom Alter, Ernährungszustand etc. ab.

Primärtuberkulose
Am Ort der Infektion entsteht nach 2–3 Wochen ein Primärherd. Von werden die Keime in die regionalen Lymphknoten verschleppt. Der Primärherd mit dem Lymphknotenherd wird Ghon'scher Primärkomplex genannt. Der Primärherd wird abgekapselt und verkalkt, wobei die Tuberkelbakterien hier jahre- bis jahrzehntelang überleben können und von hier aus neuerlichen Ausbruch der Tbc verursachen können (= endogene Reinfektion). Solange sich lebende Keime im Organismus befinden, besteht eine relative Immunität, d.h. dass der Körper nur gegen eine geringe, nicht jedoch gegen eine massive Infektion geschützt ist. Diese relative Immunität weist man mit Hilfe des Tine-Tests nach und nützt sie bei der Tbc-Impfung, bei der ein kleiner Primärkomplex gesetzt wird.

Postprimäre Tuberkulose
Diese kann unmittelbar der Primärtuberkulose folgen, oder aber Jahre danach (Exazerbation, s.o.) ausbrechen bzw. durch eine Reinfektion (exogen) entstehen. Man unterscheidet eine Organtuberkulose von einer generalisierten Tuberkulose. Neben der Lunge sind vor allem die Nieren und die Knochen betroffen, doch kann jedes Organ in die Erkrankung einbezogen werden. Durch hämatogene Streuung entstandene Rundherde nennt man Tuberkulome.

Diagnose: Ausstrich (Sputum, Magensaft usw.) mit Ziehl-Neelsen-Färbung; die notwendige Kultur dauert lange; Tine-Test (Tuberkulinprobe; gelöste Produkte von M. tuberculosis werden intrakutan verabreicht und die Reaktion des Immunsystems auf diese Antigenexposition beobachtet). Ein positiver Tine-Test sagt nur, dass der Patient entweder eine Primärtuberkulose durchgemacht hat, ein Impfschutz besteht oder an einer akuten Infektion leidet; ein negativer Test zeigt, dass entweder keine Infektion vorliegt, oder aber die Immunantwort eines Erkrankten insuffizient ist.
Ein negativer Tine-Test ist somit kein 100%iger Krankheitsausschluss!
Ein positiver Tine-Test ist somit kein Erkrankungsnachweis!

Therapie: spezielle Chemotherapeutika: Tuberkulostatika (INH, Ethambutol, Rifampicin, Pyrazinamid, Streptomycin)

Komplikationen:
tuberkulöse Lungenparenchymzerstörung, Cor pulmonale, Narbenemphysem, Karzinom, Pleuraempyem, Aspergillom, terminale gelatinöse Pneumonie (bei Anergie), sek. Amyloidose

Prophylaxe:
- regelmäßige Untersuchungen gefährdeter Personen
- BCG-Impfung (nur relativer Schutz, s.o.)

Hygienehinweis: Vorsichtsmaßnahmen bei infektiösen Absonderungen bzw. Kontakt. Zusätzliche Vorsichtsmaßnahmen bei aerogener Übertragung bzw. Tröpfcheninfektion sowie räumliche Isolierung bei Lungenbefall, solange Sekretion bis negatives Sputum und klinisch Besserung. *Meldepflicht!!!*

MYCOBACTERIUM LEPRAE

Erkrankung: Lepra
Region: Tropen und Subtropen
IKZ: Jahre
Verlauf: chronische, granulomatöse Entzündung der Haut und der Organe mit Ausbildung von Geschwüren, Granulomen und schweren Mutilationen (lat. Verstümmelungen)

SONDERKAPITEL: MULTIRESISTENTE BAKTERIEN

Der Fortschritt der Entwicklung von Antibiotika ermöglicht einerseits verbesserte Therapiemoptionen, andererseits begünstigt aber der breite Einsatz von Antiinfektiva in Veterinär- und Humanmedizin die Entwicklung multiresistenter Keime. Diese Bakterien sind gegen eine Vielzahl von unterschiedlichen Antibiotika resistent. Daraus resultieren therapeutische und hygienische Probleme, da wegen der Resistenz nur wenige Antiinfektiva als Therapieoption zur Verfügung stehen und die Ausbreitung dieser Bakterien verhindert werden muss. Deshalb werden im Rahmen der Krankenhaushygiene rigide Maßnahmen bei Keimträgern durchgeführt, mit Patientenisolierung, speziellen Desinfektionsmaßnahmen und Verhinderung des Kontaktes mit anderen Patienten und Besuchern, welche auf die Dauer der Infektion aufrechterhalten bleiben. Genauere Angaben zu den einzelnen Erregern bieten die Hygienerichtlinien der Krankenhäuser.

Nachfolgend werden einige wesentliche Arten angeführt, doch existiert eine Unzahl weiterer resistenter Bakterien:

Staphylokokken:
- *MRSA (Methizillinresistenter S.aureus)* – Staphylococcus aureus, der durch Ausbildung eines zusätzlichen Bindeproteins (PBP2a) gegen alle beta-Laktam Antibiotika unempfindlich sind.
- *cMRSA (community acquired)* – ähnlich wie MRSA, jedoch typischerweise im extramuralen Bereich, vielfach auch bei jüngeren Patienten mit Hautinfektionen.
- *VISA, GISA (Vancomycin intermediär sensibler S.aureus bzw. Glykopeptid intermediär sensibler S.aureus)* – Staphylococcus aureus die gegen die Gruppe der Glykopeptid-Antibiotika (Vancomycin ist ein Antibiotikum dieser Gruppe) nur schwach empfindlich sind, was wesentlich ist, da hieraus Therapieversager resultieren.
- *VRSA (Vancomycinresistenter S.aureus)* – S.aureus mit ausgeprägter Resistenz gegen Vancomycin, einem Reserveantibiotikum gegen multiresistente grampositive Keime.

Enterokokken:
- *VRE (Vancomycinresistente Enterokokken)* – ähnlich VRSA (s.o.), wobei durch die prinzipiell bestehende natürliche Resistenz der Enterokokken die Therapie massiv erschwert wird.

Enterobakterien:
- *ESBL (Extended-spectrum Beta-Lactamasen)* – Enterobakterien mit Bildung von Enzymen die fast alle beta-Laktam Antibiotika inaktivieren. Diese Fähigkeit der Enzymbildung kann auch auf andere Bakterien bzw. Bakterienarten übertragen werden

PILZE

Pilze (lat.-griech.: boletus) bilden mit über 50.000 bekannten Arten eine eigene Abteilung der Pflanzen. Pilze besitzen kein Blattgrün und leben heterotroph (= auf Körper- oder Stoffwechselprodukte anderer Lebewesen angewiesen) oder saprophytär (= den Nährstoffbedarf aus toter organischer Substanz deckend).

Im Gegensatz zu den Bakterien
- besitzen P. eine Kernmembran,
- teilen sich durch Mitose und
- besitzen eine Zellwand aus Chitin oder Zellulose.

Beim Wachstum kann man zwei verschiedene Arten unterscheiden:
- Hyphenwachstum (Zellfäden, die oft ein dichtes Geflecht [= Myzel] bilden)
- Sprossenwachstum (Bildung von Ausstülpungen, die sich auch abschnüren können)

Arten:
- Hefen
- Schimmelpilze
- Dermatophyten

HEFEN
- Candida
- Cryptococcus

Candida albicans

[handschriftlich: Chemotherapie, SSW, Antibiotikum begünstigt]

Häufigster Soorerreger
Erkrankung: Soormykose (= Candidiasis = Moniliasis)
Prädisponierende Faktoren:
- feuchtes Milieu
- Resistenzschwäche (wie z.B. auch bei Antibiotika- und Cortisontherapie, aber auch Malignome)

Verlauf: C. ist ein Schleimhautsaprophyt und bildet weißliche, samtartige Beläge auf entzündetem Grund

Einteilung:
- oberflächliche Mykosen (auf Haut, Schleimhaut im Gastrointestinal- und Genitaltrakt)
    - Candida-Vulvovaginitis (> Fluor genitalis) begünstigt durch Ovulationshemmer oder Schwangerschaft
    - Hautmykosen (wie Interdigitalmykosen und Paronychia chronica)
    - Soor-Windeldermatitis
- tiefe Mykosen
    - Soorbronchitis
    - Candidapneumonie
    - Organbefall bei Pilzpyämien
    - Candidasepsis (Lunge, Hirn, Nieren etc.)

Bedeutung erlangt die Candidiasis in neuerer Zeit vor allem bei AIDS.
Diagnose: Pilznachweis in Kultur und im Mikroskop

Cryptococcus neoformans

Form: Hefepilz mit Kapsel
Übertragung: aerogen (Vogelmiststaub)

prädisponierende Faktoren: Resistenzschwäche (z.B. bei Malignomen)
Erkrankung: Lungenkryptokokkose
Komplikation: SEPSIS mit Meningoenzephalitis
Diagnose: Pilznachweis (Liquor)

SCHIMMELPILZE

keine Topfpflanzen im Bett (in Ende)

Erreger: unterschiedliche Aspergillusarten
Übertragung: aerogen (A. kommt ubiquitär vor)
Erkrankung: Aspergillose
Verlauf: Befall des Respirationstraktes, des äußeren Gehörganges, der Hornhaut
Komplikation: SEPSIS
Diagnose: Pilznachweis
Besonderheit: A. flavus bildet auf Lebensmitteln Aflatoxine, die eine karzinogene Wirkung auf Magen und Leber haben.

DERMATOPHYTEN

Dermatophyten sind parasitäre Fadenpilze, die im Keratin von Haut, Haaren und Nägeln leben.
Arten:
- Trichophyton
- Microsporon
- Epidermophyton

Übertragung: direkter Kontakt
Erkrankung: Dermatomykosen

PROTOZOEN

P. sind tierische Einzeller (Urtierchen), die für die Entwicklung meistens einen Wirtswechsel brauchen.
Form: P. haben Geißeln, undulierende Membran; amöboide Fortbewegung
Arten u.a.:
Trypanosomen, Leishmanien, Trichomonaden, Entamoeba histolytica, Toxoplasmen, Pneumocystis carinii, Plasmodien.

TRYPANOSOMEN

Trypanosoma gambiense, Trypanosoma rhodesiense

Übertragung: Tse-Tse-Fliege
Erkrankung: Schlafkrankheit (Afrika)
IKZ: 2–3 Wochen
Verlauf:
1. Phase: Primäraffekt an der Einstichstelle, schubweises Fieber, Lymphknotenschwellung
2. Phase: (6 Wochen bis 2 Jahre nach Beginn) Eindringen der Keime in das ZNS mit Meningoenzephalitis und unterschiedlichen neurologischen Symptomen (z.B. Apathie, Kopfschmerzen, Narkolepsie,...)

Diagnose: Erregernachweis (Blut, Liquor), Serodiagnostik
Prognose: unbehandelt infaust (letal)
Prophylaxe: Insektenvernichtung

Trypanosoma cruzi

Besonderheit: intrazelluläre Vermehrung (besonders im Herz, in der Muskulatur)
Übertragung: Einkratzen von Raubwanzenkot
Erkrankung: Chagas-Krankheit (Südamerika)
IKZ: Stunden
Verlauf: an der Kratzstelle Entstehung eines Primäraffekts mit nachfolgender Lymphknotenschwellung und Generalisation mit Fieber; Eindringen der T. in die Zellen mit Schädigung der Organe (z.B. Megakolon, Megaureter, ...)
Diagnose: Erregernachweis (Blut), serologisch

LEISHMANIEN

Übertragung: Stich der Sandmücke
Erkrankung: Leishmaniase (in südlicheren Breiten)
Verlauf:
- kutane L. (= L. tropica = Orientbeule): juckendes, exulzerierendes Knötchen mit anschließender Spontanheilung nach 9–15 Monaten
- mukokutane L.: ähnlich L. tropica, jedoch mit Zerstörung von Muskel-, Knorpel- und Hautgewebe
- viszerale L. (= Kala-Azar): an der Eintrittsstelle juckendes Knötchen mit nachfolgender Vermehrung in Leber, Milz, Knochenmark, Lymphknoten etc. mit Fieber, Blutbildungsstörungen (Anämie, Leukopenie,...), Kachexie; unbehandelt letal in mehreren Monaten

Diagnose: Erregernachweis aus Gewebeproben (Leber, KM), serologisch

TRICHOMONADEN

Form: birnenförmig, 5 Geißeln an einem Pol
Arten:
- apathogene Arten an der Schleimhaut
- pathogene Art: Trichomonas vaginalis

Übertragung: Geschlechtsverkehr, selten Handtücher oder schlecht desinfiziertes Schwimmbadwasser
Erkrankung:
- Frauen: Kolpitis (Ausfluss mit süßlichem Geruch), Urethritis
- Männer: Urethritis

Diagnose: Abstrich
Therapie: WICHTIG: Partnerbehandlung, da sonst Gefahr der Reinfektion

ENTAMOEBA HISTOLYTICA

Formen:
- *Dauerform* (= Zyste): infektiös
- *vegetative Formen*:
    - Magnaform: dringt in das Gewebe ein und kann sich vermehren
    - Minutaform: im Darm

Vermehrung: Die oral aufgenommene Zyste entwickelt sich zu Minutaformen, die sich im Kolon ansiedeln und in weiterer Folge in die Magnaform umwandeln; diese dringen in die Darmwand ein und vermehren sich hier, wobei es zu einer tiefen ulzerösen Schädigung der Darmwand kommt; auch eine Absiedelung in Milz, Leber, Lunge, Hirn ist möglich.
Übertragung: oral (durch verunreinigte Lebensmittel)
IKZ: Tage bis Wochen
Erkrankung: Amöbenruhr; blutige, schleimige Durchfälle mit Gefahr der Perforation; aber auch chronische Formen mit intermittierenden Durchfällen möglich.
Komplikation: Leber-, Lungen- und Hirnabszess
Diagnose: Erregernachweis (Stuhl)

TOXOPLASMA GONDII

Vermehrung: im Katzendarm (Katzen = Endwirt) entstehen durch geschlechtliche Vermehrung Oozysten, die ausgeschieden werden; in diesen entwickeln sich Sporozoiten (infektiöse Form), die im Darm des Zwischenwirtes (Mensch, Hund, Schwein,...) frei werden und in Leber, Herz, Muskulatur, ZNS, Milz, Lymphknoten gelangen; hier ungeschlechtliche Vermehrung mit Bildung von Zysten; durch Verzehr zystenhaltigen Fleisches kommt es zur Infektion der Katze mit Ausbildung von Oozysten....

Übertragung:
- oral (Katzenkot, rohes Fleisch) über Rachen- und Darmschleimhaut
- diaplazentar (nur bei Erstinfektion einer Schwangeren)

Erkrankung: Toxoplasmose (ca. 60% der Erstinfektionen inapparent)

Verlauf:
- postnatal: Fieber, generalisierte Lymphknotenschwellung, selten schwere Verlaufsform mit Myocarditis, Enzephalomyelitis
- pränatal:
    1.Trimenon: Embryopathia toxoplasmotica: Abortus, Missbildungen
    ab 2.Trimenon: Fetopathia toxoplasmotica
        Hepatosplenomegalie, Ikterus, Lymphknotenschwellung, Untergewicht, Exanthem, Meningoenzephalitis mit möglicher Ausbildung eines Hydrozephalus, Chorioretinitis (= Adernetzhautentzündung)

Diagnose: Erregernachweis in Abstrichen, serologisch, Lymphknotenuntersuchung
Prophylaxe: AK-Nachweis im Zuge einer Schwangerschaft, Fleisch kochen, Meiden von Katzen

PNEUMOCYSTIS CARINII

Übertragung: aerogen
Erkrankung: Pneumocystis-Pneumonie
Prädisposition: herabgesetzte Immunabwehr (z.B. AIDS, Malignome, Cortison, Zytostatika etc.)
Verlauf: Pneumonie ohne Fieber und ohne Husten
Komplikation: Erstickungsgefahr
Diagnose: klinisch, Abstrich

PLASMODIEN

Übertragung: Anopheles-Mücke
Erkrankung: Malaria
Vermehrung: In den Insekten entstehen durch geschlechtliche Vermehrung Sporozoiten, die beim Insektenstich in den Menschen gelangen; in den Leberzellen folgt ungeschlechtliche Vermehrung mit Ausbildung von Schizonten und aus diesen Merozoiten; diese Merozoiten gelangen in die Erythrozyten und wachsen zu Schizonten, die wiederum Merozoiten bilden; diese treten aus den hierdurch zerstörten Erythrozyten aus (Fieberschub) und befallen neue Erythrozyten (Ery); diese Zyklen (Ery-Befall, Ery-Zerstörung) bedingen die schubhaften Fieberattacken; nach mehreren ungeschlechtlichen Zyklen Ausbildung von prägeschlechtlichen Formen (Mikro- und Makrogametozyten), welche wieder durch einen Stich in das Insekt gelangen und sich hier geschlechtlich vermehren.....

Arten:
- Malaria tertiana (Plasmodium vivax; jeden 2.Tag Fieberschub)
- Malaria quartana (P. malariae; jeden 3.Tag Schub)
- Malaria tropica (P. falciparum; Schübe unregelmäßig)

Verlauf: stadienhafte Fieberschübe, Anämie, Leukopenie, Milztumor, Delirien
Komplikation: bei M. tropica Auftreten von Schwarzwasserfieber (= Hämolyse, Nierenversagen → schwarzbrauner Harn)
Diagnose: Erregernachweis im Blut
Prophylaxe: Insektenvernichtung, Chemoprophylaxe

Hygienehinweis: Vorsichtsmaßnahmen bei infektiösem Blut und Körperflüssigkeiten
Meldepflicht: siehe S. 9

WÜRMER

Arten:
- Trematoden (Saugwürmer)
- Cestoden (Bandwürmer)
- Nematoden (Fadenwürmer)

TREMATODEN

Schistosoma (Pärchenegel)

Besonderheit: Der männliche Wurm trägt das Weibchen in einer Falte (→ Pärchenegel).
Vermehrung: Die durch Wirtsausscheidungen ins Süßwasser gelangten Eier entwickeln sich zu Mirazidien, die in Süßwasserschnecken eindringen, wo sie sich zu Zerkarien entwickeln; diese gelangen in das Wasser und dringen durch die Haut in den Menschen ein; in dessen Lebergefäßen reifen sie und paaren sich; sie wandern in die Darm- und Harnblasenvenen, wo sie die Eier legen; die Eier gelangen mit dem Blut in den Organismus und werden z.T. mit Stuhl und Harn ausgeschieden....
Erkrankung: Schistosomiasis (Bilharziose)
Übertragung: beim Baden
Verlauf:
- 1. Phase: juckende Dermatitis
- 2. Phase (3–10 Wochen nach Erstinfektion): Fieber, Kopf- und Extremitätenschmerzen, Hepatosplenomegalie, Bronchitis, Eosinophilie
- 3. Phase: hämatogene Streuung (Eier) mit Befall von ZNS, Leber, Lunge

Diagnose: Eiernachweis in Stuhl und Harn

CESTODEN (BANDWÜRMER)

Fischbandwurm (Diphyllobothrium latum)

Länge: bis 15 Meter
Vermehrung: Mit dem Kot gelangen die Wurmeier in das Wasser, wo sie von Krebsen aufgenommen werden und sich in weiterer Folge in Fischen, denen Krebse als Nahrung dienen, zu Plerozerkoiden entwickeln, die wiederum vom Menschen oral mit einer Fischmahlzeit aufgenommen werden.
Vorkommen: in unseren Breiten selten
Übertragung: Genuss rohen Fisches
Verlauf: Pseudoperniziöse Anämie (Vit.B 12 -Mangel)
Nachweis: Einachweis im Stuhl

Rinder- und Schweinebandwurm (Taenia saginata und Taenia solium)

Länge: mehrere Meter
Vermehrung: Die Larven, die aus den von den Tieren gefressenen Eiern entstehen, gelangen in die Muskulatur, wo sie sich zu Finnen entwickeln; bei Aufnahme von rohem Fleisch gelangen diese Finnen in den Menschen (= Endwirt), wo sie heranwachsen.
Verlauf: asymptomatisch, Durchfall, Gewichtsverlust,...
Nachweis: Wurmglieder im Stuhl

Echinococcus *gefährlich*

Länge: wenige Millimeter
Arten:
- E. granulosus, „Hundebandwurm" (Endwirt: Hund, Zwischenwirt: Pflanzenfresser)
- E. multilocularis, „Fuchsbandwurm": (Endwirt: v.a. Füchse; Zwischenwirte: Nagetiere)

Vermehrung: die mit dem Hundekot ausgeschiedenen Wurmeier werden vom Menschen aufgenommen (z.B. Kinderspielplatz) und entwickeln sich im Darm zu Larven, welche die Darmwand durchdringen und in die Organe (Leber, Hirn, Lunge, Muskulatur) gelangen; hier Ausbildung von Finnen, die in Zysten liegen. *Darmwand durchwandern!*

Verlauf: Verdrängungssymptome
- Leber: Ikterus, Hepatomegalie; meist tödlich
- Hirn: Ausfälle
- Lunge: Husten, Dyspnoe

Komplikation: sog. Metastasierung (= sekundärer Befall anderer Organe)
Prophylaxe: Entwurmung von Hunden, Kochen von Hundefutter

NEMATODEN

Askariden (Spulwurm)

Länge: 15–25 cm
Vermehrung: Der wurmtragende Mensch scheidet die Eier mit dem Stuhl aus, wo sich aus den Eiern Larven entwickeln; der Mensch nimmt diese Larven mit kontaminiertem Wasser und Gemüse auf; die geschlüpften Larven gelangen über die Blutbahn in die Leber und weiter in die Lunge, wo sie hochgehustet und wieder verschluckt werden, sodass sie in den Dünndarm gelangen; hier entwickeln sich die adulten Würmer, deren Eier mit dem Stuhl ...
Verlauf: grippeähnliche Symptome, Erbrechen, Diarrhö
Komplikation: Ikterus, Ileus, Pankreatitis

Oxyuren (Madenwürmer; Enterobius vermicularis)

Länge: 2–13 mm
Übertragung: fäk-oral
Vermehrung: Die Weibchen legen die Eier beim Anus ab (Jucken), wo sie sich zu Larven entwickeln; diese wandern entweder wieder zurück (Reinfektion) oder Schmierinfektion
Verlauf: Juckreiz, Gewichtsabnahme, Ekzem
Diagnose: Ei-, Larven-, Wurmnachweis im Stuhl
Prophylaxe: Hygiene

Trichinen

Länge: 3–4 cm
Vermehrung: Der Mensch nimmt mit Fleisch die Larven auf, die sich im Dünndarm zu geschlechtsreifen Würmern entwickeln; diese Würmer gelangen durch die Darmwand in die Muskelzellen, wo sie sich abkapseln; die Wurmentwicklung ist beim Menschen unterbrochen („Sackgasse"), da im Tierreich Fleischfresser das infektiöse Fleisch aufnehmen, ...
Verlauf: Übelkeit, Diarrhö, Muskelschmerzen, eventuell Herzrhythmusstörungen
Diagnose: Röntgen, serologisch, Stuhl

PFLEGE BEI INFEKTIONSKRANKHEITEN

HYGIENE BEI DER GESUNDHEITS- UND KRANKENPFLEGE

Bei der Pflege kranker Menschen soll das Wohl des Menschen wieder hergestellt werden bzw. erhalten bleiben. Während dieser Pflegemaßnahmen werden prophylaktische Maßnahmen durchgeführt. Es werden also hygienische Maßnahmen durchgeführt.

HYGIENE BEI DER KÖRPERPFLEGE
(Siehe auch dort bzw. Persönliche Hygiene)

INTERTRIGOPROPHYLAXE

Intertrigo bedeutet:
- wundgeriebene Stelle; Wundsein;
- eine nicht scharf begrenzte, häufig nässende Entzündung der Haut.

Wo tritt Intertrigo auf?
- Wo Haut mit Haut länger Kontakt hat,
- in feuchtem, warmem Milieu (oft Bakterienbesiedlung oder Pilzbefall)

Besonders gefährdete Körperstellen sind Leistenbeugen, Bauchfalte bei adipösen Patienten, Achselhöhlen, Zehen- und Fingerzwischenräume, zwischen den Gesäßfalten sowie bei Frauen unter der Brust. Patienten mit Diabetes mellitus sind besonders gefährdet.

Maßnahmen zur **Vorbeugung und Pflege von Intertrigo**
- Sauberkeit
- trocken halten/nicht mit dem Handtuch reiben, sondern trocken tupfen
- bei nässenden Hautstellen Hautpflegesalbe aufbringen
- keine Fettsalben verwenden (es kann keine Luft an die betreffende Hautregion)
- evtl. einen reinen Leinenfleck o.ä. einlegen

Hygienemaßnahmen:
- Händehygiene
- Einmalhandschuhe verwenden
- immer frische Waschutensilien verwenden (evtl. Einmalmaterial)
- zuerst die intakten Hautregionen waschen
- gut abtrocknen
- verordnete Medikamente auf die Hautstelle aufbringen

INTIMPFLEGE

Um das Schamgefühl nicht unnötig zu verletzen, sollte die Intimpflege so weit wie möglich von dem Gepflegten selbst durchgeführt werden. Einfühlsame, korrekte und diskrete Unterstützung ist häufig erforderlich. Da im Intimbereich Körperöffnungen liegen (Scheide, Anus, Harnröhre) und dort Ausscheidungen erfolgen, ist dieser Bereich besonders infektionsgefährdet. Eine korrekt durchgeführte Intimpflege ist also auch gleichzeitig Infektionsprophylaxe.
Starker Geruch nach Urin ist nur selten Ausdruck mangelnder Hygiene, häufiger ist es die unzureichende Flüssigkeitszufuhr, die eine Konzentration des Harns bewirkt.

Durchführung
- immer unter Wahrung der Intimsphäre (Sichtschutz)
- evtl. unter das Gesäß ein Handtuch o.ä. schieben (speziell wenn das Leintuch nicht frisch gespannt werden soll)
- äußeren Intimbereich waschen
- bei Infektionen im Genitalbereich erfolgt das Vorgehen in umgekehrter Reihenfolge
- Beobachten von Hautveränderungen und Sekretausscheidung
- Patienten auf die Seite drehen und das Gesäß, zuletzt die Gesäßfalte und die Analregion waschen und sorgfältig abtrocknen
- Verschmutzungen durch Stuhl können mit Öl oder Pflegeschaum beseitigt werden

Besonderheiten bei der Durchführung

Frauen: Schamlippen von vorne nach hinten waschen; sorgfältig abtrocknen; bei starker Sekretion oder während der Menstruation wird die Intimpflege evtl. mehrmals täglich durchgeführt.

Männer: Die Vorhaut zurückschieben und die Eichel von ihren Absonderungen reinigen (von der Harnröhrenöffnung weg); die Vorhaut wieder nach vorne über die Eichel streifen; Waschen und Abtrocknen des Penisschaftes und der Hoden.

Hygienemaßnahmen:
- Einmalhandschuhe verwenden
- immer frische Waschutensilien verwenden (evtl. Einmalmaterial)
- Sekrete und Ausscheidungen gelten als infektiös
- Händehygiene

MUNDPFLEGE

Wenn Mundpflege nicht mehr selbst durchgeführt werden kann, können Infektionen im Mundbereich auftreten.

Zahn- und Mundpflege

Die gewöhnliche *Mundpflege beinhaltet*:
- Pflege und Säuberung der Zähne/Zahnprothese
    Die Zähne eines anderen Menschen zu putzen, erfordert Geschick und Einfühlungsvermögen.
- Massage des Zahnfleisches
- Spülung der Mundhöhle

Die *Mundpflege dient*:
- zur Verhinderung von Mundgeruch
- der Reinigung des Mundes
- der Förderung des Wohlbefindens
- der Erhaltung einer intakten Mundschleimhaut
- der beschwerdefreien Nahrungsaufnahme
- dem Vermeiden von Austrocknung
- dem beschwerdefreien Sprechen
- der Soor- und Parotitisprophylaxe
- der Karies- und Parodontoseprophylaxe
- auch zur Pneumonieprophylaxe

Das *Auswischen der Mundhöhle dient*:
- zur Reinigung der Mundhöhle
- zum Anfeuchten der Mundschleimhaut

- zum Aufbringen von pflegenden und therapeutischen Substanzen
- zur Inspektion von Zunge und Mundschleimhaut

Dazu wird meist ein **Mundpflegeset** auf einem Tablett vorbereitet:
- Taschenlampe und Zungenspatel zur Inspektion
- Schälchen mit gedrehten Tupfern (ohne Fransen)
- saubere Peanklemme
- Mundpflegelösungen
- oder erfrischende Lösungen (Pfefferminztee, Mundwasser, Tee mit Zitronensaft etc.
- Lippenpflegesubstanzen (weiße Vaseline, evtl. eigener Pflegestift)
- Zitronenstäbchen
- bei Borken (Zitronenscheiben, Würfelzucker, Butter)
- Nierentasse für gebrauchte Materialien
- Einmalhandschuhe

Vorgangsweise
- Der Patient kann durch ein gefaltetes Handtuch geschützt werden.
- Der Tupfer kann um den Finger gewickelt werden, evtl. um den Finger des Patienten.
- Wird der Tupfer um die Klemme gewickelt, muss er so fixiert werden, dass der Kopf der Klemme vollständig bedeckt ist (keine Verletzungsgefahr!).
- Tupfer mit gewünschter Lösung befeuchten.
- Vorsichtiges, gründliches Abwischen von Zunge, Gaumen und Wangenschleimhaut, Zahnfleisch und Zähnen.
  Dabei so oft wie nötig einen frischen Tupfer verwenden. Der gebrauchte Tupfer darf nicht mehr mit der Lösung in Berührung kommen!
- Evtl. Borken entfernen.
- Zum Schluss mit erfrischender Lösung auswischen.
- Die Lippen dünn mit fettender Substanz eincremen.

Hygienemaßnahmen:
- Einmalhandschuhe verwenden
- Mundpflegeset verwenden
- Tupfer nur einmal verwenden
- Gegenstände für die Zahnreinigung reinigen
- frische Lösungen verwenden
- Händehygiene

Umgang mit Zahnprothesen

Die Zahnprothesen werden zur gründlichen Reinigung aus der Mundhöhle entfernt. So kann gleichzeitig die Mundschleimhaut beobachtet werden.
Manche Menschen verzichten *nachts* darauf, die Prothese zu tragen, fühlen sich aber gleichzeitig meist unsicher und möchten nicht ohne Zähne gesehen werden. Die veränderte Aussprache führt ebenfalls oft zu Unsicherheiten. Aufbewahrung der Zahnprothese in Reichweite.
Tagsüber sollte die Prothese eingesetzt werden, da sich die Kiefer ansonsten rasch verändern und die Prothese nicht mehr passt. Das Selbstwertgefühl wird durch das Tragen der Prothese positiv beeinflusst.
Die *Aufbewahrung* soll in einer undurchsichtigen Prothesenschale erfolgen. Diese sollte einen siebartigen Einsatz haben, der beim Herausnehmen ein problemloses Abspülen ermöglicht. Die Prothesenschale muss mit dem Namen des Patienten versehen werden.

Bei verwirrten oder bewusstlosen Patienten ist zu überlegen, ob der Patient die Zahnprothese tragen kann. Ansonsten muss sie in einem Behälter mit Wasser aufbewahrt werden (Wechselintervall!).

Die Zahnprothese muss entfernt werden vor Narkosen, vor örtlichen Betäubungen im Mund- und Rachenraum, beim Legen einer Magensonde, bei massivem Erbrechen, da sie sonst die Atemwege verlegen könnte!

Reinigung erfolgt unter fließendem Wasser über dem Waschbecken. Im Waschbecken sollte etwas Wasser sein, dass die Prothese beim evtl. Hinunterfallen nicht zerstört wird. Die künstlichen Zähne und die Gaumenseite werden gründlich gebürstet. Evtl. wird auch eine Reinigungstablette verwendet. (Trotzdem mit Zahnpasta und Zahnbürste nachbürsten – bringen einen frischen Geschmack).
Bevor die gereinigte Zahnprothese eingesetzt wird, spült der Patient seine Mundhöhle mit Wasser oder einer Lösung aus. Sind noch eigene Zähne vorhanden, erfolgt vor dem Einsetzen der Zahnprothese die Reinigung dieser eigenen Zähne.

Hygienemaßnahmen:
- Einmalhandschuhe verwenden
- tägliche Reinigung der Zähne und Zahnprothesen
- Reinigung Putzutensilien
- frisches Wasser oder Lösungen für die Zahnschalen verwenden
- Händehygiene

SOOR- UND PAROTITISPROPHYLAXE

Soor ist eine Pilzerkrankung z.B. auf der Zunge, meist mit weißlichen Belägen auf rotem Grund, die nicht wegwischbar sind. Parotitis ist eine Entzündung der Ohrspeicheldrüse. Krankheitserreger können über den Mund in den Ohrspeicheldrüsengang eindringen.
Gefährdete Patientengruppen sind vor allem alte, schwache Patienten, Patienten mit Unterernährung und/oder schwerer Erkrankung, nach großen Operationen etc.

Was kann vorbeugend getan werden?
- mehrmals täglich Kaubewegungen
    - imitierte Kaubewegungen, wenn die Gefahr besteht, dass sich der Patient verschluckt
    - Kauen gesalzener Speisen (nicht bei herzkranken Patienten)
    - Kauen von Trockenobst/Brotrinde
    - zitronenhältige Getränke
    - Lutschen von Zitronenstäbchen

- Borken entfernen z.B. mit
    - Butter
    - Abreiben der Zunge mit Zitronenscheibe, Zuckerwürfel

Hygienemaßnahmen:
- Einmalhandschuhe verwenden
- gute Mundpflege
- Mundspülungen
- Borken entfernen
- Händehygiene

HAND- UND FUSSPFLEGE

Handbad
Neben dem täglichen Waschen der Hände ist manchmal eine gründliche Reinigung notwendig (besonders bei Inkontinenz und Verwirrtheit).
- Handbad in Waschbecken oder Waschschüssel.
- Fingernägel auf Länge und Schmutzränder kontrollieren.
- Nägel werden kurz und rund geschnitten bzw. gefeilt.
- Anschließend die Hände eincremen (Hautlotion bzw. Handcreme).

Hygienemaßnahmen:
- Einmalhandschuhe verwenden
- immer frische Waschutensilien verwenden (evtl. Einmalmaterial)
- Nach jedem Gebrauch die Nagelschere desinfizieren
- Händehygiene

Fußbad

Um die Orientierung am eigenen Körper zu fördern, ist ein Fußbad eine gute Möglichkeit. Aber auch die Nagelpflege sollte beim alten Menschen immer in Kombination mit einem Fußbad durchgeführt werden.
Auch im Bett ist ein Fußbad möglich!
Fußende wird mit einer wasserfesten Unterlage geschützt. Oberkörper und Knie werden unterstützt (z.B. mit Kissen oder Deckenrolle), sodass die Füße auf der Matratze bequem in eine Waschschüssel gestellt werden können.

- Das Fußbad kann pflegende oder therapeutische Zusätze enthalten
- „Einweichzeit" beträgt ca. 10 Minuten, danach gründliche Reinigung von Füßen und Zehen
- Beim Abtrocknen die Zehenzwischenräume nicht vergessen
- Feilen oder Schneiden der Zehennägel (gerade schneiden)
- Ein warmes Fußbad kann zur Erwärmung kalter Füße und bei Schlafstörungen angewendet werden

Fußpflege bei Diabetikern sollte von geschultem Personal durchgeführt werden (die Haut ist besonders verletzlich, heilt schlecht, ist besonders infektionsgefährdet).

Hygienemaßnahmen:
- Einmalhandschuhe verwenden
- immer frische Waschutensilien verwenden (evtl. Einmalmaterial)
- nach jedem Gebrauch die Nagelschere desinfizieren
- Waschschüssel reinigen und desinfizieren
- Händehygiene

RASUR UND BARTPFLEGE

Rasur und Bartpflege erfolgen in der Regel einmal täglich, bzw. nach Gewohnheit des Menschen. Ist der Mensch nicht mehr in der Lage dazu, führt sie die Pflegeperson durch.

Trockenrasur erfolgt mit einem elektrischen Rasierapparat und ist einfach durchzuführen.
Nassrasur ist gründlicher, jedoch auch zeitaufwendiger und erfordert mehr Geschick. Nach dem Anfeuchten der Haut wird der Rasierschaum verteilt. Die Haut wird mit einer Hand gespannt, die andere zieht mit kurzen Bewegungen die scharfe Klinge in die entgegengesetzte Richtung. Anschließend kann Rasierwasser aufgetragen werden. Es ist zu empfehlen, eine Rasur einmal auszuprobieren, bevor man einen Patienten rasiert.
Sollte ein geeignetes „Übungsobjekt" fehlen, kann man es einmal mit einem aufgeblasenen Luftballon versuchen. Aufblasen, Rasierschaum verteilen, und es kann losgehen.

Oberlippen- oder Vollbart
Bedarf täglicher Pflege; tägl. Kämmen, regelmäßiges Stutzen; evtl. einen Fachmann hinzuziehen. Bei Frauen mit bartähnlicher Gesichtsbehaarung wird entsprechend den bisherigen Gewohnheiten der Patientin verfahren.

Hygienemaßnahmen:
- Einmalhandschuhe verwenden
- bei Trockenrasur persönlichen Rasierapparat verwenden und diesen reinigen
- bei Nassrasur Einmalgeräte verwenden
- Kämme und Bürsten von Haaren reinigen und als persönliche Gegenstände verwenden
- Händehygiene

HAARPFLEGE

Art und Häufigkeit soll soweit wie möglich den Gewohnheiten des Hilfsbedürftigen entsprechen.
Zum Schutz der Wäsche kann ein Handtuch untergelegt werden. Unterschiedliche Kämme und Bürsten können verwendet werden.
Bei langen Haaren ist es sinnvoll, einen Zopf zu flechten und einen Haargummi zu verwenden (um Druckstellen durch Spangen zu vermeiden). Nach durchgeführtem Frisieren soll die Möglichkeit geboten werden, die Frisur im Spiegel ansehen zu können.

Haare waschen
Sollte, sofern Krankheitsgründe nicht dagegen sprechen, so oft wie erforderlich und gewohnt erfolgen. Dies ist auch während Bettlägerigkeit möglich und trägt entscheidend zum Wohlbefinden des Patienten bei. Das Haare-waschen beim Bettlägerigen sollte von 2 Pflegepersonen durchgeführt werden.

Möglichkeiten:
- Der Patient wird im Duschwagen ins Badezimmer gebracht und die Haare werden während des Duschens gewaschen.
- Der Patient kann mit dem Patientenlifter zum Waschbecken oder zur Badewanne gebracht werden.
- Die Haare werden im Bett gewaschen.

Vorgehen:
Nach dem Anfeuchten, Shampoonieren und Massieren der Kopfhaut erfolgt die schwierigste Handlung, das Klarspülen des Haares. Anschließend wird das Haar gut abfrottiert, gekämmt und geföhnt.
  Beachte:
- Keinen Schaum in die Augen bringen.
- Wassertemperatur nach Wunsch des Patienten.
- Niemals im Badezimmer auf nassem Steinboden fönen.

Entfernen von Krusten
Beim Aufweichen von Krusten auf der Kopfhaut verwendet man Öl, weil Öl das Verkleben der Haare verhindert.   - „Babyöl"
           - Salizylöl (bei sehr starken Belägen)
- Das Haar wird gescheitelt und die Kopfhaut wird eingeölt oder ein mit Öl getränkter Leinenfleck darüber gegeben
- Kopfverband anlegen (Dreiecktuch)
- Verband alle 24 Stunden wechseln
- Haare vorsichtig auskämmen (Staubkamm kann dazu verwendet werden)
- Nur leicht lösliche Teile entfernen
- Haare waschen und wenn notwendig wieder einölen
- Vorgang wiederholen, bis keine Krusten mehr vorhanden sind
- Auf Parasiten achten!

Hygienemaßnahmen:
  - Einmalhandschuhe verwenden
  - Kämme und Bürsten von Haaren reinigen und als persönliche Gegenstände verwenden
  - Duschwagen und Patientenlifter nach Gebrauch reinigen und desinfizieren
  - Händehygiene

ERNÄHRUNG

ERNÄHRUNG DES FIEBERKRANKEN

- Patienten haben häufig wenig oder kaum Appetit
- für ausreichende Ernährung sorgen
- reichlich Flüssigkeit zuführen, um den Verlust, der durch Schwitzen entsteht, auszugleichen
- sobald wie möglich die Fieberdiät stufenweise aufbauen
- Fett und Eiweiß werden schlecht vertragen
- kräftige, anregende Nahrung ist bei Fieberkranken Fleischsuppe, Bohnenkaffee, Tee; können anregen und einer Erschöpfung vorbeugen.

BEWEGUNG

Die **Beweglichkeit** kann durch zahlreiche Faktoren **beeinflusst** werden:
- Alter, Entwicklung
 (Kinder haben einen sehr großen Bewegungsdrang, Jugendliche sehr viel Bewegungsfreude, bei älteren Menschen kann es zu Bewegungseinschränkungen oder sogar zum Verlust der Beweglichkeit kommen.)
- Funktion der Sinnesorgane
 (Sieht oder hört ein Mensch schlecht, ist der Bewegungsfluss und die Bewegungsfreiheit eingeschränkt.)
- Land und Volk
 Südländer bewegen sich anders als Menschen aus dem hohen Norden
- Wohnverhältnisse
 (Wohnung im Hochhaus ohne Lift, unebenes Gelände, Gebirge etc.)

Lage und Körperhaltung

Die **Lage**, die der Patient im Bett einnimmt, kann Aufschluss über seinen Gesundheits- bzw. Krankheitszustand geben. Auch deshalb ist die **Krankenbeobachtung** eine wichtige Aufgabe der Pflegenden.
- Aktive Lage
 Der Kranke kann eine gewohnte und bequeme Lage einnehmen. Er kann sich drehen, aufsetzen, aufstehen – *ohne fremde Hilfe.*
- Passive Lage
 Der Kranke kann seine Lage *nicht selbst verändern.* Wie er gebettet wird, bleibt er liegen. Für Menschen die bei Bewußtsein sind, ist das eine starke Belastung. Es besteht vor allem die Gefahr von Dekubitus, Kontrakturen und Pneumonie!
- Zwangslage
 Diese Lage nimmt der *Kranke selbst* ein, damit sein momentaner *Zustand erleichtert* wird. z.B. zur Schmerzverringerung, Aufrechtsitzen bei Atemnot, angezogene Beine bei Bauchschmerzen etc.

Beweglichkeit wird auch Mobilität genannt. Diese kann teilweise oder völlig eingeschränkt sein, dann spricht man von **Immobilität.** Unterschiedliche Gründe können zu Immobilität führen:

reduzierter Allgemein- oder Ernährungszustand	körperliche Behinderung
Operationen oder Verletzungen	Nervenstörungen
psychische Veränderung (z.B. Depression)	Schmerzen
Gelenkserkrankungen	Ruhigstellung etc.

Durch lange Ruhigstellung, lange Immobilität, kann eine **Kontraktur** entstehen. Als Kontraktur bezeichnet man die Funktions- und Bewegungseinschränkung von Gelenken, die durch Veränderungen im Bewegungsapparat bedingt ist. Eine Kontraktur kann zur völligen Gelenksversteifung führen!!

Ursachen und Risikofaktoren können sein:
- Verletzungen (Gelenke, Bänder)
- lange Ruhigstellung

- Schmerzen (führen zur Zwangshaltung)
- Immobilität
- Schlaganfall

Eine häufige Form der Kontraktur ist der *Spitzfuß*. Dabei ist der Vorfuß in Richtung Fußsohle gebeugt, der Fußinnenrand ist nach oben gezogen.

Erkennen einer Kontraktur:
- Zwangshaltung
- schmerzhafte Bewegungseinschränkung

KONTRAKTURENPROPHYLAXE

Als Kontrakturenprophylaxe werden pflegerische Maßnahmen zur Verhütung von Kontrakturen bezeichnet:
Bewegungsübungen
Jedes gefährdete Gelenk mindestens 2mal täglich in seinen Bewegungsmöglichkeiten bewegen.
Lagerungen
Wechsel zwischen Beuge- und Streckstellung, Lagerung in „physiologischer Mittelstellung".
Spitzfußprophylaxe
Dazu werden die Füße des Kranken im rechten Winkel zum Unterschenkel gelagert. Fußstützen dienen zur Lagerung und Stabilisierung der Füße in 90°-Stellung zum Unterschenkel; gleichzeitig verhindern sie das Hinunterrutschen zum Fußende.

Lagerungshilfsmittel

Um die gewünschte Position des Patienten zu stabilisieren, müssen meist Lagerungshilfsmittel verwendet werden.
Die jeweils erforderlichen Lagerungshilfsmittel sind nach folgenden Kriterien auszuwählen:

patientenfreundlich:
    bequem   geräuscharm
    hautfreundlich   saugen Feuchtigkeit auf   luftdurchlässig
anwenderfreundlich:
    unkomplizierte Handhabung   Wirkung soll kontrolliert werden können
hygienisch unbedenklich:
    abwaschbar, desinfizierbar, kochfest
wirtschaftlich:
    preiswert   haltbar   möglichst wiederverwertbar

AUSSCHEIDUNGEN

Ausscheidungen werden für die Hygiene erst ein Problem, wenn die Ausscheidung nicht einen geregelten Ablauf hat. In diesem Fall muss der Harn oder Stuhl auf „künstlichem" Wege produziert werden.
Bei der Harngewinnung treten die hygienischen Probleme und Richtlinien des Katheterismus auf.
Die „künstliche" Stuhlgewinnung kann manuell oder instrumentell durchgeführt werden. Bei der manuellen Stuhlgewinnung, welche digital (mit den Fingern) durchgeführt wird, sind Handschuhe für den Arzt, der diese Maßnahme durchführt, Voraussetzung!
Bei der instrumentellen Stuhlgewinnung sind Einläufe und Klysmen gemeint. Zur Verabreichung von Einläufen werden von der diplomierten Schwester, die diese Art der Stuhlgewinnung durchführt, ein Irrigator und ein Darmrohr benötigt. (Der Ablauf wird in der praktischen Krankenpflegeausbildung gelehrt!)
Aus hygienischer Sicht ist es wichtig, dass der gebrauchte Irrigator sofort nach Verabreichung eines Einlaufes gereinigt und desinfiziert wird. Es ist darauf zu achten, dass der Schlauch nicht mit dem Absperrhahn in den Irrigator gelegt oder gehängt wird. Als Darmrohr sollten Einmalartikel verwendet werden, um eine Wiederaufbereitung auszuschalten. Wenn dies nicht möglich ist, müssen die Darmrohre gewissenhaft desinfiziert werden.

KÖRPERTEMPERATUR

Der Mensch gehört zu den „Warmblütern", das heißt, seine Körpertemperatur ist nicht von der Außentemperatur abhängig. Das Regulieren der Körpertemperatur ist eine der lebensnotwendigen Funktionen des menschlichen Körpers. Die Regulation dient zum Konstanthalten der im Körperinneren entstandenen Wärme und verhindert Überwärmung oder Unterkühlung.

URSACHEN VON FIEBER

- Bakterielle Giftstoffe sind im Blut (bakterielles Fieber).
- Körpereigene Abbauprodukte werden aufgesaugt (Resorptionsfieber).
- Eine Störung des Wärmeregulationszentrums liegt vor (zentrales Fieber).
- Die Wärmeabgabe ist gestört (Wärmestau, Hitzschlag).
- Flüssigkeitsmangel (Durstfieber).

Eine wichtige Beobachtung ist die Form des Fieberanstiegs:
- langsamer, treppenförmiger Anstieg,
- rascher Anstieg (häufig mit Schüttelfrost).

ATMUNG

Atmen ist ein Zeichen von Leben. Das Atmen ist ein lebenswichtiger Vorgang. Wir atmen, um den Körper mit Sauerstoff zu versorgen und um Kohlendioxid zu entsorgen. Die Atmung und das seelisch-geistige Befinden beeinflussen einander. Ein Atemzug besteht aus Ein- und Ausatmung.
Bei der Atmung wird unterschieden:

äußere Atmung	innere Atmung
ist die Lungenatmung	dient zum Austausch von Sauerstoff und CO_2 zwischen Zelle und roten Blutkörperchen (Gasaustausch)

Atmungstypen:

Bauch- oder Zwerchfellatmung	Brust- oder Rippenatmung
Auxiliaratmung	Mischatmung

BEOBACHTUNG DER ATMUNG

Bei der Atmung werden die **Atmungsfrequenz** und der **Atemrhythmus** beobachtet.

Störungen der Atmung

- *Schonatmung:* infolge Schmerzen (z.B. bei Rippenfrakturen) wird die Atmung einseitig.
- Oberflächliche und beschleunigte Atmung bei Schmerzen im Bereich des Brustkorbes, Lungenentzündung, Schock etc.
- *Nasenflügelatmung:* oberflächlich, rasch; die Nasenflügel werden bei jedem Atemzug mit bewegt, damit mehr Atemfläche entsteht. Bei schwerer Atemnot.
- *Schnappatmung:* einzelne, kurze, schnappende Atemzüge mit geöffnetem Mund und keuchender Ausatmung, dazwischen Atempausen. Tritt meist kurz vor dem Tod auf.
- *Asphyxie:* gestörte Atemtätigkeit mit Erstickungsanfällen. Hervorgerufen durch Verlegung der Atemwege, Erkrankungen von Herz und Lunge.
- *Hyperventilation:* übermäßige Steigerung der Ausatmung, zuviel Kohlendioxid wird ausgeatmet. Es entstehen Krampfzustände (Pfötchenstellung) – besonders bei nervösen und labilen Menschen.
- *Apnoe* = Atemstillstand

- *Dyspnoe* = gestörte Atmung; Atemnot. Ist ein Empfinden des Patienten. Ein bewusstloser Patient hat trotz schwerer Atemstörung keine Atemnot. Man kann unterscheiden:
    - Ruhedyspnoe
    - Anstrengungsdyspnoe
  dabei kommt es zu:
    - erschwerter Atmung
    - „Lufthunger"
    - Kurzatmigkeit

Dyspnoe kann:
- inspiratorisch (bei Einatmung),
- exspiratorisch (bei Ausatmung),
- gemischt in- und exspiratorisch sein.

PFLEGEMASSNAHMEN BEI ATEMNOT

Oberkörperhochlagerung
Die Atmung ist bei dieser Lagerung erleichtert:

Frischluftzufuhr
Hier spielt die psychische Komponente eine große Rolle.

Beruhigung
Reden mit dem Patienten, ein Eingehen auf seine Situation kann sehr hilfreich sein.

Freihalten der Atemwege
bei Schwerkranken
bei Atemnot

PNEUMONIEPROPHYLAXE

Die Pneumonie (Lungenentzündung) ist ein beachtlicher Risikofaktor für Krankenhauspatienten. Sie ist die zweithäufigste nosokomiale Infektion.
Für alte Menschen ist die Pneumonie eine große Gefahr. 80% aller Todesfälle im Alter sind Folge einer Pneumonie (durch Infektion oder Aspiration).
Weiters kann die Pneumonie eine *Komplikation* bedeuten:
> für Patienten nach Operationen
> ungenügende Durchlüftung der Lunge
> für geschwächte Menschen
> Sekret kann nicht ausgehustet werden

Ziel der Pneumonieprophylaxe
> Verbesserung der Lungendurchlüftung
> Vermeiden von Sekretansammlung

Prophylaktische Maßnahmen

- Durchatmen und Blähen der Lunge
    - durch den Patienten selber, bei frischer Luft
    - mit Anleitung der Pflegenden
    - mit Hilfe z.B. des Aufblasens (evtl. Ballon)
    - Inhalation
    - rasche Mobilisation
    - Oberkörper hoch lagern
- Sekretlösung
    - Abklopfen, Vibration

- Luftbefeuchtung, Inhalation
- umlagern, zweckmäßige Lagerung
- viel trinken
- Aushusten fördern
    - durch den Patienten selbst
    - mit Unterstützung der Pflegenden (evtl. Hand auf Bauch des Patienten)

DER PATIENT MIT EINER INFEKTIONSKRANKHEIT

Wenn der Patient an einer Infektionskrankheit leidet, muss er in den meisten Fällen isoliert werden. Dies ist ein schwerer Eingriff in die Psyche des Patienten.
Eine *Isolierung* von Patienten kann auf einer eigenen Infektionsabteilung oder in Einzelzimmer erfolgen.

Wann wird ein Patient isoliert?
Wenn der Patient an einer meldepflichtigen Krankheit leidet (siehe S. 9) und die Übertragung von Krankheits-erregern verhindert werden soll, und zwar zwischen:

Patient ⇔ Patient
Patient ⇔ Außenwelt
Patient ⇔ Pflegepersonal
Pflegepersonal ⇔ Außenwelt
Pflegepersonal ⇔ Patient

Innerhalb einer Abteilung wird eine Unterteilung im Hinblick auf die Infektionsgefahr durchgeführt:
- *keine, bis geringe Infektionsgefahr:*
    Arbeitsräume, Küchen, Personalaufenthaltsräume
- *verminderte Infektionsgefahr:*
    Schleusen, Gänge, Spülküche
- *hohe Infektionsgefahr:*
    Krankenräume, Nasszelle

Vorsichtsmaßnahmen bzw. Isolierung (Schutz- und Quellenisolierung)

Besonderheiten eines Infektionszimmers

Die Patientenzimmer sind mit Nasszelle und Schleuse ausgestattet.
    maximal 3 Betten in einem Zimmer
    eigene Nasszelle
    Waschbecken für jeden Patienten
    Dusche – Waschbecken – Badebecken, Toilette
    Spül- und Desinfektionseinrichtungen (für Bettschüsseln)
    Schleuse
    Mobiliar gut desinfizierbar
    fugenlose, glatte und abwaschbare Beläge und Wände

INFEKTIONSABTEILUNG

Wenn eine eigene Infektionsabteilung besteht, muss diese bestimmte bauliche Voraussetzungen erfüllen. Aufgrund dieser baulichen Einrichtungen, die eine Infektionsabteilung aufweisen sollte, müsste es möglich sein, die Patienten, die zur Aufnahme kommen, *direkt auf die Infektionsabteilung* zu bringen. Von außen muss eine Umgehung der allgemeinen Aufnahme möglich sein. Die Isolation des Patienten tritt schon bei der Aufnahme auf die Abteilung ein.

Die Infektionsabteilung darf auf keinen Fall in einer Durchgangszone liegen. Eine *ebenerdige Unterbringung* der Infektionsabteilung hat Vorteile. Eine *dezentrale Lage* wäre günstig. Ein *eigener Zugang* wäre unbedingt erforderlich. Infektionsabteilungen dürfen von *betriebsfremden Personen nicht betreten* werden. Ideal für eine Infektionsabteilung ist das Pavillonsystem.

Die Versorgung der Infektionsabteilung sollte so gestaltet werden, dass das übrige Krankenhauspersonal die Infektionsabteilung nicht betreten muss.
Die Entsorgung des Abfalls der Infektionsstation muss so erfolgen, dass eine Gefährdung von Personal oder anderen Patienten vermieden wird.

Schon das **Aufnahmegespräch** ist für den Patienten und für das medizinische Personal sehr wichtig. Der Kontakt mit den Angehörigen muss möglicherweise eine gewisse Zeit beschränkt werden. Darum ist es von Anfang an sehr wichtig, dass der Patient zur Pflegeperson Vertrauen fasst. Man muss den Patienten genau über den Sinn der Schutzmaßnahmen aufklären, denn nur wenn der Patient weiß, warum er zum Beispiel nicht das andere Krankenzimmer betreten darf, kann und wird er sich daran halten können.
Der Patient wird darauf hingewiesen, dass der Krankenhausaufenthalt längere Zeit dauern kann. Die Patienten dürfen ihre Zimmer nicht verlassen und auf gar keinen Fall ein anderes Zimmer betreten. Es dürfen dem Patienten Radio, Kassettenrekorder, Fernsehapparat oder Videorekorder in das Krankenzimmer gebracht werden.

Information der Besucher
Besucher dürfen die Patientenzimmer betreten, aber nur wenn entsprechende Schutzmaßnahmen durchgeführt werden. Wenn Kinder besucht werden wollen, bedarf es einer Genehmigung des Arztes. Diese Erlaubnis muss im Pflegeplan festgehalten werden. Schwangeren wird der Besuch an Infektionsabteilungen abgeraten. Bei gutem Allgemeinzustand und geringerer Ansteckungsgefahr darf der Patient im Anstaltsgarten spazieren gehen.

Beschäftigung des Infektionspatienten
Gerade Patienten mit Infektionskrankheiten liegen oft in Isolierzimmern, die einer Einzelhaft gleichen. Wenig bis kein Besuch, kahle oder oft nur wenig dekorierte Wände, um hygienische Richtlinien einzuhalten, sind oft die Folge.
Diese Patienten fühlen sich aber wie von der Umwelt Ausgestoßene. Langzeitpatienten (z.B. Tbc-Patienten o.a.) haben nach einiger Zeit das Bedürfnis, irgend etwas zu tun. Diesen Kranken sollte aber die Möglichkeit geboten werden, Zeichnungen oder kleine Bastelarbeiten auszuführen. Diese Arbeiten müssen aber mit dem Kranken abgesprochen sein, um ggf. eine eventuelle Desinfektion der Bastelarbeiten durchführen zu können. Zeichnungen werden oft zu Wanddekorationen verwendet. Im schlimmsten Fall müssen Zeichnungen oder Bastelarbeiten vernichtet werden.

Psychosoziale Situation des Patienten bei der Isolation
Isolierung und Absonderung sind für den Patienten meist eine *große Belastung* und die größte Not des Menschen. Zur Krankheit mit ihren Beschwerden kommt, dass der Patient in seiner Freiheit und Bewegungsmöglichkeit sehr stark eingeschränkt ist.
Sind Schleusen vorhanden, dürfen nähere Angehörige in *Schutzkleidung* das Patientenzimmer betreten. Die Besuche und Besuchszeiten müssen mit der Schwester abgeklärt werden. Die *Besucher müssen sich bei der Schwester melden*.
Kinder unter 14 Jahren haben nur nach Absprache mit dem Arzt Zutritt, was z.B. für eine Mutter von tiefgreifender Bedeutung ist. Da Ärzte und Pflegepersonal meist überlastet sind, haben sie wenig Zeit, um mit den Patienten zu sprechen, aber auch um das Krankenzimmer nicht zusätzlich zu betreten.
Der Patient fühlt sich einsam. Er kann depressiv werden. Die Schwester muss dem Patienten *die Maßnahmen der Isolation erklären* und versuchen, durch einfühlsames Verstehen, ihm die Annahme der Isolation zu erleichtern.
Beschäftigung und Ablenkung, soweit es der Gesundheitszustand erlaubt, sind von größter Bedeutung!

Wie kann der Kontakt zur Außenwelt aufrechterhalten bleiben?
Die Schwester soll sich Zeit nehmen, mit dem Patienten über seine Familie, seinen Arbeitsplatz, über

aktuelle Fragen der Wirtschaft und Politik zu diskutieren. Sie soll die Angehörigen über günstige Geschenke, die kein Problem der Desinfektion schaffen, wie Zeitungen, Zeitschriften, Illustrierte etc. informieren.
- Wenn immer möglich, soll der Patient ein Telefon zur Verfügung gestellt bekommen, damit er einen Ersatz für die eingeschränkten Besuche hat.
- Moderne Isolierzimmer haben einen eigenen Anschluss für Radio- und Fernsehgerät. Auch Anschlüsse für Internet bzw. PC und Videogeräte sind möglich. Die Geräte können auch vor dem Zimmer (Spezialfenster) stehen. Dann werden sie vom Personal auf Wunsch des Patienten bedient.

Der Mensch sollte Mensch bleiben können, wobei dieses „Mensch-sein-Können" nicht nur Sexualität betrifft!

Mann sein, Frau sein und Kind sein ist schön! Gerade durch Krankheit oder Infektionskrankheit wird der Mensch aus seinem seelischen Gleichgewicht herausgerissen. Ermöglichen wir dem Patienten, sein seelisches Gleichgewicht zu behalten.

DAS KIND MIT EINER INFEKTIONSKRANKHEIT

Die Aufnahme eines Kindes ist für die Pflegeperson eine wichtige Aufgabe. Grundsätzlich ist bei jeder Beschäftigung mit Kindern zu wissen, dass das Kind *kein kleiner Erwachsener* ist, sondern *eine eigene Persönlichkeit* und als solche behandelt werden will und muss.

Wie soll das Pflegepersonal bei der Aufnahme reagieren?
Sie soll sich z.B. nach Namen, Lieblingsspielzeug, „was weh tut" erkundigen und dem Kind das Zimmer zeigen und erklären.

ISOLIERUNG ZU HAUSE

Nicht bei jeder Infektionskrankheit ist es angezeigt, dass sich der Erkrankte in stationäre Behandlung begibt. Nicht immer ist es notwendig, Personen, die an einer Infektionskrankheit leiden, in ein Krankenhaus einzuweisen.

Bei folgenden Infektionskrankheiten wäre dies bei normalem Krankheitsverlauf der Fall:

Rubeolen	Mumps
Varizellen	Angina
Scharlach	Grippe
Masern	Herpes simplex
Pertussis	Herpes zoster

Der Hausarzt ist zu kontaktieren. Dieser wird entscheiden, ob eine Einweisung in das Krankenhaus notwendig ist oder nicht.

Es sollte, so weit es möglich ist, zu Hause das Zimmer einem Krankenzimmer ähnlich gestaltet werden. Teppiche entfernen, unnötige Staubfänger entfernen, für frische Luft sorgen. Gesunde Personen vom Kranken fernhalten (speziell bei Kindern!). Krankenkost berücksichtigen! (Siehe oben).
Eventuell muss die Wohnung desinfiziert werden. Dies ist nach Anordnung der Gesundheitsbehörde von einem geprüften Desinfektor durchzuführen. (Heute wird die „Hausdesinfektion" nur mehr in sehr seltenen Fällen angeordnet).

MATERIALIEN FÜR MIKROBIOLOGISCHE UNTERSUCHUNGEN

Materialabnahme und Versand für mikrobiologische Untersuchungen sollte immer in Absprache mit dem jeweiligen mikrobiologischen Labor durchgeführt werden.
Die Prozesse sollten sinnvollerweise in Anlehnung an die Empfehlungen der Fachgesellschaften geregelt werden.

Die Untersuchungsmaterialien müssen korrekt abgenommen werden, um eine aussagekräftige Befundung zu ermöglichen. Es ist also wichtig, dass das Material
- vom Infektionsort
- zum richtigen Zeitpunkt
- möglichst vor Verabreichung von Antibiotika
- in geeigneten Transportbehältern
- nach den Bestimmungen des Postversandes
- mit richtig ausgefülltem Begleitschein

an das Untersuchungslabor eingesandt wird.

Beim Umgang mit Untersuchungsmaterial ist immer darauf zu achten, dass *jede Probe als potentiell infektiös* zu betrachten ist. Es ist dabei egal, ob beim Patienten eine Infektionskrankheit bekannt ist oder nicht!
Es gilt daher die Regel, dass beim Hantieren mit Untersuchungsmaterial immer Handschuhe zu tragen sind!

Die korrekte Gewinnung und der rasche Transport im richtigen Versandmedium spielen eine wesentliche Rolle.
Eine *Fehlerquelle* stellt eine unzureichende Kennzeichnung der Materialien und mangelhaftes Ausfüllen der Überweisungen dar.
Für manche Fragestellungen (Gonokokken, Anaerobier u.a.) kann die Verwendung von speziellen Transportmedien (Rücksprache mit Labor) erforderlich sein.

Die zwei grundlegenden **NACHWEISMÖGLICHKEITEN** für einen Erreger sind:
- **direkter Erregernachweis**: Mikroskopie, Kultivierung, Nachweis von
    Erregerbestandteilen und/oder Stoffwechselprodukten (z.B. Toxine)
- **indirekter Erregernachweis**: verschiedene Nachweismethoden der Antikörper im Serum

Einige **Grundvoraussetzungen** für korrekten Umgang mit Untersuchungsmaterialien, welche besonders bei direktem Erregernachweis gegeben sein sollten:
- richtiger Zeitpunkt
- Material vom Ort der Infektion ohne Kontamination entnehmen
- ausreichende Menge
- geeignete Behälter und Transportmedien
- Beschriftung von Behältern und Begleitscheinen!
- Verpackung bruchfest und kontaminationssicher bzw. entsprechend den Postvorschriften

Zum richtig ausgefüllten **Begleitschein** gehören zumindest:
- Name des Patienten
- Geburtsdatum des Patienten
- Art des Untersuchungsmaterials
- der Ort der Abnahme
- das Datum und der Zeitpunkt der Abnahme
- die vorläufige Diagnose – und nicht zu vergessen –
- die bereits verordneten Antibiotika
- der Einsender des Materials.

Ein wichtiger Bestandteil in der Aussagekraft eines Befundes ist der Transport. Der Transport ist je nach Art des Untersuchungsmaterials und der gewünschten Untersuchung durchzuführen.
In jedem Fall gilt:
> *Eventuell vorhandene Erreger dürfen sich beim Transport nicht vermehren, aber auch nicht zugrunde gehen.*

Es muss daher auf:
- das Untersuchungsmaterial
- die gewünschte Untersuchung
- den Behälter
- das Transportmedium
- die Temperatur, und bei der Temperatur
- auch auf die Jahreszeit

geachtet werden.

ALLGEMEINES

Mit der Handhabung von Blut, Sekreten und tritt immer wieder das Problem einer Infektion in den Vordergrund. Dies sollte kein Problem sein, da bei der Handhabung von Untersuchungsmaterialien **immer Handschuhe** zu tragen sind. Jedes Untersuchungsmaterial gilt wie bereits erwähnt als infektiös.
Besteht bei der Abnahme der Proben die Gefahr, dass Material verspritzt wird, ist ein Gesichtsschutz zu tragen.
Verletzungs- und Infektionsgefahr besteht bei verletzungsgefährdenden Gegenständen und bei Nadelstichverletzungen. Aus diesem Grund dürfen **Nadeln niemals in die Schutzhülle zurückgesteckt** werden, sondern sind wie alle anderen verletzungsgefährdenden Gegenstände in durchstichfesten Behältern zu entsorgen.
Die Entsorgung von Untersuchungsmaterial wird von den Labors nach den einschlägigen Bestimmungen durchgeführt.

Von Labor zu Labor werden verschiedene Begleitscheine verwendet. Wichtig ist, dass Formulare genau, vor allem mit den zu Beginn genannten Daten ausgefüllt sind. Bei Unklarheiten halten Sie Rücksprache mit Ihrem klinischen oder bakteriologischen Labor, denn so können Sie eventuell zu einer schnelleren Befundung beitragen!

ABSTRICHE

Sind eine oftmals durchgeführte Möglichkeit der Probengewinnung. Abstreichen mittels eines sterilen Watteträgers, Einsendung in einer sterilen Hülse.
Eine eventuelle kurzzeitige Aufbewahrung soll bei Verwendung eines Transportmediums bei Raumtemperatur erfolgen.
Untersuchung von Rachenabstrichen, Vaginalabstrichen, Wundabstrichen etc.
Eiter evtl. aspirieren und in verschlossenen Einmalspritzen einsenden (ohne Nadel!).

Die Materialentnahme ist wie folgt durchzuführen:
- Oberflächensekret zur Beseitigung von Sekundärkeimen entfernen.
- Material aus der Tiefe der Läsionen entnehmen.
- Bei Fisteln erstes austretendes Sekret verwerfen, erst die folgende Flüssigkeit verwenden, spärliches Sekret mit steriler Öse aus der Tiefe entnehmen.
- Abszesse: Inhalt möglichst vor chirurgischer Eröffnung entnehmen; z.B. mit Spritze nach gründlicher Desinfektion der Einstichstelle. Spritze verschlossen, aber ohne Kanüle einsenden.

Bei der Untersuchung von Körperregionen auf Staphylococcus aureus (Nasen- oder Perinealabstriche) ist nach dem Abstreichen auch die Einbringung der Tupfer in flüssige Staphylokokkenanreicherungsmedien möglich.

PUNKTATE sind wie Abstriche bzw. flüssige Materialien handzuhaben.

AUSSTRICH

Ausstrichpräparate sind zum direkten Erregernachweis unter dem Mikroskop geeignet.
Z. B. kann Eiter auf einem Objektträger zu einem dünnen Film ausgestrichen werden und nach Trocknung dem Labor übersandt werden.

BLUTKULTUR

Für die Gewinnung einer Blutkultur stehen verschiedene Systeme zur Auswahl, auch sind die Verfahren in den einzelnen Labors durchaus unterschiedlich.
In den meisten Fällen werden direkt vom Patienten aerobe und anaerobe Blutkulturflaschen beimpft, welche warmgehalten schnellstens ins Labor gebracht bzw. sogleich bebrütet werden sollten (nicht kühlen!).
Empfehlenswert ist ein vorheriges Anwärmen auf Körpertemperatur.
Vor der Abnahme ist auf eine korrekte Hautdesinfektion und die Desinfektion des Gummistopfens des Kulturgefäßes zu achten, da sonst häufig Kontaminationen der Fall sind.

Das Probenvolumen beträgt bei Kindern etwa 1–5 ml, bei Erwachsenen 2–10 ml. Kein Nativ- oder Zitratblut einsenden!

Die Anzahl der Proben lässt sich limitieren, da mit einer einzigen Blutkultur innerhalb von 24 Stunden bis zu 80% der Bakteriämien erfasst werden können, mehr als drei Proben pro Tag sind nicht erforderlich.
Der günstigste Entnahmezeitpunkt ist der Fieberanstieg, wobei zwei Blutkulturen im Abstand von einer Stunde vor Antibiotikagabe in den weitaus meisten Fällen ausreichend sind.

Die Abnahme sollte nicht über einen bereits liegenden Katheter erfolgen, falls dies geschieht, zusätzlich eine blande periphere Vene punktieren.
Eine Hautdesinfektion unter Einhaltung der Einwirkzeit sei nochmals erwähnt.

Wir unterscheiden:
- aerobe Blutkulturflaschen und
- anaerobe Blutkulturflaschen.

Je nach Herstellerfirma gibt es getrennte Flaschen für aerobe und anaerobe Krankheitserreger, weiters gibt es Flaschen, wo für anaerobe und aerobe Krankheitserreger nur eine Flasche zu verwenden ist.
In der aeroben Blutkulturflasche werden Krankheitserreger wachsen, welche Sauerstoff benötigen und in der anaeroben Flasche werden Krankheitserreger zu finden sein, welche keinen Sauerstoff benötigen.
Es ist daher darauf zu achten, wenn ein getrenntes System, also zwei Flaschen verwendet werden, dass in die anaerobe Flasche möglichst kein Sauerstoff gelangt. Dies ist am besten mit einer direkten Blutabnahme (Vakuumsystem) durchführbar.

Die Blutkulturflaschen sind unbeimpft bei Raumtemperatur zu lagern und nach Beimpfen in den Brutschrank zu bringen.
Bei längeren Transportwegen ist darauf zu achten, dass die Blutkultur so rasch wie nur möglich in das bakteriologische Labor gebracht wird! Die weitere Verarbeitung erfolgt von Labor zu Labor unterschiedlich, je nach Blutkultursystem. Die Blutkulturflaschen werden nach Einlangen im bakteriologischen Labor in einen Schüttelbrutschrank gebracht und täglich bzw. laufend kontrolliert.

Häufige Vorgangsweise: Wenn die Blutkultur nach 24 Stunden negativ ist, bleibt diese weiterhin im Schüttelbrutschrank. Wird am 5. Tag noch immer ein negatives Ergebnis angezeigt, wird von der Blutkultur eine Gram-Färbung angefertigt und das Ergebnis dem Einsender mitgeteilt. Die Blutkultur wird weitere 2 Tage geschüttelt und kontrolliert, da Anaerobier bis zu 7 Tage und mehr zum Wachsen brauchen. Nach 7 Tagen wird, bevor die Blutkultur ausgeschieden wird, meist nochmals eine Gram-Färbung angefertigt.
Bei *positivem Ergebnis* wird die Abteilung sofort telefonisch verständigt und die Blutkultur weiterverarbeitet.

Auch mittels Computer können Blutkulturen überwacht werden. In diesem Fall werden die Daten der aeroben und anaeroben Blutkulturflaschen im PC eingegeben und anschließend werden die Flaschen liegend in den Brutschrank gegeben. Wenn eine Blutkultur positiv ist, wird dies sofort am PC angezeigt.

Es sollte schon bei „verdächtigen Patienten", v.a. mit unklaren Fieberschüben, gleich bei der Aufnahme eine Blutkultur abgenommen werden.
Häufig werden in Blutkulturen folgende Erreger gefunden: Staphylococcus aureus, Escherichia coli, Klebsiella sp., Staphylococcus epidermidis, Enterokokken, Pseudomonas sp., Candida sp..

BLUT FÜR SEROLOGISCHE UNTERSUCHUNGEN

Meist 5–10 ml Nativblut oder 2–3 ml Serum in sterilen Kunststoffröhrchen.
Keine Beimengung von gerinnungshemmenden Substanzen.
Oft wird die Einsendung einer zweiten Probe nach zwei Wochen erforderlich.

HARN

Mittelstrahlharn
Die vordere Harnröhre ist normalerweise mit Bakterien besiedelt, weshalb aus der mittleren Harnportion (ohne Unterbrechung des Strahls) die Probe gewonnen wird.
Zum Auffangen der Probe sind sterile weithalsige Gefäße zu empfehlen.
Besonders bei Frauen ist ein korrektes Vorgehen zur Harngewinnung erforderlich:
Händewaschen/Spreizen der Labien/Genitalbereich von vorne nach hinten gründlich reinigen/ Mittelstrahlharn gewinnen.
Bei Männern ist ebenfalls eine Reinigung der Genitalregion (v.a. Glans penis) durchzuführen.
Ein Harnwegsinfekt besteht üblicherweise bei Keimzahlen von/über 10^5 KBE (koloniebildende Einheiten).
Bei Säuglingen und Kleinkindern erfolgt die Harngewinnung mit Einweg-Plastikklebebeutel bzw. Katheter. Diese Einwegplastikbeutel sind nicht steril und deshalb ist am Begleitschein die Abnahmeart festzuhalten!

Katheterharn
Abnahme mittels sterilem Einmalkatheter. Die Durchführung hat unter denselben Gegebenheiten wie das Setzen eines Verweilkatheters zu erfolgen.
Bei einem Blasenverweilkatheter ist der Harn nicht aus dem Beutel zu entnehmen, sondern durch Punktion der dafür am geschlossenen Ableitungssystem vorgesehenen Stelle (Desinfektion!).
Keimzahlen bei Erwachsenen ab 10^5 (bei Kindern ab 10^4) gelten in der Regel als Ausdruck einer Infektion. Bei Keimzahlen bis etwa 10^3 ist diese nicht im pathologischen Bereich, mehrere Erreger in einer Probe sind gewöhnlich Zeichen für eine Kontamination bei der Harngewinnung. Diese Werte bedürfen ggf. einer Kontrolluntersuchung. Eine Möglichkeit, den Harn kontaminationsfrei zu gewinnen, besteht in der Gewinnung von Punktionsharn. Falls Nativharn abgenommen wird, sollte dieser auf schnellstem Weg möglichst bei Kühlschranktemperatur (4°C) ins Labor gebracht werden. Es hat sich jedoch vielfach eingebürgert, den Harn direkt auf Nährmedien aufzubringen (Eintauchnährmedien). Diese können in beimpftem Zustand möglichst kurze Zeit bei Raumtemperatur oder Bebrütungstemperatur gelagert oder transportiert werden.
Beachten Sie, dass die Nährböden nicht ausgetrocknet sind.
Für eine Untersuchung auf Tuberkulose wird „24-Stunden-Sammelharn" bzw. dreimal „Morgenharn" nativ eingesandt.

KATHETER – KATHETERSPITZEN

Katheterspitzen, Drainspitzen etc. werden in sterilen Transportgefäßen eingesandt.
Hierzu stehen verschiedene Einsendemöglichkeiten zur Verfügung, wobei das Material meist entweder in einem Transportmedium oder bereits in einem Kulturmedium ins Labor gelangt.

LIQUOR

Lumbalpunktion ist unter sterilen Bedingungen (Hautdesinfektion!) durchzuführen.
Den Liquor in sterile Röhrchen oder Transportmedien geben und so rasch wie möglich (sofort) und warmgehalten ins mikrobiologische Labor bringen.
Im Notfall können zur Einsendung auch Blutkulturflaschen verwendet werden.

SPUTUM

Sputum (Auswurf) ist ein schlechtes Untersuchungsmaterial, da es im Oropharynx unvermeidbar mit Rachenkeimen kontaminiert wird.
Vorgehen: Morgensputum vor dem Essen und nach Ausspülen und Gurgeln mit Leitungswasser, Abhusten aus den tieferen Atemwegen, Speichel ist unbrauchbar.
Provoziertes Sputum kann man erreichen, indem man den Patienten einige Minuten mit etwa 10%iger Kochsalzlösung (vernebelt) inhalieren lässt, bzw. mit Physiotherapie oder Lagerungsdrainage Sputum zu gewinnen versucht. Mittels Bronchoskopie gewonnenes Sekret ist meist aussagekräftiger. Das Sputum wird meist direkt in ein verschließbares Versandgefäß gegeben und so bald als möglich ins Labor versandt; langes Stehen lassen ist zu vermeiden.
Bei Verdacht auf Tuberkulose wird meist an 3 aufeinander folgenden Tagen je eine Probe abgegeben.

STUHL

Eine etwa erbsengroße Probe (1–2 ml) wird in ein möglichst fest verschließbares, sauberes Gefäß gegeben. Rascher Transport in das Labor bei Raumtemperatur, bei Virusfragestellung evtl. gekühlt. Zum Nachweis von Protozoen sollte die Probe etwa walnussgroß sein. Zum Ausschluss einer bakteriellen oder parasitären Erkrankung des Gastrointestinaltraktes sind mindestens drei verschiedene Stuhlproben erforderlich. Bei gezielten Fragestellungen ist eine Kontaktaufnahme mit dem Labor zielführend.

Bei der **Abnahme der Stuhlprobe** ist zu beachten:
Der Patient soll Stuhl in einem sauberen, von Desinfektionsmittelrückständen freien Gefäß bzw. im WC absetzen. Wenn der Patient selbst den Stuhl entnimmt, muss der Patient über den Grund und die Art bzw. Durchführung der Stuhlprobenentnahme genau informiert werden. Wenn der Patient keinen Stuhl absetzen kann, kann auch ein Analabstrich abgenommen werden.

Im Stuhl können v.a. **Bakterien** *wie Salmonella, Shigella, Yersinia, Campylobacter* vorkommen.

Schwerer nachweisbar können folgende Erreger sein:
- *Staphylococcus aureus*: bildet Toxine, welche im Darm wirksam werden. Eine Keimzahl von 10^6–10^7 ist meist pathogen.
- *Bacillus cereus*   - *Clostridium perfringens*   - *Clostridium difficile*

Auch **Viren** werden in Stuhlproben gefunden, z.B.:
- *Rota-Viren*   - *Adenoviren*   - *Hepatitis-A-Virus*   - *Polio-Virus*   - *Coxsackie-Virus*

Zur Untersuchung von Stuhl auf **Parasiten** wie:
- *Amöben*   - *Giardia lamblia*   - *Kryptosporidien*   - *Larven*
wird ca. 1–10 g körperwarmer Stuhl an das bakteriologische Labor eingesandt.

Bei Verdacht auf Würmer oder Wurmeier wird oft die „Tixoband"-Methode für einen mikroskopischen Nachweis durchgeführt, und der Streifen eingeschickt.
Auf Grund der vielen möglichen Erreger ist, wie schon erwähnt, wichtig, das Begleitschreiben genau und vor allem mit Fragestellung auszufüllen!

UMWELTHYGIENE

DER MENSCH IN SEINER UMWELT

Die wissenschaftliche Analyse der menschlichen Umwelt wird laufend durchgeführt. Besonders hervorgehoben muss werden, dass die menschliche Umwelt mit den Umwelten der Mikroorganismen, Pflanzen und Tiere in den Ökosystemen untrennbar verbunden ist.
Verschiedenste Lebewesen haben Platz in einem so genannten ÖKOSYSTEM und verschiedenste Faktoren beeinflussen dieses Ökosystem.

Die wirkenden Einflüsse (Faktoren) sind über längere Zeiträume **Veränderungen** unterworfen, die in den Ökosystemen vorhandenen Lebewesen natürlich ebenfalls.

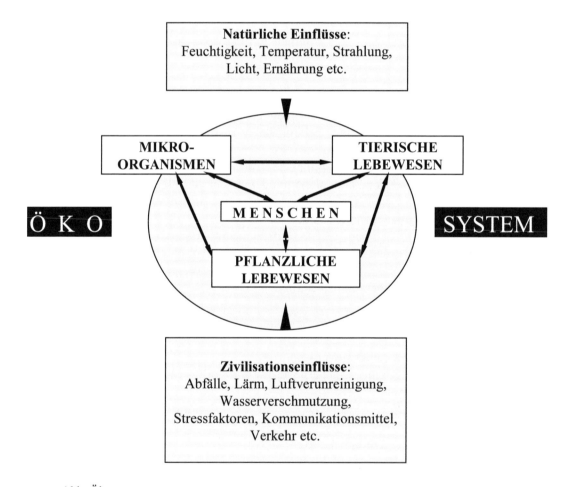

Abb. Ökosystem

Diese Lebewesen können sich jedoch nicht unbegrenzt an die verändernden Einflüsse anpassen und sind daher der einschränkende Bestandteil im Ökosystem.

Das unterschiedliche Ausmaß und die Fähigkeit der Ökosysteme, sich eingeschränkt zu verändern, werden auch als *Pufferkapazität* bezeichnet.

Der Mensch löst durch seine Veränderungen der Lebensräume eine Gefährdung des dynamischen Gleichgewichtes vieler Ökosysteme aus.

Da eine gegenseitige Beeinflussung und Abhängigkeit der Lebewesen im Ökosystem besteht, verursachen die daraus resultierenden Beeinträchtigungen möglicherweise katastrophale Auswirkungen.

Für die Anpassung an Veränderungen, für die eine hohe Pufferkapazität erforderlich ist, werden von den Ökosystemen bzw. den Lebewesen oft Jahrhunderte benötigt. Es besteht jedoch die Gefahr, dass durch die rasante Entwicklung v.a. auf technischem Gebiet zu wenig Zeit für die Anpassung gegeben ist. Diese oft sehr schnellen und extremen Veränderungen bedeuten große **Gefahren** für die Ökosysteme, da die verschiedenen Einflussnahmen des Menschen meist nicht mehr rückgängig zu machen sind. Als Beispiele können hier vor allem die oft großräumigen Eingriffe durch Bodenversiegelung (z.B. Beton, Asphalt), Abbau diverser Rohstoffe, Kunststoffe, Umweltverschmutzung allgemein etc. genannt werden.

Diese Veränderungen führen zu einer nicht umkehrbaren **Destabilisierung** der Ökosysteme und zu unwiederbringlichem Verlust der Artenvielfalt.

LUFT

ZUSAMMENSETZUNG/PHYSIKALISCHE PARAMETER DER LUFT

Stickstoff 78 Vol.%
Sauerstoff 21 Vol.%
Kohlendioxid 0,03 Vol.%
Edelgase (Helium, Neon,...), Spuren von CO, Ozon, Wasserstoff, Methan etc. 0,9 Vol.%
Unterschiedliche Menge von Wasserdampf von fast 0 bis ca. 5%.

An natürlichen Anteilen können in der Luft auch organische Bestandteile, wie Bakterien, Viren, Pilze, Pollen, Samen, Flechten usw., sowie anorganische Bestandteile, wie Sand, Löss, Erde, kosmischer Staub usw., vorhanden sein.

Die Erde ist bis zu einer Höhe von 30 km von einem Luftmantel umgeben (**Atmosphäre**). In dieser ist der wichtigste Bestandteil für die Erhaltung des Lebens der **Sauerstoff** (O_2). Bei einem Sauerstoffgehalt unter 12% wird die Atmung beeinträchtigt, ein Gehalt unter 7% ist lebensgefährlich.

Das **Kohlendioxid** (CO_2) der Luft ist ab einem Gehalt von rund 10% tödlich. Bei geringeren Konzentrationen (2 bis 5%) sind Engegefühle die Folge. Die Ausatemluft enthält ca. 4% Kohlendioxid.

Eine meist ungefährliche Konzentration von Kohlendioxid ist beim Aufenthalt in Räumen unter Anwesenheit vieler Menschen gegeben. Tödliche Konzentrationen sind z.B. in Gärkellern, Futtersilos oder Bergwerken möglich (Achtung!). Die Ansammlung des Kohlendioxids erfolgt am Boden, weil das Gas schwerer ist als Luft.

Klimaveränderungen aufgrund der massiven Kohledioxidproduktion weltweit werden zwar kontrovers diskutiert, sind aber sehr wahrscheinlich. Bestrebungen zur Reduktion sind jedoch nur beschränkt erfolgreich.

Der **Stickstoff** (N) ist ein selbst ungiftiges Gas. Es fungiert eigentlich als Verdünnung für den Sauerstoff.

Den **Luftdruck** misst man mit einem Barometer. Die Maßeinheit ist Pascal (Pa) oder Millibar (mbar). – 1 mbar = 100 Pa. In Meereshöhe 1.010 mbar, 1 kg/cm², 10 t/m².

Mit zunehmender Höhe vermindert sich der Luftdruck. Dies kann zur so genannten **Höhenkrankheit** mit rascherem Atmen, allmählich schwindender Selbstkontrolle, Selbstüberschätzung und Euphorie führen, was vor allem im Gebirge schwerwiegende Folgen nach sich ziehen kann. Längerer Aufenthalt in großen Höhen bewirkt eine Zunahme der roten Blutkörperchen **(Polyglobulie).**

Eine Beeinflussung der Gesundheit erfolgt auch durch **zu hohen Luftdruck**. Beispielsweise kann dies bei Arbeiten in Caissons (luftdichte Kammern bei Unterwasserbauten) oder bei Verwendung von Tauchgeräten vorkommen: Bei zu schnellem Aufstieg in normalen (niederen) Luftdruck kann es zur **Gasembolie** kommen, weil die Luft nicht mehr über die Lunge abgeatmet werden kann (Taucher!).

LUFTSCHADSTOFFE/LUFTVERUNREINIGUNGEN

Definition der WHO (Weltgesundheitsorganisation) für Luftverunreinigungen:
„Luftverunreinigung liegt vor, wenn sich ein luftverunreinigender Stoff oder mehrere in solcher Menge und solange in der Atemluft befinden, dass sie für Menschen, Tiere, Pflanzen oder Eigentum schädlich sind, zur Schädigung beitragen oder das Wohlbefinden oder die Besitzausübung unangemessen stören können."

Weitere Definitionen:

Emission: Abgabe fester, flüssiger oder gasförmiger Stoffe in die Luft – Emittent.
Immission: Zuführung von luftverunreinigenden Stoffen in Bodennähe.
Aerosole: feinste Verteilung in einem gasförmigen Verdünnungsmittel im Schwebezustand kleiner als 5 µm → Lungen – Alveolen! (1/100.000 m)
Smog: smoke + fog = giftiger Rauchnebel

Die Luftverschmutzung bedroht den Menschen und seine Umwelt. Welche Hauptvertreter an Luftschadstoffen sind bekannt, woher kommen sie und wie kann man sie verhindern?

KOHLEN(STOFF)MONOXID – CO

Kohlenmonoxid wird bei jeder unvollständigen Verbrennung (auch bei der Zigarette) freigesetzt und ist geruchlos und geschmacklos. Es hat eine große Affinität zum Hämoglobin, das heißt, das Hämoglobin bindet das Kohlenmonoxid wesentlich stärker als den Sauerstoff (CO-Hb). Deshalb kommt es ab 3% CO-Hb zu Beeinträchtigungen des Zentralnervensystems, ab 30% zur Beeinträchtigung der Urteilskraft, ab 60% zu Bewusstlosigkeit, ab 80% CO-Hb kommt es zur inneren Erstickung.
Erhöhte CO-Hb-Konzentrationen im Blut schwangerer Frauen (Raucherinnen oder Mitraucherinnen) können die Entwicklung des Fetus (ab 3. Schwangerschaftsmonat) deutlich beeinträchtigen.
Kohlenmonoxid ist also ein **echter Giftstoff**, weil das lebensnotwendige Hämoglobin ausgeschaltet wird. Die Einwirkung kleinerer Mengen über längere Zeit hat meist Kopfschmerzen zur Folge, wobei natürlich nicht jeder Mensch gleich empfindlich reagiert.
Verursacher für Kohlenmonoxid sind hauptsächlich der Hausbrand, Kraftfahrzeuge, Tabakrauch etc.
Die Schadstoffemission an Kohlenmonoxid ist in Österreich insgesamt rückläufig, wobei die geringsten Reduktionen bei den Kleinverbrauchern (Haushalte etc.) zu verzeichnen sind.
Immissionsgrenzwert: 8-Stunden-Mittelwert 10 mg/m³.

SCHWEFELDIOXID – SO_2

Die Erzeugung von Schwefeldioxid ist vor allem mit der Verbrennung von Kohle und Ölen verbunden, weiters tragen die Eisen- und Stahlindustrie sowie die chemische Industrie zur Entstehung bei. Fast die Hälfte der Emissionen geht auf die Industrie, fast ein Drittel jedoch auf die Kleinverbraucher (Private Haushalte vor allem) zurück.
Es ist gut wasserlöslich und kann messtechnisch leicht erfasst werden Es ist ein guter Indikator für das Ausmaß der Belastung der Luft mit Schadstoffen insgesamt und hat maßgeblichen Anteil am so genannten sauren Regen. Damit können u.a. Schäden an Gebäuden und saure Böden gefördert werden. Zusammen mit Ammoniak erhöht sich mit Schwefeldioxid auch die Feinstaubbelastung. In höheren Konzentrationen hat Schwefeldioxid negative Auswirkungen auf die Atmung und auf Pflanzen.
Symptome beim Menschen: Krämpfe der Bronchien, Entzündungen und Reizungen der Atemwege, Beeinträchtigung der Infektabwehr im Atemwegsbereich etc. Katastrophensituationen entstehen insbesondere in Ballungsräumen bei einer so genannten Inversionswetterlage.
Immissionsgrenzwert: Halbstundenmittelwert 200 µg/m³.

Inversionswetterlage (Inversion = Umkehrung):
Die Temperatur nimmt mit der Höhe zu. Es herrscht meist eine stabile Wetterlage. Durch Aufgleiten von Warmluft kommt eine Warmluftmasse über einer flachen Kaltluftmasse zu liegen. Die normale Temperatur-

abnahme mit zunehmender Höhe ist invertiert. Rauch und Schadstoffe werden daher nicht abtransportiert und nicht verdünnt. Die Folge ist die Anreicherung von Luftschadstoffen zu gefährlichen Konzentrationen. In Österreich kommt diese Wetterlage häufig vor allem in Graz, Klagenfurt, Linz und im Inntal vor.

Tödliche Folgen können solche Situationen vor allem bei geschwächten Personen, wie chronisch Asthmakranken und Herzleidenden haben. Gründe dafür sind das Erschweren der Lungendurchblutung und die höhere Herzpumpleistung, weshalb ein vorgeschädigtes Herz versagt und ein tödlicher Ausgang möglich ist.

Die Schadstoffemission an Schwefeldioxid in Österreich reduzierte sich in den letzten Jahren merklich.

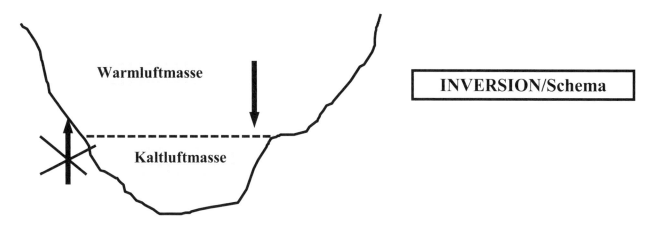

Abb. Inversion/Schema

STICK(STOFF)OXIDE – NO_X

NO und NO_x sind so genannte nitrose Gase. Diese entstehen bei allen Verbrennungsprozessen – vor allem unter erhöhtem Druck – aus dem Stickstoff. Der größte NO_x-Emittent ist der Kfz-Verkehr.
Die Schadstoffemission an Stickoxiden in Österreich reduzierte sich von 0,23 (1980) auf 0,169 (1996) Mio. Tonnen. Seit 1999 steigen die Stickoxidemissionen jedoch wieder an.
NO_2 ist noch ungünstiger als NO. Das **Reizgas NO_2** beeinträchtigt die Funktion von Atemwegen und Lunge und vermindert dadurch die Infektabwehr im Respirationstrakt. Stickoxide sind an der Smogbildung (photochemisch) und an der **Entstehung des sauren Regens** beteiligt.

GRENZWERTE NO_2		
Voralarm	0,35 mg/m³	Dreistundenmittelwert (gleitend)
Smogalarm 1	0,60 mg/m³	Dreistundenmittelwert (gleitend)
Smogalarm 2	0,80 mg/m³	Dreistundenmittelwert (gleitend)
Überschreitungen gem. Immissionsschutzgesetz-Luft: Halbstundenmittelwert (HMW) > 0,2 mg/m³		

GRENZWERTE SO_2 und STAUB			
	SO_2	Staub	
Voralarm	0,4 mg/m³	0,6 mg/m³	Dreistundenmittelwert (gleitend)
Smogalarm 1	0,6 mg/m³	0,8 mg/m³	Dreistundenmittelwert (gleitend)
Smogalarm 2	0,8 mg/m³	1,0 mg/m³	Dreistundenmittelwert (gleitend)
Überschreitungen gemäß Immissionsschutzgesetz-Luft: SO_2: Halbstundenmittelwert (HMW) > 0,20 mg/m³ oder Tagesmittelwert > 0,12 mg/m³ Staub: Tagesmittelwert > 0,15 mg/m³			

FLÜCHTIGE KOHLENWASSERSTOFFE OHNE METHAN – CH/NMVOC

Kohlenwasserstoffe entstehen bei unvollständigen Verbrennungen von organischen Substanzen wie z.B. Holz oder Kohle bzw. durch Verdunstung von Lösemitteln und Treibstoffen. Die ganze Dimension der

Wirkung steht noch nicht fest, der Beitrag zur Ozonbildung ist jedoch gegeben. Benzol ist eine der schädlichsten Substanzen dieser Gruppe.

OZON – O_3

Die **Ozonschicht** in 15 bis 50 km Höhe ist für uns lebenswichtig. Sie schützt uns vor schädlichen Anteilen der UV-Strahlung. Ozon in der Atemluft erweist sich allerdings als **Schadstoff**. Es bildet sich überwiegend im Sonnenlicht aus CH, NO_x, CO und anderen Schadstoffen, interessanterweise nicht unbedingt am Entstehungsort (in Ballungszentren), sondern oft in eher waldreichen Gebieten.

Ozon ist ein **starkes Reizgas**, insbesondere für die Atemwege und die Augenbindehaut. Bereits eine Konzentration von 1 cm^3 in 10 m^3 Luft kann die Atemwege negativ beeinflussen. Bei körperlichen Belastungen treten die Reizerscheinungen und Schädigungen verstärkt auf. Kleinkinder und vorgeschädigte Menschen sind besonders gefährdet. Es treten Veränderungen der tiefen Atemwege und eine Herabsetzung der Abwehrfunktion in den Atemwegen auf. Dies führt zu Entzündungen, Bronchialkrämpfen und Verschlechterungen von Grundkrankheiten an Herz und Lunge. In geschlossenen Räumen ist man relativ sicher, da das Ozon darin schnell zerfällt (ca. ein Fünftel der Außenkonzentration).

Laufend werden Berichte über die aktuelle Ozon-Belastung in Zeitungen, Rundfunk, Teletext etc. veröffentlicht.

WARNWERTE OZON		
seit 2003		
Informationsschwelle	1-Stunden-Mittelwert 180 µg/m³	
Alarmschwelle	1-Stunden-Mittelwert 240 µg/m³	
Überschreitungen gemäß Immissionsschutzgesetz-Luft: 8-Stunden-Mittelwert > 0,11 mg/m³		
Zielwerte für den Schutz der menschlichen Gesundheit: Achtstundenmittelwert 120 µg/m³ in 3 Jahren an nicht mehr als 25 Tagen pro Kalenderjahr überschritten		
WARNWERTE vormals		
Vorwarnstufe	0,2 mg/m³	Dreistundenmittelwert (gleitend)
Warnstufe 1	0,3 mg/m³	Dreistundenmittelwert (gleitend)
Warnstufe 2	0,4 mg/m³	Dreistundenmittelwert (gleitend)

STAUB

Verschieden große Gefährdung durch unterschiedliche Partikelgröße und vor allem durch unterschiedliche biologische Wirksamkeit. Staub ist insbesondere deshalb kritisch, da er zum Überträger von Luftschadstoffen werden kann.
Wesentliche Emittenten sind Industrie, Landwirtschaft, Verkehr und Kleinverbraucher. Eine bedeutende Belastungsquelle ist auch die Aufwirbelung von Straßenstaub.
Feinstaub: Umfassende Messdaten existieren in Österreich erst seit 2002. Hauptverursacher sind Straßenverkehr und Hausbrand.

WEITERE LUFTSCHADSTOFFE

Persistente organische Schadstoffe (POPs) sind schwer abbaubar und reichern sich in Menschen an, da sie fettlöslich sind. Vor allem polyzyklische aromatische Kohlenwasserstoffe (PAH), Dioxine, Furane und polychlorierte Biphenyle schädigen das Immun- und Fortpflanzungssystem.

Fluor: Verunreinigungen durch Fluor treten vor allem in Industriegebieten auf. Eine übermäßig hohe Aufnahme von Fluor führt zur sogenannten Fluorose, die sich v.a. in Knochenveränderungen äußert.

Blei beeinträchtigt die Neubildung von Zellen im Blut, weiters auch das Zentralnervensystem und die Nebennierenrinde. Die Aufnahme von Blei über die Lunge beträgt 80% gegenüber dem Darmtrakt mit 5–10% und ist daher weit gefährlicher. Für Blei gibt es einige Hauptquellen: Pestizide, chemische Industrie, Mülldeponien etc. Als Treibstoffzusatz hat es erfreulicherweise kaum mehr Bedeutung, der Einsatz bleifreier Treibstoffe erweist sich als äußerst günstig.

Cadmium: Bei chronischer Belastung treten Nierenschäden auf, bei akuter Schädigung wird vor allem die Lunge gestört. Cadmium hat auch karzinogene und mutagene Wirkungen.

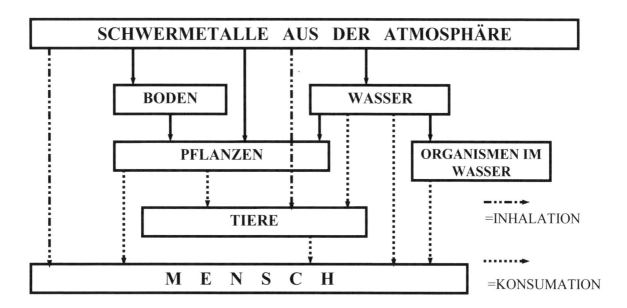

Abb.: Gefährdung des Menschen durch Schwermetalle aus der Atmosphäre

STRAHLUNG

Natürlicherweise kommt die Strahlung hauptsächlich von der **Sonne,** wogegen die **kosmische Strahlung** hauptsächlich aus den fernen Regionen des Kosmos stammt. Ein großer Teil der Sonnenstrahlen gelangt nicht bis zur Erde.

STRAHLUNGSARTEN

- *Sichtbares Licht* hat eine Wellenlänge von 380–780 nm (Nanometer).
- *Infrarote Strahlen* (über 780 nm) sind Mitursache für den Sonnenstich. Durch das Kohlendioxid in der Luft werden die reflektierten Infrarot-(Wärme-)-Strahlen am Abstrahlen gehindert; dadurch entsteht der **Glashauseffekt.**
- *Ultraviolette Strahlen* (unter 380 nm) führen zu Hautreizungen, zuviel bewirkt z.B. Sonnenbrand.
  UV/A (380–315 nm) werden z.B. in Bräunungsstudios ausschließlich angewendet.
  UV/B (315–280 nm) und UV/C (280–100 nm) können Leben abtöten.
  Durch die Ozonschicht in den obersten Luftschichten werden die stark schädigenden UV/C-Strahlen von der Erde größtenteils abgehalten. Durch die fortschreitende Zerstörung der Ozonschicht werden u.a. Hautkrebsarten gefördert.

RADIOAKTIVE STRAHLUNG

Auf der Erde ist überall Strahlung (s.u.) gegeben. Für den Menschen gefährlich ist die vor allem in Atomreaktoren „künstlich erzeugte" zusätzliche Strahlung. Beide summieren sich dann.
   Alpha-Strahlen: Heliumkern, daher große Masse → werden bereits von der Haut absorbiert.
   Beta-Strahlen: Elektronen (–)/Positronen (+) → dringen tiefer ins Gewebe ein
   Gamma-Strahlen sind energiereiche elektromagnetische Strahlen und dringen sehr tief ins Gewebe ein bzw. durch.

Am empfindlichsten gegenüber Strahlung sind blutbildende Organe, Fortpflanzungsorgane und Augenlinsen; weiters Haut und Schilddrüse, aber auch alle anderen Organe. Es kommt zu genetischen Veränderungen.
Besonders gefährdet und anfällig ist das Ungeborene im frühen Embryonalstadium. Folgen hoher Strahlendosen sind hier meist bösartige Neubildungen, später in der Schwangerschaft besteht vor allem die Gefahr von Entwicklungsstörungen.
Bei Strahlungen sieht man sich einer Vielzahl von **Maßeinheiten** gegenüber (Curie, Becquerel, Röntgen, rad, rem, Sievert), welche hier nicht näher erläutert werden.
Bei Tätigkeiten im Strahlenbereich sind auch **im Krankenhaus unbedingt geeignete Schutzmaßnahmen** erforderlich: Bleischürzen, Bleihandschuhe, Abschirmung der Apparate etc. In Krankenhäusern kann es auch Einrichtungen zur Strahlendekontamination geben.
Bei den **Unfällen von Atomreaktoren** ist meist „menschliches Versagen" die Ursache. Zur Sicherung der Bevölkerung werden Strahlenfrühwarnsysteme organisiert und Schutzräume errichtet.
Die Republik Österreich betreibt ein **automatisches Strahlenfrühwarnsystem** zur rechtzeitigen Erkennung von Veränderungen. Bei der Angabe der Messwerte in Nanosievert pro Stunde (nSv/h) wird normalerweise die natürliche Hintergrundstrahlung erfasst. Diese unterliegt großen zeitlichen (z.B. durch Regen) und örtlichen (geologisch bedingten) Schwankungen. Die Werte liegen etwa zwischen 50 und 200 nSv/h. Der durch die natürlichen Schwankungen üblicherweise nicht zu erwartende Warnpegel wird bei 300 nSv/h erreicht.

BEISPIELE FÜR STRAHLENMESSWERTE IN ÖSTERREICH in nSv/h			
Linz	64	Dornbirn	74
St. Pölten	97	Eisenstadt	79
Salzburg	70	Innsbruck	71
Graz	109	Klagenfurt	65
Wien	77	Gmünd	95
Horn	86	Mistelbach	84

Quelle: ORF Text 23.01.2006

WETTER – KLIMA

Als **Klima** bezeichnet man alle meteorologischen Erscheinungen in einem begrenzten Gebiet innerhalb eines Jahres insgesamt. Der Zustand des Klimas zu einem bestimmten Zeitpunkt ist das **Wetter**.

KLIMAZONEN

- **Polarzonen:** durchschnittliche Jahrestemperatur unter 0°C; Tag und Nacht nicht vorhanden (helle und dunkle Jahreshälfte); gemessene tiefste Temperatur unter –85°C.
- **Gemäßigte Zonen**: durchschnittliche Jahrestemperatur 0 bis +20°C; regelmäßiges Auftreten der 4 Jahreszeiten; Einfluss der Jahreszeiten auf die Häufigkeit verschiedener Krankheiten, sowie auch auf die Sterblichkeit. Als Folge davon sind/waren in den warmen Jahreszeiten z.B. Salmonellen, Ansteigen der Säuglingssterblichkeit, in den kalten Jahreszeiten Erkältungskrankheiten, Ansteigen der Sterblichkeit alter

Menschen im Vordergrund. Innerhalb der gemäßigten Zone wird noch zwischen kontinentalem und maritimem Klima unterschieden.
- **Tropische Zonen:** durchschnittliche Jahrestemperatur über 20°C; eine Regen- und eine Trockenzeit; Seuchen, Tropenkrankheiten: Cholera, Malaria, Ruhr etc.
- **Subtropen:** 4 bis 11 Monate über, sonst unter 20°C; oft noch heißere Temperaturspitzen bis über + 70°C.

Die **Temperatur der Luft** beeinflusst den Menschen insbesondere gemeinsam mit Luftfeuchtigkeit und Luftgeschwindigkeit. **Hitzeschäden** (Hitzschlag etc.) und **Kälteschäden** (Erfrierungen v.a. im Zusammenhang mit Alkohol etc.) sind mögliche Auswirkungen.

LUFTFEUCHTIGKEIT

Bei höherer Temperatur kann die Luft mehr Wasserdampf aufnehmen als bei niedriger. Als maximale Luftfeuchtigkeit wird bezeichnet, wenn die Luft bei einer bestimmten Temperatur die maximale Dampfmenge aufgenommen hat. Im Normalfall wird jedoch nur ein niedrigerer Feuchtigkeitsgrad erreicht, was absolute Luftfeuchtigkeit genannt wird. Der Verhältniswert von absoluter zu maximaler Luftfeuchtigkeit ist die **relative Luftfeuchtigkeit**. Als Normalwert und als angenehm gelten 40 bis 60% relative Luftfeuchtigkeit bei 18 bis 20°C.

Wenn die Luft zu **feucht** ist, ist dies nicht nur unangenehm, es begünstigt bei Kälte oft Erkältungen, bei Wärme Schimmelbefall in Wohnungen (Fenster). Zu **trockene Luft** führt zu Austrocknung der Schleimhaut der Atemwege etc. und dadurch zur Begünstigung von Erkältungskrankheiten.

Von **Wind** wird gesprochen, wenn sich Luft von Gebieten, wo höherer Luftdruck herrscht, zu Gebieten, wo niedriger Luftdruck herrscht, bewegt. Verschiedene Windstärken (1–12), und verschiedene Windarten (Land-, See-, Bergwind) können gemessen und bezeichnet werden. Wind kann durch den Zu- oder Abtransport von Schadstoffen zur Verbesserung oder zur Verschlechterung der **Luftqualität** beitragen.

Die Auswirkungen von **Föhn** oder Fallwind ist nicht genau messbar, die Reaktionen individuell sehr unterschiedlich. Diese Föhnkrankheiten treten vor allem durch Gereiztheit, Kopfschmerzen etc. in Erscheinung, weiters kann eine Verschlechterung bereits bestehender, meist chronischer Erkrankungen (Herz, Lunge) beobachtet werden.

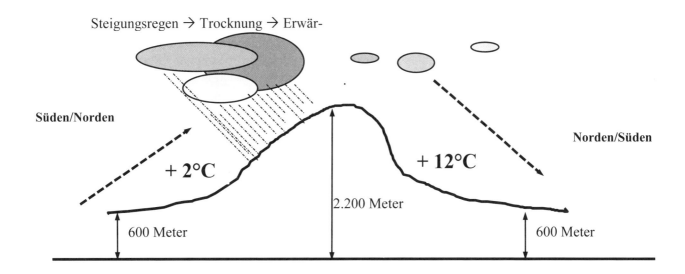

Abb.: Föhnentstehung in den Alpen, schematisch

INNENRAUMKLIMA

Wir Menschen befinden uns in unserem Leben fast ausschließlich in Innenräumen. Die Luftqualität in Innenräumen wird hauptsächlich durch den Menschen selbst und seine Tätigkeiten bestimmt.

- Vom Menschen werden laufend „Abgase", Ausatemluft, Gerüche, Wärme, Wasserdampf, Keime, Hautschuppen, Haare etc. produziert.
- Auch Passivrauchen ist gesundheitsschädlich, es führt u.a. zu Reizungen und Entzündungen des Atemtraktes sowie zu weiteren Verschlechterungen von Allergien, Lungen- und Herzkrankheiten etc. 20% der österreichischen Bevölkerung sind Passivraucher.
- Chemische Substanzen in Baumaterialien (z.B. Formaldehyd in Spanplatten, Asbest in Altbauten).
- Chemische Substanzen, welche im Haushalt Verwendung finden, werden auch im Körper nachgewiesen (Niere, Blut etc.).
- Pilzsporen in der Luft finden an feuchten Oberflächen (Fenster, Bad, WC, Regenwasser) gute Wachstumsmöglichkeiten.
- Kleine Lebewesen bzw. Schädlinge im Haushalt, wie Ameisen, Milben, Schaben etc.
- „Sick Building Syndrom": Insbesondere in vollklimatisierten Räumen kann es zu multifaktoriell verursachten Beschwerden an Augen, Nase, Haut und neurologischen Beschwerden u.a. kommen.

Erforderlich ist daher eine Stabilisierung des Raumklimas durch die richtige und überlegte Durchführung folgender Beispiele von Maßnahmen: richtig lüften (nicht Dauerlüften), richtig heizen (nicht zu warm und zu kalt, gleichmäßig), zusätzliche Feuchtigkeitsbildung vermeiden aber auch nicht zu trockene Luft, Vermeiden von völlig feuchtigkeitsundurchlässigen Tapeten und Anstrichen etc.

BODEN

Boden ist für unser Überleben von größter Bedeutung. Boden besteht aus festen, flüssigen und gasförmigen Anteilen. Die festen Anteile sind großteils Mineralteile sowie organische Substanzen. Die flüssigen und gasförmigen Anteile sind Bodenwasser und Bodenluft. Boden fungiert global als Standort für Pflanzen, Lebensraum für Tiere und Bodenbewuchs, als Filter sowie als Sammler und Speicher des Grundwassers.

Sehr wichtig für das pflanzliche und tierische Leben auf und im Boden ist der **pH-Wert**. Vorteilhaft ist ein neutraler pH-Wert (7).

Weitere wichtige Merkmale des Bodens sind die Wasseraufnahmefähigkeit und die Porosität des Bodens. *Sandböden* sind z.B. gut wasserdurchlässig sowie leicht und gut zu bearbeiten. Bei dieser Bodenart ist rasche Erwärmung und rasche Abkühlung möglich. Der Boden hat jedoch nur geringen Gehalt an Nährsalzen und ist leicht auszuwaschen. *Ton- und Lehmböden* sind relativ wenig wasserdurchlässig und das Wasser kann sich sogar stauen. Besondere Bodenformen sind z. B. *Moore*. Diese haben eine dicke Humus-Schicht und sind reich an Pflanzensäuren (sauer) etc.

LEBEWESEN DES BODENS

Im Oberboden leben verschiedene Kleintiere: Regenwürmer, Asseln, Ohrwürmer, Steinkriecher, verschiedene Käfer usw. sowie eine Unzahl von Mikroorganismen. 1 dm^3/l Boden enthält etwa 2 Regenwürmer, 12 Tausendfüßler, 300 Springschwänze, 50.000 Fadenwürmer, 1,5 Mrd. Einzeller; pro Gramm Boden sind weiters u.a. etwa 600 Mio. Bakterien und Pilze vorhanden. Die Zahl der Mikroorganismen wird allerdings mit zunehmender Tiefe geringer.

Die Lebewesen des Bodens betreiben ständig die **Zersetzung** (Humifizierung) des Falllaubes der Bäume, der Äste, anderer Pflanzenteile und Tierkadaver. Zusätzlich zu mechanischen Prozessen sind chemische Vorgänge beteiligt, bis **Humus** gebildet ist. Dieser liegt dunkel und locker über dem Unterboden und es sammelt sich leicht Wasser an. Durch Bakterien und Pilze werden abgestorbene Pflanzenreste und Tiere in **Mineralsalze** umgewandelt. Durch diesen Stoffkreislauf wird der Boden fruchtbar und kann mit den im

Wasser gelösten Mineralsalzen, die Stickstoff, Schwefel und Phosphor enthalten, **neue Pflanzen** hervorbringen.

Die **Bodenbildung** geht äußerst langsam vor sich, weshalb es wichtig ist, die Belastungen für den Boden so gering wie möglich zu halten.

Die Gliederung des Bodens wird als **Bodenprofil** bezeichnet. Der Boden wird in Horizonte (im Prinzip C-, B- und A-Horizont) eingeteilt. Ausgehend von den Bodenhorizonten erfolgt die hier nicht näher erläuterte Klassifikation des Bodens, die **Bodentypen**.

Der Boden ist an verschiedenen Stoffkreisläufen maßgeblich beteiligt: Kohlenstoffkreislauf, Sauerstoffkreislauf, Stickstoffkreislauf, Phosphorkreislauf und Schwefelkreislauf.

BELASTUNGEN FÜR DEN BODEN/BEISPIELE

- **Organischer Dünger**: Mist, Gülle, Jauche, Kompost, Klärschlamm etc.
    Der Überschuss gelangt in Oberflächengewässer und durch den Boden auch ins Grundwasser.
- **Chemische Dünger**: Stickstoffverbindungen (→ Nitrate), Phosphor, Kalium.
    Strengere Begrenzungen für die Verwendung sind sinnvoll und werden bereits umgesetzt.
- **Pflanzenschutzmittel**: Pestizide, Herbizide, Fungizide
    Es existieren diverse Verbote und Höchstmengen.
- **Schwermetalle**: Der Eintrag der Schwermetalle in den Boden erfolgt v.a. über Luft und Gewässer.
    - Cadmium löst Nierenfunktionsstörungen etc. aus.
    - Quecksilber sammelt sich v.a. in Fischen und Pflanzen an.
    - Blei reichert sich in Zähnen und Knochen an.

Weitere Veränderungen des Bodens durch den Menschen sind:
- **Bodenverdichtung** und -versiegelung durch Baumaßnahmen und die Landwirtschaft.
- **Bodenabtragungen**, Erosionen durch den Wind nach Abholzungen etc. Hiervon sind besonders Windschutzgürtel und Schutzwälder in den Bergen betroffen.
- Auslaugen des Bodens durch Monokulturen.
- **Verschiedene Chemikalien** aus Fabriken, Haushalten und der Landwirtschaft.
- Diverse weitere Verunreinigungen durch Abfälle, Abwässer, Luft etc.

Zwischen Wasser und Boden besteht ein enger Zusammenhang. Durch Überlastung des Bodens kann die Reinigung des Wassers nur mehr schlecht erfolgen, sog. „reduzierte Wässer", für die eine Aufbereitung erforderlich ist, sind die Folge.

NAHRUNG – LEBENSMITTELHYGIENE

REGELUNGEN IN ÖSTERREICH

Grundlage des Lebensmittelrechts in Österreich ist das **Lebensmittelgesetz (LMG)** aus dem Jahre 1975. Dieses Gesetz gibt einen Rahmen vor. Zielsetzung des Gesetzes ist der Konsumentenschutz vor Gesundheitsschäden und die Verhinderung der Übertragung von Krankheitserregern durch Lebensmittel.

In den letzten Jahren hat sich das **europäische Gemeinschaftsrecht** auch in diesem Bereich massiv weiter entwickelt, es wird eine weitgehende Harmonisierung des Lebensmittelrechts in allen Mitgliedsstaaten angestrebt. Zunächst wurde 2002 ein Rahmen für das EG-Lebensmittelrecht geschaffen, 2004 u. a. einheitliche Regelungen der Hygienebestimmungen im Lebensmittelbereich.

Eine Verbindungsstelle zwischen Bundesländern und Bundesministerium stellt einen einheitlichen Vollzug des Lebensmittelrechts in allen Bundesländern sicher.

Im Gegensatz zu Österreich, wo das Hauptaugenmerk auf den **präventiven Schutz des Konsumenten** gelegt wurde, steht im EU-Recht insbesondere die **Information des Konsumenten** im Vordergrund der Richtlinien und Vorschriften. Es muss gerade im freien Markt damit gerechnet werden, dass immer mehr Lebensmittel auf den österreichischen Markt kommen, die nicht unbedingt unseren Vorgaben entsprechen.

Das ist deshalb möglich, da in Europa das Prinzip der gegenseitigen Anerkennung herrscht. Dies besagt: „Ein Erzeugnis, das in einem Mitgliedsstaat rechtmäßig hergestellt und in den Verkehr gebracht worden ist, darf überall in der Gemeinschaft ungehindert verkauft werden."

Zusammenfassend ist daher äußerst wichtig, beide Prämissen nicht außer Acht zu lassen. Einerseits die Kontrollen bei Lebensmitteln und anderen Produkten und andererseits die bestmögliche Information für den Konsumenten.

GEFÄHRDUNG DURCH LEBENSMITTEL

Insbesondere in Gesundheitsbetrieben sollte auf eine ernährungsphysiologisch richtige Zusammensetzung der Verköstigung geachtet werden. Die Lebensmittel selbst müssen lebensmittelhygienisch einwandfrei sein. Sonst kann die Gesundheit durch die in ihnen enthaltenen **unbelebten oder belebten Schadstoffe** geschädigt werden.

UNBELEBTE SCHADSTOFFE

Die unbelebten Schadstoffe sind meist aus der Nahrungskette, aus der Lebensmittelproduktion und aus Behältern. In die Nahrungskette gehen sowohl zufällig Stoffe aus der Umwelt ein als auch solche, die in der Landwirtschaft gezielt eingesetzt werden (Dünger, Biozide, Masthilfen, Medikamente).

TOXISCHE METALLE

Bei den Schadstoffen aus der Umwelt haben diese eine besondere Bedeutung:
- Quecksilber: wurde erstmals bei kontaminierten Fischen nachgewiesen.
- Cadmium: kam erstmals durch Abwässer verunreinigte Reisfelder in die Nahrungskette und führt vor allem zu Nierenschäden und Skelettschäden.
- Blei: hat Knochenveränderungen und Störungen des Zentralnervensystems zur Folge.
- Arsen und Selen haben wahrscheinlich eine karzinogene Wirkung.
- Diverse weitere Schwermetalle können ebenso zu Vergiftungen führen.

BIOZIDE (Organochlorverbindungen u.a.)

Biozide werden auch als Pestizide bezeichnet und haben lange biologische Halbwertszeiten. Es existieren verschiedene Herstellungs- und Verwendungsbeschränkungen.
Weitere Kontaminationen sind möglich z.B. durch:
- PCB (polychlorierte Biphenyle) – Industrie ist Hauptverursacher
- Kohlenwasserstoffe gelangen meist über Trinkwasser in die Nahrungskette
- Radionuklide

PHARMAKOLOGISCH wirkende Stoffe

Solche Stoffe stehen vor allem in der Tierzucht in Verwendung. Verschiedene Antibiotika, Hormone, Tranquilizer, Thyreostatika etc. sind in unterschiedlichstem Umfang im Einsatz. Es gibt für die verschiedensten Substanzen bzw. Mittel diverse **Einschränkungen, Verbote oder Karenzzeiten**. Eine Karenzzeit ist die Wartezeit zwischen letzter Anwendung und Ernte/Lebensmittel-Gewinnung (bei Pflanzenschutzmitteln, Schädlingsbekämpfungsmitteln etc.).

SCHADSTOFFE können sich allerdings **auch in makellosen Lebensmitteln** befinden. Beispiele dafür sind:
- **Hydroperoxide** bei zu starkem Erhitzen von Fetten in Gegenwart von O_2 (Frittieren).
- **Karzinogene**: möglich in stark geräucherten und gegrillten Lebensmitteln.

BELEBTE SCHADSTOFFE

Viele **Giftstoffe** kommen **von Natur aus** in Pflanzen vor. Einige sind für den Menschen nur bei Rohgenuss gefährlich, andere werden auch durch Kochen nicht zerstört. Ein Beispiel stellt das in rohen Kartoffeln vorkommende Solanin dar, welches Vergiftungen bis zur Atemlähmung hervorrufen kann.

Mykotoxine, also Pilzgifte, werden unter anderem durch Schimmelpilze gebildet, die sich auf den Lebensmitteln vermehren können. Diese Pilze können Stoffwechselprodukte bilden, die für Mensch und Tier giftig sind, die sogenannten Mykotoxine. Als Beispiele kann Aspergillus hervorgehoben werden, der das Gift Aflatoxin bildet. Mykotoxine treten insbesondere durch karzinogene sowie nephrotoxische und hepatotoxische Wirkungen in Erscheinung. – *Verschimmelte Lebensmittel wegwerfen!*

Auch giftige **Tiere, Einzeller und Algen** können in Lebensmitteln als belebte Schadstoffe vorkommen.

BAKTERIEN ALS KRANKHEITSERREGER

Lebensmittel stellen einen hervorragenden Nährboden dar, in dem sich auch eine ursprünglich geringe Keimzahl sehr rasch um ein Vielfaches vermehren kann.

- Als belebte Schadstoffe haben Bakterien eine große Bedeutung, wobei nach wie vor **Salmonellen** als Krankheitserreger im Vordergrund stehen. Typhus-Salmonellen stammen nur vom Menschen, Paratyphus-Salmonellen können auch tierischer Herkunft sein. Die Übertragung erfolgt vor allem durch kontaminiertes Trinkwasser. Über 2.000 verschiedene **Enteritis-Salmonellen** (Salmonella enteritidis) sind in unseren Breiten die häufigsten Erreger von **Toxi-Infektionen**. Die Kontamination erfolgt primär über das Fleisch verschiedener Tiere oder sekundär durch Kreuzinfektionen bei mangelnder Küchenhygiene. Der Krankheitsverlauf geht nach einer Inkubationszeit von 5 bis 72 Stunden oft mit Kopfschmerzen, Erbrechen, Durchfällen und Fieber bis 38°C einher. Die Dauer ist meist auf zwei Tage beschränkt. Bei einer Toxinbildung in den Lebensmitteln kann die Erkrankung nicht mehr verhindert werden, da das Toxin hitzestabil ist.
- Die Übertragung von **Shigellen** ist bei uns seltener.
- Darmpathogene **Escherichia coli**-Typen (v.a. EHEC, Enterohämorrhagische E. coli) kommen insbesondere in Ländern mit schlechten Hygieneverhältnissen, aber auch in Mitteleuropa immer wieder, vor. Die Übertragung erfolgt hauptsächlich durch rohe Milch und rohes Fleisch.
Es gibt noch viele weitere Erreger von gastroenteritischen oder enterokolitischen Krankheitsbildern. Auch Opportunisten können solche Krankheitsbilder hervorrufen. Opportunisten sind Erreger, die nur bei immungeschwächten o.ä. Personen zu einer Erkrankung führen.
- Bakterielle **Lebensmittel-Intoxikationen** werden unter anderem durch Staphylococcus aureus und Clostridien ausgelöst.
- Viren (Hepatitis A, Rota-Viren etc.) sowie Schimmelpilze, Hefen, Parasiten, Protozoen (Ruhr) und Würmer können zu verschiedensten Krankheitsbildern mit unterschiedlichster Symptomatik führen.

> Zur Unterscheidung:
> - Bei **Infektionskrankheiten** ist das Lebensmittel nur Vektor (Überträger)
> - **Infestation**: Ansiedlung von Parasiten in einem Wirt
> - **Intoxikation**: Gift ist bereits im Lebensmittel vorhanden
> - **Toxi-Infektion**: bakterielle Erreger, welche sich im Wirtsorganismus vermehren

HALTBARMACHUNG VON LEBENSMITTELN

Das **Verderben** von Lebensmitteln kann *mikrobiologisch, physikalisch, chemisch oder biologisch* erfolgen. Der Grund ist häufig die Vermehrung und Stoffwechseltätigkeit von Mikroorganismen. Durch Feuchtigkeit wird das Wachstum der Mikroorganismen noch begünstigt. Besonders dafür anfällig ist z.B. Faschiertes, da dessen große Oberfläche eine gute Angriffsfläche für Keime bietet. Zwiebel, Knoblauch, Kresse, Petersilie und andere Gewürze enthalten natürliche antimikrobiell wirkende Substanzen.

Zur **Haltbarmachung** können Mikroorganismen, physikalische und chemische Methoden herangezogen werden:

- **Mikroorganismen**:

Insbesondere Hefen und Schimmelpilze (Edelschimmel) werden beispielsweise bei Käse zur Konservierung eingesetzt.

- **Physikalische Methoden**: Kälte, Wärme, Wasserentzug, Bestrahlung.
    - **Kälte**: Maximale Lagerzeiten für *gekühlte* Lebensmittel sind behördlich festgelegt. Durch Kälte kommt es zu einer Hemmung der Vermehrung der Mikroorganismen. Die Idealtemperatur v.a. bei Großküchen und in Krankenanstalten liegt bei +2°C, maximal sollten +4°C erreicht werden.

Die *Gefrierlagerung* ist für die Lebensmittel sehr schonend, die Lagertemperatur liegt unter −18°C. Aufgetaute Produkte dürfen nicht wieder eingefroren werden. Die Kühlkette darf grundsätzlich nicht unterbrochen werden: Angeeiste Ware kann auf eine Unterbrechung der Kühlkette hinweisen.

- **Wärme** wird vor allem beim *Pasteurisieren* und beim *Autoklavieren* (Dampfsterilisation) angewendet. Beim Pasteurisieren erfolgt keine vollständige Inaktivierung von Mikroorganismen, da nur Temperaturen von 50 bis 80°C erreicht werden. Daher ist es nötig, pasteurisierte Lebensmittel kühl zu lagern. Beim *Backen, Grillen, Braten und Frittieren* werden unerwünschte Keime großteils abgetötet. Bei der *Sterilisation* erfolgt die weitestgehende Inaktivierung von Mikroorganismen und Enzymen, wie es bei Vollkonserven der Fall ist. Sogenannte *UHT* (Ultrahochtemperatur-Verfahren) werden z.B. zur Konservierung von Milch eingesetzt. Weitere Verfahren sind *Wärmetrocknen und Gefriertrocknen*. *Bestrahlung* ist in Österreich derzeit nur bei Trinkwasser erlaubt.

- **Chemische Verfahren**:

Pökeln; Räuchern: kann kanzerogene Wirkung haben.

Osmotischer Wasserentzug durch Salz oder Zucker bei Fischen, Obst, Gemüse kann auch als physikalisch-chemische Konservierung verstanden werden.

Zusatz von Konservierungsmitteln: Bekannte Konservierungsmittel sind z.B. Ameisensäure, Benzoesäure, Nitrit, Schwefeldioxid und schwefelige Säure, Sorbinsäure sowie organische Säuren wie Milch-, Essig- und Zitronensäure.

Die Anwendung darf nicht gesundheitsschädlich sein und ist durch Höchstkonzentrationen begrenzt. Solche erlaubte Höchstmengen können als ADI-Wert angegeben werden. Der ADI-Wert (acceptable daily intake) ist jene Dosis des entsprechenden Stoffes, dessen erlaubte Aufnahme in Milligramm pro Kilogramm Körpergewicht und pro Tag (mg/kg KG/d) angegeben wird. Eventuelle Wechselwirkungen mit anderen Lebensmittelzusatzstoffen sind teilweise noch unerforscht.

GENTECHNIK

Gentechnik ist in vielen Bereichen von Wissenschaft, Industrie und Technik einsetzbar und kann daher auch in der Landwirtschaft und der Lebensmittelerzeugung angewendet werden. Dies reicht von der landwirtschaftlichen Urproduktion, über die Verwendung gentechnisch veränderter Mikroorganismen zur Erzeugung fermentierter Lebensmittel (Käse, Joghurt, Salami etc.) bis zu Gewinnung von Zusatzstoffen (Aromen, Zitronensäure etc.) oder Enzymen aus gentechnisch veränderten Organismen. Auch Pflanzen und Tiere selbst können gentechnisch verändert werden. Falls Lebensmittel nachweislich gentechnisch so verändert wurden, dass sie in der Zusammensetzung, im Nährwert oder im Verwendungszweck nicht mehr einem vergleichbaren herkömmlichen Lebensmittel gleichwertig sind, müssen sie **gekennzeichnet** („genetisch verändert" oder „aus genetisch verändertem [...] hergestellt") werden.

LEBENSMITTELKENNZEICHNUNG

Grundsätzlich kann man als Konsument davon ausgehen, dass die Inhaltsstoffe eines Lebensmittels – wenn nicht anders angegeben – vollständig in der Reihenfolge ihrer Menge aufgelistet sind. Zur Beurteilung der Zusatzstoffe, die oft nur in Form der sog. E-Nummern angegeben sind, sind von verschiedenen Institutionen

E-Nummern-Listen erhältlich. Diese E-Nummern bezeichnen jene Zusatzstoffe, die in allen Mitgliedsländern zugelassen sind. Folgende Punkte sind bei Lebensmitteln angegeben bzw. anzugeben:
- Verkehrsbezeichnung
- Zutaten-Verzeichnis
- Name spezieller Zusatzstoffe bzw. deren E-Nummern
- Nettofüllmenge bei vorverpackten Lebensmitteln
- Aufbewahrungs- und Verwendungshinweise
- Verbrauchsdatum
- Hersteller, Verpacker oder Verkäufer
- Allergene
- Ggf. gentechnische Veränderungen u.a.

PHYSIKALISCH

KÄLTE	WÄRME	TROCKNUNG	BESTRAHLUNG
GEFRIEREN KÜHLEN	PASTEURISIEREN STERILISIEREN zum Teil auch: BACKEN GRILLEN BRATEN FRITTIEREN	GEFRIER-TROCKNUNG WÄRME-TROCKNUNG	UV-STRAHLEN GAMMA-STRAHLEN

MIKROBIOLOGISCH

HEFEN oder SCHIMMELPILZE

MILCHSÄUREGÄRUNG

CHEMISCH

PÖKELN	RÄUCHERN
OSMOTISCHER WASSERENTZUG (Salz, Zucker)	KONSER-VIERUNGS-MITTEL

Abb.: Übersicht: Verfahren zur Haltbarmachung

HYGIENEMASSNAHMEN IN KÜCHEN

Die entscheidenden Maßnahmen der Beschäftigten besonders in Groß- und damit Krankenhausküchen bei der Verhütung von Erkrankungen, die durch Lebensmittel übertragen werden können, sind in der Küche zu treffen. Detaillierte Vorgaben bieten die entsprechenden Richtlinien des zuständigen Bundesministeriums und der Länder.

Die Hygienemaßnahmen können in **zwei Schwerpunkten** dargestellt werden.
- Erstens muss die **Kontamination** der Lebensmittel – mikrobiell oder chemisch – **unterbunden** werden.
- Zweitens ist die **Vermehrung** von in Lebensmitteln vorhandenen oder hineingelangten Keimen **hintanzuhalten**.
- In Küchen ist ein Eigenkontrollsystem nach den Grundsätzen des **HACCP-Systems** (HACCP = Hazard Analysis and Critical Control Points) zu installieren. Ein Mindestmaß an Aufzeichnungen ist zu führen, z.B. über Schulungen, Lagertemperaturen, Geschirrspülmaschinen (Temperatur, Wartung), Speisentemperaturen, Schädlingsvorsorge etc.

Zur **UNTERBINDUNG DER KONTAMINATION VON LEBENSMITTELN** sind u.a. folgende Maßnahmen durchzuführen:
- **Händehygiene**, insbesondere nach dem WC-Besuch. Voraussetzung ist die ausreichende Ausstattung des Arbeitsbereiches mit Händedesinfektionsmittelspendern und Handwaschbecken.
- Arbeitsverbot für Personen mit Durchfallerkrankungen und Eiterungen vor allem an den Händen.
- **Kopfbedeckungen** (Staphylococcus aureus!)
- Gemüse und Fleisch in **eigenen Kühlräumen** lagern und schmutzige **Arbeiten** (z.B. Verarbeitung von Erdgemüse) **räumlich** von der Zubereitung **trennen** (Sporen aus Erde und Staub!).
- **Räumliche Trennung** reiner und nicht reiner Bereiche: Kontaminierte oder/und rohe Lebensmittel (Geflügel, Gemüse etc.) an (v.a. von zubereiteten Speisen) getrennten Arbeitsplätzen lagern und bearbeiten.
- **Essgeschirr und -besteck** in einem eigenen reinen Raum waschen.
- **Oberflächen, Einrichtung und Geräte** sollen ausnahmslos gut zu reinigen und desinfizieren sein. Es sollen keine Oberflächen aus rohem Holz in Verwendung stehen. Die Einrichtung soll Schädlingen wie Schaben etc. möglichst wenige Nischen bieten.
- **Persönliche Hygiene der Beschäftigten**:
    - Händewaschen, besser Händedesinfektion v.a. nach WC-Besuch und Arbeiten mit ungekochten Lebensmitteln,
    - helle Arbeitskleidung, die bei Verschmutzung zu wechseln ist,
    - eigene Schuhe und eigene Kopfbedeckung,
    - bei schmutzigen Tätigkeiten Gummihandschuhe und -schürzen tragen,
    - Stuhluntersuchungen entsprechend der einschlägigen Gesetze sowie bei Verdacht auf infektiöse Durchfälle, Personal mit Durchfall oder eitrigen Entzündungen soll nicht in der Zubereitung und Verarbeitung von Lebensmitteln tätig sein.
- **Reinigung und Desinfektion**:
    - Essgeschirr wird in einer Waschmaschine desinfizierend gereinigt (85°C mind. 30 s),
    - Arbeitsflächen reinigen und gezielt desinfizieren (v.a. nach Wild und Geflügel),
    - entsprechende chemische Desinfektionsmittel (ÖGHMP DGHM oder VAH!),
    - keine Schwammtücher oder Reinigungsbürsten verwenden.
- **HACCP (Hazard Analysis and Critical Control Point)**:
    - Nach den Grundsätzen des HACCP-Systems ist in jeder Küche ein Eigenkontrollsystem zu installieren.
    - Ein Minimum an Aufzeichnungen ist zur wirksamen Eigenkontrolle zu führen. Diese Aufzeichnungen sind zumindest über folgende Belange zu führen: Hygieneschulungen des Personals, Wareneingangskontrollen, Lagertemperaturen der Kühleinrichtungen, Temperaturüberprüfungen der Geschirrspül-maschinen, Temperaturen der Speisen bei Portionierung bzw. Auslieferung, Durchführung der Reinigungs- und Desinfektionsmaßnahmen, mikrobiologische Untersuchungen, Schädlingsvorsorge und -bekämpfung, Wartungsarbeiten.

Weitere und detaillierte Vorschriften finden sich in der jeweils aktuellen „**Leitlinie für Großküchen, Großcatering, Spitalsküchen und vergleichbare Einrichtungen**" des zuständigen Bundesministeriums bzw. des Amtes der jeweiligen Landesregierung.

Bei der **VERMEHRUNG VON KEIMEN IN LEBENSMITTELN** spielen verschiedene Faktoren eine Rolle, unterschiedliche Maßnahmen sind zu treffen.
- Bis zur Abgabe der Speisen ist die Temperatur kontinuierlich über 75°C zu halten, Abgabe der Speisen mit mind. 75°C, Abfall auf 70°C für höchstens 1 Stunde ist tolerierbar, max. 3 Stunden Heißhaltezeit. Temperatur ist auch beim Transport zu halten. Keine Zwischenlagerung in lauwarmem Zustand.
- Bei kühler Lagerung ist eine rasche Abkühlung erforderlich; die Kühlung sollte so kurz wie möglich unter +4°C (besser 0 bis +2°C) liegen.
  Beim Aufwärmen Kerntemperatur der Speisen mind. 75°C – Mikrowellenherd!
- Ansäuern mit Essig (pH unter 4,5) z.B. bei Mayonnaisen, Salaten und gekochten Eiern.
- Keine Zubereitung von Speisen mit rohen Eiern.
- Kein neuerliches Einfrieren von aufgetauten Lebensmitteln, Verwerfen von verschimmelten oder anderweitig mikrobiell verunreinigten Lebensmitteln.

- Drank (auch: Trank = biogene Küchenabfälle) ist erst nach Hitzebehandlung an z.B. Schweine zu verfüttern.

MILCHKÜCHE

Die Säuglingsnahrung muss höchsten lebensmittelhygienischen Ansprüchen genügen. In der Milchküche sind daher **strengste Hygienemaßnahmen** einzuhalten:

- Räumliche Trennung in reine und unreine Bereiche.
- Personelle Trennung bzw. dazwischen Händedesinfektion und Kleidungswechsel.
- Alle Gegenstände und Behälter gut reinigen und zumindest thermisch desinfizieren (Fläschchen, Sauger, Geschirr, Kochlöffel etc.).
- Geschirrwaschmaschinen mit thermischem Desinfektionsprogramm (85–95°C) sind für die meisten Gegenstände geeignet. Chemische Verfahren sind für den Krankenhausbereich abzulehnen.
- Wasser vorher entkeimen: Abkochen, Filter, UV-Strahlen.
- Ggf. automatisierte Herstellung der Säuglingsnahrung, um Kontaminationsgefahren zu reduzieren und Verfahren zu standardisieren.
- Die Nahrung ist unmittelbar nach der Zubereitung bis kurz vor Verwendung unter +4°C zu kühlen; die maximale Aufbewahrungszeit beträgt 12 bis 24 Stunden.
- Als vorteilhafter ist natürlich die frische Zubereitung der Säuglingsnahrung zu bewerten.
- Regelmäßige Untersuchungen insbesondere automatisch hergestellter Säuglingsnahrung.

WASSER

ALLGEMEINES

Wasser befindet sich auf der Erde in einem durch die Sonnenenergie angetriebenen **Kreislauf**. Das Wasser ist hauptsächlich in den Meeren (97,2%) und in den Eiskappen der Pole und Gletscher (2%) vorhanden. Das zur Trinkwassergewinnung fast ausschließlich verwendete *Grundwasser* ist nur zu 0,6% ein Teil des Gesamten und für den Menschen daher nur in sehr geringem Ausmaß nutzbar.

Der **Wasserverbrauch Österreichs** nimmt nach wie vor zu. Es beträgt der Wasserverbrauch der Haushalte ca. 150 bis 200 Liter pro Kopf und Tag. Besonders die *Industrie* hat zusätzlich einen enormen Wasserverbrauch aufzuweisen.

Die geschätzten durchschnittlichen Wasserressourcen Österreichs betragen (in Milliarden m^3): erneuerbare Wasservorräte (Niederschläge und Zufluss minus Verdampfung) 84, Niederschlag 98, Verdampfung 43, innere Ressourcen (Differenz von Niederschlag und Verdampfung) 55, Zufluss 29, Abfluss 84.

Bei nicht ausreichender Abwasserreinigung können Oberflächengewässer, Grund- und Meerwasser in hohem Ausmaß kontaminiert werden.

NATÜRLICHE INHALTSSTOFFE DES WASSERS

- Sauerstoff und Kohlendioxid
- Härtebildner, v.a. Kalzium und Magnesium
- **Wasserhärte** (gemessen in °dH, Grad Deutscher Härte)
- Eisen und Mangan kommen v.a. in sogenannten reduzierten Wässern vor, ebenso Ammonium und Nitrit. **Reduzierte Wässer** (insbesondere sauerstoffreduziert) sind nicht gesundheitsschädlich, von ihrer Zusammensetzung her jedoch nicht mehr natürlich.
- Nitrat kommt in jedem natürlichen Wasser vor, höhere Konzentrationen sind jedoch problematisch.
- Chlorid, Sulfat, deren Vorhandensein meist geologisch bedingt ist.
- Radioaktivität ist v.a. durch die in der Erde liegenden radioaktiven Materialien vorhanden.

GRUNDWASSER

Grundwasser ist jenes Wasser, das die unterirdischen Hohlräume der Erdrinde zusammenhängend ausfüllt und dessen Bewegung durch Schwerkraft und Reibungskräfte bestimmt wird.
Das Grundwasser ist im sog. **Grundwasserleiter,** der von einer undurchlässigen Schicht (Tegel oder Fels) begrenzt wird. Das Wasser dringt entweder selbst an die Oberfläche oder wird durch Brunnen ans Tageslicht gebracht.
Verschiedene **Arten von Grundwasser** (uferfiltriertes, Tiefen-, künstlich angereichertes Grundwasser etc.) haben verschiedene Inhaltsstoffe und sind ohne oder mit Aufbereitung zum Genuss geeignet.

OBERFLÄCHENGEWÄSSER

Oberflächengewässer sind oberirdische fließende oder stehende Gewässer.
Seen z.B. stellen eine eher gute, Flusswässer eine schlechte Grundlage dar. Dieses kann – wenn überhaupt – nur nach Desinfektion und eventuell weiterer Aufbereitung zu Trinkwasserzwecken herangezogen werden.

NIEDERSCHLAGSWASSER

Ist jenes Wasser, das aus der Atmosphäre auf die Erdoberfläche ausgeschieden wurde.
Regenwasser wird kaum – nur über der Baumgrenze – zur Wasserversorgung verwendet, wobei es vorher gefiltert und konserviert und vor dem Genuss abgekocht werden muss. Meerwasser wird mittels Destillation oder Umkehrosmose aufbereitet.

WASSERVERSORGUNG

Die am wenigsten aufwendige Möglichkeit der **Wassergewinnung** stellen *Schlagbrunnen* dar. Eine weitere Form ist der Bau von *Schachtbrunnen*. *Bohrbrunnen* werden als Vertikal- oder Horizontal-Filterrohrbrunnen errichtet.
Wie überall, so soll auch bei *Quellen* ein Schutz vor zusätzlicher Verunreinigung gegeben sein. Auch Oberflächengewässer sollen an hygienisch günstigen Orten gewonnen werden. Einen großen Einfluss auf die Qualität des Wassers hat der Zustand der *Behälter* und des *Rohrnetzes*.
Dem unmittelbaren Schutz des Trinkwassers dient auch die Festlegung von *Schutz- und Schongebieten*. Die Festlegung derselben ist oft kompliziert und kann nur durch eine umfassende hygienische, technische, geologische etc. Prüfung erfolgen.

TRINKWASSER

Trinkwasser ist das einzige Lebensmittel, das durch kein anderes ersetzt werden kann. Im Interesse der Erhaltung der Gesundheit sind an das Trinkwasser bestimmte Anforderungen zu stellen, die nötigenfalls unter Zurückstellung anderer Lebensmittel durchzusetzen sind.

Bestimmungen und Verordnungen zu Nitrat, Pestiziden sowie über die Qualität von Wasser für den menschlichen Gebrauch existieren; es erfolgt darin auch eine Übernahme der Trinkwasserregelungen der EU.

ANFORDERUNGEN AN TRINKWASSER

Trinkwasser muss frei von Krankheitserregern sein:
Trinkwasser muss frei von solchen Krankheitserregern sein, dass weder durch den Genuss, noch durch den Gebrauch die menschliche Gesundheit gefährdet wird.
Trinkwasser wird auf sogenannte Indikatorkeime untersucht: Es gilt als frei von Krankheitserregern, wenn in 100 ml Trinkwasser Escherichia coli, fäkal-coliforme Bakterien, Enterokokken, bestimmte Clostridien und Pseudomonas aeruginosa nicht nachweisbar sind (vgl. Tabelle). Sollten diese Bakterien nachgewiesen werden, ist es sehr wahrscheinlich, dass auch andere pathogene, meist über den Darm ausgeschiedene Bakterien vorhanden sind.

Trinkwasser soll keimarm sein:
Hier können keine allgemein gültigen Grenzwerte aufgestellt werden; als Richtwerte gelten: je ml Trinkwasser nicht mehr als 100 KBE bei 37°C (vgl. Tabelle).

Trinkwasser darf keine gesundheitsschädigenden Eigenschaften aufweisen:
Vom Wasser werden auf seinem Weg durch die Atmosphäre bzw. durch die Erdrunde (Kreislauf des Wassers) Stoffe aufgenommen. Diese Stoffe können alleine oder in Kombination untereinander zu Gesundheitsschäden führen. Trinkwasser soll daher seiner chemischen Zusammensetzung nach so beschaffen sein, dass es *bei lebenslangem Genuss von mind. 2 l pro Tag ohne jegliche Gesundheitsgefährdung* getrunken werden kann. Es sind daher für viele Schadstoffe Grenzwerte vorgesehen.

BAKTERIOLOGISCHE PARAMETER	KEIMZAHL IM NICHT DESINFIZIERTEN TRINKWASSER
	(IM DESINFIZIERTEN TRINKWASSER)
Keimzahl bei 22°C Bebrütungstemperatur	unter 100 (10) KBE pro ml
Keimzahl bei 37°C Bebrütungstemperatur	unter 20 (5) KBE pro ml
Escherichia coli	in 100 (250) ml nicht nachweisbar
Coliforme Bakterien	in 100 (250) ml nicht nachweisbar
Pseudomonas aeruginosa	in 100 (250) ml nicht nachweisbar
Sulfitreduzierende Clostridien	in 20 (50) ml nicht nachweisbar
Enterokokken	in 100 (250) ml nicht nachweisbar
	KBE = Koloniebildende Einheiten (CFU)

HYGIENISCHE ANFORDERUNGEN AN DAS TRINKWASSER

Krankheitserreger:
Wasser kann leicht zum Überträger von Krankheitserregern werden, wobei oft kleine Mengen der Erreger ausreichen. Früher waren Typhus, Cholera, Ruhr etc. insbesondere in den Ballungsgebieten eine Gefahr. Ursache waren hauptsächlich mangelnde Trink- und Abwasserhygiene. Aber auch heute ist die Gefahr vorhanden, wenn sich auch das Erregerspektrum geändert hat. Als Beispiel sei hier die verstärkte Problematik der **Legionellen** genannt.
Lebensmittelvergiftungen infolge verseuchten Wassers sind ebenfalls nicht selten. Vor allem bei Reisen in meist südliche Länder können auch Viren (Hepatitis A) durch verseuchtes Trinkwasser übertragen werden.

Fakultativ pathogene Keime im Trinkwasser sind insbesondere: Enterobakterien, Pseudomonaden (v.a. P. aeruginosa), Aeromonas spp., Acinetobacter spp., Flavobacterium spp., Legionella (pneumophila), atypische Mykobakterien.

Sonstige Organismen:
Ein starkes Vorkommen von sonstigen Organismen (z.B. Algen) im Grundwasser weist auf eine Beeinträchtigung durch Oberflächenwasser hin. Eine Vermehrung in Oberflächenwässern ist v.a. bei Nährstoffanreicherungen gegeben. Die Ursache ist oftmals in der Einschwemmung von Düngemitteln zu suchen. Ein Bewuchs in Rohrleitungen begünstigt die Vermehrung von Krankheitserregern.

Sonstige mehr oder weniger unerwünschte Stoffe:
Der Großteil der Schadstoffe gelangt durch den Menschen ins Wasser. Die Zufuhr erfolgt über die direkte Einleitung von Abwässern in den Vorfluter und durch den Schiffsverkehr. Weiters durch Luftverunreinigungen, Abschwemmung von verwendeten Chemikalien sowie Abschwemmung aus gedüngten Böden. Grundwasser wird auch durch verunreinigte Oberflächengewässer, Einsickern von Schadstoffen aus Abwässern und ungeordneten Mülldeponien verunreinigt.

- **Schwermetalle**: Fe, Hg, Pb etc.: toxische Wirkung, Zerstörung von Anlagen.
- **Fluor**: Zusätze sind abzulehnen, Fluorose.
- **Nitrat**: Auftreten aufgrund der Anwendung zu hoher Dosen von Düngemitteln (Stickstoffverbindungen), die die Pflanzen nicht verwerten können. Nitrat kann durch Bakterien oder Metalle zu Nitrit reduziert

werden. *Bei Säuglingen* können hohe Nitratmengen zur Methämoglobinbildung und in der Folge zur Erstickung führen. Bei Gefährdung durch nicht ausreichende Wasserqualität ist daher auf Tafelquellwasser zur Zubereitung von Babynahrung zurückzugreifen. Die meisten Mineralwässer sind dafür nicht geeignet. *Bei Erwachsenen* kann die Nitrosaminbildung im Magen eine kanzerogene (krebsfördernde) Wirkung haben.
Nitrat: Trinkwassergrenzwert 50 mg/l, Grundwasserschwellenwert 45 mg/l; Nitrit: Trinkwassergrenzwert 0,1 mg/l, Grundwasserschwellenwert 0,06 mg/l.
- **Sulfate** wirken korrosiv.
- **Schwefelwasserstoff** ist in höheren Konzentrationen giftig.
- **Phosphate**: Höhere Gehalte fördern die Verkeimung. Grundwasserschwellenwert 0,3 mg/l.
- **Karbonat-Härte**: Höhere Werte können auf Dauer zu technischen Problemen führen.
- **Ammonium**: Trinkwassergrenzwert 0,5 mg/l, Grundwasserschwellenwert 0,3 mg/l.
- **Natrium**: Trinkwassergrenzwert 250 mg/l, Grundwasserschwellenwert 90 mg/l.
- **Kalium**: Grundwasserschwellenwert 12 mg/l.
- **Chlorid**: Trinkwassergrenzwert 200 mg/l, Grundwasserschwellenwert 60 mg/l.

Unzählige weitere Schadstoffe, welche die Qualität des Wassers verschlechtern und damit gesundheitsgefährdend sein können, sind:
- **Pestizide** (Schädlings- und Unkrautbekämpfungsmittel) werden v.a. in der Landwirtschaft eingesetzt. Durch die oft übertriebene Anwendung können Rückstände ins Grundwasser gelangen. Pestizide wirken teilweise kanzerogen und mutagen (erbgutverändernd) und sind biologisch schwer abbaubar, wie z.B.
- **Atrazin**: Trinkwassergrenzwert 0,1 µg/l, Grundwasserschwellenwert 0,1 µg/l.
- **PCB** (polychlorierte Biphenyle) sind ebenfalls schwer abbaubar, weit verbreitet und vor allem für die Leber sehr giftig.
- **PAH** (polyzyklische aromatische Kohlenwasserstoffe) wirken in höheren Konzentrationen kanzerogen.
- **Mineralöle**: Bei kleinsten Beimengungen ist das Wasser als Trinkwasser ungenießbar.
- **Phenole** werden v.a. durch die Industrie ins Grundwasser eingebracht, sind kanzerogen und stark riechend, weshalb das Trinkwasser ebenfalls ungenießbar wird;
- und viele andere Stoffe mehr.
- **Radioaktivität** durch Immissionen oder Unfälle kann Trinkwasser ebenfalls ungenießbar machen.

TRINKWASSER SOLL FOLGENDE ANFORDERUNGEN ERFÜLLEN:
- keine gefährlichen Mikroorganismen
- keine gesundheitsgefährdenden Stoffe
- klar und farblos
- keine Trübungen oder Niederschläge
- keinen unangenehmen Geruch oder Geschmack
- bekömmliche, erfrischende Temperatur (7–12°C)
- weder zu hart, noch zu weich

WASSERAUFBEREITUNG

Eine Wasseraufbereitung ist meist dann erforderlich, wenn chemische und/oder physikalische und/oder mikrobiologische Parameter nicht erfüllt werden.

AUFBEREITUNGSMÖGLICHKEITEN

Es sind nur lebensmittelrechtlich zulässige Verfahren anzuwenden!
- Belüftung z.B. bei Geruchs- oder Geschmacksbeeinträchtigung, Eisen etc.
- Zusatz diverser Chemikalien
- Ausfällung mit Chemikalien z.B. bei hoher Härte. Zentrale Enthärtungsanlagen sind hygienisch problematisch
- Ionenaustausch, Umkehrosmose z.B. bei hoher Härte, Nitraten, radioaktiven Stoffen etc. Auch hier besteht erhöhte Verkeimungsgefahr

- Filter: Schnellfilter z.B. bei suspendierten Teilchen, Aktivkohlefilter z.B. bei Schwebstoffen, Mehrschichtfilter aus Sand und Aktivkohle, Langsamfilter; generell ist auf eine mögliche Verkeimung zu achten
- Aufbereitung durch Kleinfilter im Haushalt ist meist überflüssig.

Wasserdesinfektion:
Dabei werden nicht alle Mikroorganismen inaktiviert, Erdsporen bleiben meist vorhanden. Chemische und physikalische Verfahren sind im Einsatz:
- Chlor: z.B. Natriumhypochlorit, Chlorgas, Chlordioxid. Oft sind als Folge Schleimhautreizungen zu beobachten.
- Ozon
- UV-Bestrahlung
- Abkochen (als Notmaßnahme) wallend während 3 min
- Filter allein halten nur Bakterien, aber meist keine Viren zurück.

Eine routinemäßige mikrobiologische Kontrolle der Wirksamkeit der Aufbereitungsverfahren ist unbedingt erforderlich.

TRINKWASSERUNTERSUCHUNG und -BEURTEILUNG

Zuerst ist ein Lokalaugenschein bezüglich Schutzgebiets, Behälter, Rohrnetz etc. durchzuführen.
Die Wasseruntersuchung gliedert sich im Wesentlichen in eine mikrobiologische, biologisch-mikroskopische, chemische und physikalische.

- **Bakteriologische Untersuchung** auf Escherichia coli, fäkal-coliforme Bakterien, Enterokokken, Pseudomonas aeruginosa, Clostridien.
- **Biologisch-mikroskopische Untersuchung** auf Algen, Protozoen, Wurmeier etc. Weiters auf Geruch, Geschmack, bewuchs- u. toxinbildende Organismen.
- **Physikalisch/chemische Untersuchung** auf Wasserbeschaffenheit im Allgemeinen sowie Störfaktoren und Schadstoffe, weiters   Temperatur, Geruch, Farbe, pH-Wert, Härte, Nitrat etc.

- Genusstauglich: entspricht, ist auch nicht gesundheitsgefährdend
- bedingt genusstauglich: entspricht nicht allen Bestimmungen, ist aber nicht gesundheitsgefährdend (gilt nicht bei seuchenhygienischen Bedenken)
- genussuntauglich: entspricht nicht, ist gesundheitsgefährdend

BÄDERHYGIENE

Durch die Richtlinie 76/160/EWG des Rates aus 1975 über die Qualität von Badegewässer werden für alle Arten von (als Badegewässer genutzten) Oberflächengewässer Grenz- bzw. Richtwerte für mikrobiologische, physikalische, chemische und andere als Zeichen der Verschmutzung geltende Parameter festgelegt. Die innerstaatliche Umsetzung erfolgt insbesondere durch Bäderhygienegesetz und Bäderhygieneverordnung. Die Bezirksverwaltungsbehörden überwachen die Qualität der Badegewässer während der Badesaison. Die dargestellten Maßnahmen einer hygienischen Betriebsführung können auch auf jene Bäder angewandt werden, die u.a. nach dem Krankenanstaltengesetz (Therapiebecken, Bewegungsbecken,...) bewilligt werden. Ist es doch so, dass der Gefährdungsgrad von geschwächten Personen (Patienten) weit größer zu bewerten ist als von Gesunden, die öffentliche Badeanlagen besuchen. Deshalb müssen die Anforderungen für Anlagen in Krankenanstalten noch strenger gesetzt werden.
In **BADESEEN** ist die Belastung durch seuchenhygienisch bedenkliche Wasserbefunde meist auf die Einleitung von Abwasser zurückzuführen. Die Werte werden jedoch österreichweit durch die Zunahme an Kläranlagen immer besser.

In einem **KÜNSTLICHEN BECKENBAD** geht die Gefährdung durch Übertragung pathogener Mikroorganismen unmittelbar vom Badenden aus.
Jeder Badende gibt im Durchschnitt etwa 500 Millionen Bakterien und ca. 2 Gramm organische Substanzen (Fette, Schweiß, Sputum, Kosmetika,...) in das Badewasser ab.
Bei Beckenbädern besonders wichtig ist die **kontinuierliche Aufbereitung** des Wassers (technisch, chemisch, physikalisch) und die Speisung mit Trinkwasser.

Als **MEDIZINALBÄDER** kommen insbesondere Wannenbäder mit Zusätzen, Heilwässer, Kneipptherapien, Hydrotherapien und Unterwassermassagen in Frage. An **Hygienemaßnahmen** sind grundsätzlich die (desinfi-zierende) Reinigung nach jedem Patienten und die Füllung mit warmem Frischwasser zu setzen; es sind möglichst Einzelwannen zu verwenden.

PELOIDE wie Moore, Schlämme, Fango etc.: Schlamm ist meist ungünstiger als Moor zu beurteilen (Fäkalkeime). Die Anwendung soll nur in Einzelbädern erfolgen. Heute werden vielfach bereits vorgefertigte und oft thermisch behandelte (z.B. pasteurisierte) Packungen zur Einmalanwendung verwendet.

SAUNA: Das Wasser muss grundsätzlich Trinkwasserqualität aufweisen. Eine rasche und kontinuierliche Aufbereitung des Wassers bzw. die Verwendung von Frischwasser ist nötig.

An **WARMSPRUDELBECKEN** (Hydroxeur, Whirlpool) sind besonders strenge hygienische Anforderungen zu stellen. Gründe dafür sind insbesondere die verzweigten Schlauchleitungen (Pseudomonaden etc.) sowie die Entstehung von Aerosolen (Legionellen etc.). Die Desinfektions- und Reinigungsmaßnahmen sind verstärkt durchzuführen.

ALLGEMEINE ERFORDERNISSE FÜR BADEANLAGEN BZW. -BECKEN

- Leicht zu reinigen und zu desinfizieren
- tägliche Reinigung durch Unterwassersauggeräte
- wöchentlich Absaugung der Wände
- mindestens zweimal jährlich Entleerung, gründliche Reinigung und Neubefüllung
- Durchschreitebecken mit gechlortem Füllwasser und stündlicher Wassererneuerung
- Begehbare Flächen rutschfest und mit leichtem Gefälle zu Bogenabläufen
- ausreichender zugfreier Luftwechsel
- Barfußbereich nicht mit Straßenschuhen betreten
- Keine Holzroste (Keimbesiedelung!)

DURCH BADEWASSER ÜBERTRAGBARE KRANKHEITEN

Durch Badewasser können im Prinzip die gleichen Krankheiten wie beim Trinkwasser übertragen werden; zusätzlich sind noch Gefährdungen für folgende Erkrankungen möglich:
Augenreizungen und -entzündungen, Angina, Bronchitis, Erkältungskrankheiten und grippale Infekte, Erkrankungen des inneren und äußeren Gehörganges, Genitalinfektionen (oft über Handtücher, Zentrifugen), Geruchsbelästigungen (durch Chloramine etc.), Hautausschläge, -entzündungen und -eiterungen, Legionellose, Hepatitis A und E, Mykosen (v.a. Fußpilz) – Sprühdesinfektionen relativ sinnlos (Einwirkzeit, Allergien, Luftbelastung,...), Nebenhöhlenentzündungen, Warzen-Virus-Erkrankungen, Wundentzündungen und Wundeiterungen, andere virale Erreger (eher theoretisch möglich), Parasiten, toxische Algen (meist in Oberflächen-gewässern) etc.

AUFBEREITUNGSANLAGEN FÜR BADEWASSER IN BECKENBÄDERN

Aufgrund der Wassertemperaturen von meist etwa 33–38°C ist ein sehr gutes Wachstumsmilieu für Mikroorganismen (vor allem Bakterien) gegeben. Dadurch sind oft Aufbereitungsanlagen für das Badewasser erforderlich, die üblicherweise aus **3 Hauptteilen** bestehen:

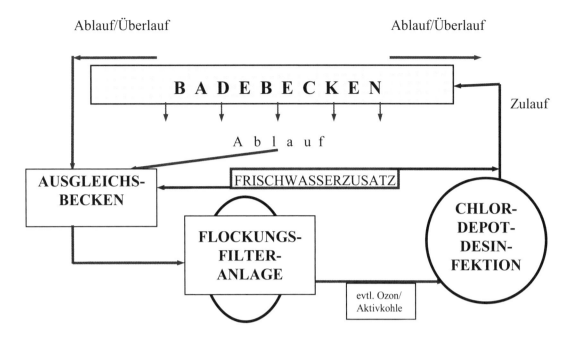

Abb.: Aufbereitung von Badewasser, schematisch

BECKENDURCHSTRÖMUNG:

Diese besteht aus Düsen und Ablauföffnungen/Überlaufrinnen. Wichtig ist, dass bei der Durchströmung des Beckens keine Toträume entstehen. Es erfolgt eine Erneuerung des gesamten Beckeninhalts während einer Umwälzperiode (-zeit). Diese ist von der Zahl der Badenden und der Menge der eingebrachten Verunreinigungen abhängig.

FLOCKUNGSFILTERANLAGE:

Diese ist eine physikalisch-chemische Aufbereitung. Durch Zusatz von Flockungsmitteln werden Verunreinigungen ausgefällt und durch einen anschließenden Filter entfernt. Eine weitere oder auch zusätzliche Möglichkeit ist die Ozonierung und anschließende Filterung mit Aktivkohlefilter.
Je nach Belastung ist oft kurzfristig (z.B. einmal pro Woche) eine Reinigung des Filters durch Rückspülen – auch wegen einer möglichen Keimbesiedelung – angezeigt. Zusätzlich kann eine Ozon-Oxidationsstufe mit anschließendem Aktivkohlefilter zur zusätzlichen Entfernung organischer Substanzen dazwischengeschaltet sein.

DEPOTDESINFEKTIONSANLAGE (ANSCHLIESSEND):

Diese arbeitet mittels Zudosierung von Chlor über eine geregelte Anlage. Negative Begleiterscheinungen der Desinfektion mittels Chlor sind der unangenehme Geruch sowie Augen- und Schleimhautreizungen. Solche Erscheinungen sind jedoch meist auf einen fehlerhaften Betrieb der Anlagen zurückzuführen.
Bei **Medizinalbädern** sind durch das höhere Infektionsrisiko besonders strenge Maßstäbe zu setzen. Hygienische Kontrollen sind vor Betriebsbeginn, sowie viertel- bis halbjährlich durchzuführen, laufende innerbetriebliche Kontrollen diverser Parameter sollen zur Gewährleistung eines für den Badenden ungefährlichen Betriebes beitragen. Dies ist besonders bei aerosolbildenden Einrichtungen (z.B. Luftsprudler), Therapiebädern, Warmsprudelbecken und Saunatauchbecken erforderlich.

ABWASSER

Abwässer stellen eine potentielle Gefahr als Seuchenquelle dar, da in ihnen Erreger zahlreicher bakterieller, parasitärer und viraler Krankheiten vorkommen.

Bei der Entsorgung von Abwässern hat die „Schwemmkanalisation" die Seuchengefahr für die Städte wesentlich verringert. Die Abwässer werden in einem Rohrnetz gesammelt (Hausanschlüsse und Regenwasser). Durch direktes Einleiten in stehende und fließende Gewässer („Vorfluter") ist die Verschmutzung besonders in den industrialisierten Ländern ein Problem geworden. Vor Einleitung in den Vorfluter ist das Abwasser daher zu klären.

In verschiedenen rechtlichen Bestimmungen sind u.a. Regelungen für die Abwasserableitung und Emissionsbeschränkungen vorgesehen, z.B. Abwasseremissionsverordnungen, Abwasser aus dem medizinischen Bereich, Wasserrechtsgesetz.

MENGE DES ABWASSERS

In heutiger Zeit kann von etwa 150–200 l Kommunalabwasser pro Kopf und Tag ausgegangen werden. Tagsüber und bei Regen sind natürlich Spitzenwerte zu verzeichnen. Um diese Spitzenwerte möglichst niedrig zu halten, wird heute meist der Trennkanalisation der Vorzug gegeben. Das heißt, dass Fäkalien und Regenwasser in getrennten Kanalsystemen transportiert werden. Bei unterschiedlicher Herkunft des Abwassers sind verschiedene Inhaltsstoffe vorhanden.

ABWASSERARTEN, BEISPIELE

Kommunalabwässer
Unter Kommunalabwässern versteht man üblicherweise häusliche Abwässer, Abwässer aus kleinen Gewerbe- und Industriebetrieben und ggf. Niederschlagswässer. Kommunalabwässer haben etwa 30% mineralische und 70% organische Anteile.

Gewerbliche und industrielle Abwässer
Haben je nach Gewerbe und Industriezweig oft sehr unterschiedliche Verschmutzungsgrade. Diese Abwässer können z.B. organisch und mikrobiell belastet, toxisch oder radioaktiv sein.

Landwirtschaftliche Abwässer
Kommen z.B. aus Massentierhaltungen. Sie sind oft insbesondere mikrobiologisch bedenklich und fallen meist in großen Mengen an.

Krankenhausabwässer
Sind im Allgemeinen nicht anders als Kommunalabwässer zu beurteilen. Eine zusätzliche zentrale Desinfektion bewirkt keine wesentliche Keimverminderung; eine zusätzliche Abwasserbehandlung oder auch Desinfektion ist im Einzelfall zu entscheiden.

Regenwasser
In Regenwasser sind Gase und Feststoffe aus der Atmosphäre enthalten. Weitere Schmutzstoffe von Dächern, Straßen, Feldern etc. werden mitgeschwemmt.

KLÄRANLAGEN

Im Jahre 1995 erreichte der Anschlussgrad der Bevölkerung an Abwasserbehandlungsanlagen in Österreich fast 75%, heute liegt er bei rund 85%.

Die Wirkung bzw. die Dimensionierung einer Kläranlage kann in Einwohnergleichwerten (EGW) gemessen werden. Der EGW entspricht der Menge an biologisch abbaubaren Substanzen, die ein Mensch pro Tag an das Abwasser abgibt.

Die heute üblichen Verfahren zur Abwasserreinigung beruhen auf **drei Mechanismen**:

MECHANISCHE REINIGUNG (1. STUFE)

Die mechanische Komponente beginnt meist mit einer Entfernung von grobem Schmutz mittels *Rechen*. Anschließend trennt ein *Sandfang* die sandigen Beimengungen ab.
In den *Absetzbecken* der Vorklärung wird der größte Teil der Sink-, Schweb- und Schwimmstoffe abgeschieden. Die Behandlung in den Absetzbecken führt auch zu einer geringen Keimreduktion. Der anfallende Frischschlamm enthält aber noch fast alle Spulwürmer, die Hälfte der Bandwurmeier und fast alle Viren. Nach der mechanischen Reinigung liegt der Reinigungserfolg bei rund 50%.

BIOLOGISCHE REINIGUNG (2. STUFE)

Die gelösten und feinst aufgeschwemmten Substanzen werden durch Bakterien, Pilze und Protozoen in Gegenwart von Sauerstoff weitgehend abgebaut.
- Bei der Anwendung vom *Tropfkörper* erfolgt keine starke Reduktion von Mikroorganismen.
- Bei *Belebtschlammanlagen* kommt es zu einer starken Keimreduktion, ebenso in Anlagen mit
- *Oxidationsgraben*
- anaerob arbeitende Anlagen sind z.T. in Entwicklung.

Anschließend an die 2. Stufe der Reinigung wird meist noch eine Nachklärung durchgeführt.
Für die Anreicherung (Belebung) der biologischen Stufe mit den erforderlichen Mikroorganismen ist oftmals der anfallende Schlamm notwendig.

WEITERGEHENDE ABWASSERREINIGUNG (3. STUFE)

Zusätzlich sind – oft nicht als eigene Stufe, sondern zwischen oder innerhalb der 1. und 2. Stufe – chemische, physikalische und andere nichtbiologische Reinigungs- und Behandlungsmaßnahmen für das Abwasser erforderlich. Optimal arbeitende Kläranlagen erreichen heute eine Abwasserreinigung von 95–98%.

WEITERE VERFAHREN

Im ländlichen Bereich werden z.B. in kleineren Gemeinden auch folgende Verfahren zur Abwasserreinigung eingesetzt:
- Oxidationsgräben
- Abwasserteiche (relativ großer Platzbedarf)
- Aufbringen auf landwirtschaftlich genutzte Flächen (Gefahr der Bodenüberlastung und Abschwemmung)
- Pflanzenkläranlagen (begrenzte Einsatzmöglichkeiten)

KLÄRSCHLAMM

Schlämme sind infektiös und enthalten diverse unerwünschte Stoffe. Die Landwirtschaft ist ein Hauptabnehmer für den Klärschlamm. Frischschlamm (vor dem Fäulnisprozess) ist ungeeignet, da er dieselben Krankheitserreger wie das rohe Abwasser enthält, es müsste ein Pasteurisieren erfolgen. Ein weiteres Problem für die Nutzung des Klärschlamms ist die Anreicherung von Schadstoffen (Metallen). Während des Kompostierungsprozesses kommt es aufgrund der relativ hohen Temperaturen zu einer teilweisen Abtötung der Mikroorganismen. Weitere Entsorgungsmöglichkeiten sind Deponierung und Verbrennung des Klärschlamms.

Eine ganze Reihe innovativer Klärverfahren befindet sich laufend in Erprobung. Die Suche nach optimalen Methoden der Beseitigung von Klärschlamm ist ebenfalls noch nicht abgeschlossen.

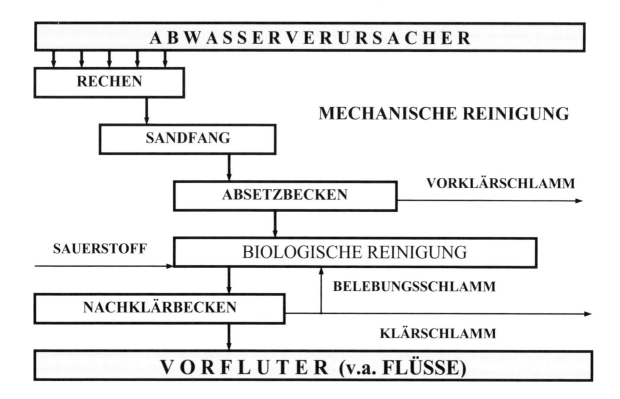

Abb.: Verfahren zur Abwasserreinigung, schematisch

GEWÄSSERGÜTE

Die Gewässerverschmutzung wurde in den vergangenen Jahren mit der chemisch-physikalischen sowie der biologischen Wasserbeschaffenheit bestimmt. Heute wird die ökologische Funktionsfähigkeit eines Gewässers bewertet, welche auch andere Beeinträchtigungen (z.B. wasserbauliche Eingriffe) mit einbezieht.
Nach wie vor jedoch können Gewässer – insbesondere Fließgewässer – entsprechend ihrer Wasserqualität nach einem bestimmten System in vier biologische Güteklassen eingeteilt werden.

Güteklasse I – kaum verunreinigt
Die Güteklasse I bedeutet, dass das Gewässer rein und nährstoffarm ist. Es herrscht Artenreichtum, aber Individuenarmut vor. Der Sauerstoffgehalt ist an der Sättigungsgrenze.

Güteklasse II – mäßig verunreinigt
Die Güteklasse II beschreibt das Gewässer als mäßig organisch belastet. Es ist genügend Sauerstoff vorhanden, Kleintiere und Pflanzen sind vermehrt. Großer Arten- und Individuenreichtum, ertragreiche Fischgewässer mit verschiedenen Fischarten. Eingebrachte organische Substanz wird noch vollständig aerob abgebaut (mineralisiert).

Güteklasse III – stark verunreinigt
Diese Güteklasse besagt, dass das Gewässer stark organisch belastet ist. Es herrscht zeitweise Sauerstoffmangel. Der Artenreichtum ist vermindert und der Fischbestand sogar gefährdet, teilweise Abwasserpilze und Veralgung. Teilweises Massenvorkommen von gegen Sauerstoffmangel unempfindlichen Arten, Faul-schlammbildung. Das Gewässer kann als seuchenhygienisch bedenklich bezeichnet werden.

Güteklasse IV – außergewöhnlich stark verunreinigt
Gewässerabschnitte sind übermäßig organisch (z.B. mit Abwässern) belastet. Es ist nur ein geringer bis kein Sauerstoffgehalt nachzuweisen. Jedoch sind massenhaft Bakterien und „Abwasserpilze" vertreten. Faulschlamm. Das Gewässer kann als sehr stark verschmutzt deklariert werden.
Vor allem durch die in den 80er Jahren des vorigen Jahrhunderts begonnenen abwassertechnischen Maßnahmen (kommunale und industrielle Kläranlagen etc.) konnte ein Trend zur Verbesserung der Gewässergüte eingeleitet werden.

ABFALL

Bei der Abfallwirtschaft stehen neben ästhetischen Fragen vor allem Probleme des Gesundheitsschutzes und des Umweltschutzes im Vordergrund. Durch Abfallstoffe können unerwünschte und gefährliche Stoffe sowie auch Krankheitserreger in Boden, Grundwasser und Oberflächenwasser gelangen. Damit ist der direkte Weg zum Menschen gegeben.

Allein für Niederösterreich ergeben sich folgende Zahlen:

ABFALLART	Abfallmengen in kg pro Einwohner und Jahr			
	1990	1993	1999	2004
RESTMÜLL	173,0	128,5	133,6	134,59
SPERRMÜLL	39,8	27,8	38,64	39,3
BIOGENE A. (ohne Grünschnitt)	-	37,2	74,24	85,66
PROBLEMSTOFFE	2,4	3,1	3,56	3,34
E-SCHROTT				4,03
ALTPAPIER	22,3	35,0	62,86	73,03
ALTGLAS	10,9	17,2	20,19	21,24
ALTMETALLE inkl. Verpackungen	10,8	21,4	27,97	21,93
LEICHTFRAKTION			13,95	14,49
ALTTEXTILIEN	2,5	1,9	3,04	3,47
ALTSPEISEFETT				0,74
ALTHOLZ				16,25
SONSTIGE ALTSTOFFE	-	1,5	1,36	1,59
GESAMT	**261,7**	**273,6**	**378,97**	**419,35**

Quelle: Statistisches Handbuch des Landes Niederösterreich 1994/95; NÖ Abfallwirtschaftsbericht 1999 sowie 2004

Die **Zahlen** ergeben **für Österreich** etwa 54 Millionen Tonnen Abfall pro Jahr (2003), davon sind rund 6,2% Abfälle aus Haushalten und ähnlichen Einrichtungen.

Besonders bedenklich sind die **gefährlichen Abfälle/Problemstoffe** aus diversen Bereichen wie Altöle, Autowracks, Altreifen, Batterien, Tierkadaver, Klärschlamm, Reste von Reinigungsmitteln, Lacken, Lösungsmitteln, Pflanzenschutzmitteln, Schädlingsbekämpfungsmitteln, Chemikalien, Altbatterien etc.

Österreichs Haushalte sammeln/trennen **Wertstoffe** sehr umfangreich. Dies ergibt für 2003 rund 580.000 t (Tonnen) Altpapier, 190.000 t Altglas, sowie 135.000 t Altmetalle, 125.000 t Kunststoffverpackungen und 532.000 t Biogene Abfälle.

Bedacht werden müssen auch die **Ausscheidungen des Menschen**, die etwa 42 kg Stuhl und 370 kg Harn pro Person und Jahr betragen und vor allem für die Abwasser- und Klärschlammentsorgung (siehe S. 100) relevant sind. Für Österreich ergibt dies bei 8 Millionen Einwohnern eine Menge von 336.000 t Stuhl (116.000 t Feststoffe) und 2.960.000 t Harn (48.000 t Feststoffe) pro Jahr.

Zu den oben angeführten „normalen" Bestandteilen des Hausmülls kommen immer mehr so genannte „Problemstoffe" (2003: 39.000 t): Reste dieser gefährlichen Abfälle sind über Problemstoffsammelstellen zu entsorgen!

Von hygienischer Bedeutung sind vor allem die *„überwachungsbedürftigen Sonderabfälle"*, die toxisch, ätzend, infektiös oder anders gesundheitsschädlich, explosiv, leicht entflammbar oder wassergefährdend sein können.

ABFALLWIRTSCHAFT

ABFALLVERMEIDUNG

Dies ist ein politisches Schlagwort, besser wäre der Ausdruck „Abfallverringerung", z.B. durch:
- Umstellung von Produktionsprozessen
- Verhinderung unnötiger Stoffe
- Einschränkung von Verpackungen
- Produkte mit längerer Lebensdauer
- Einsatz umweltschonender Materialien
- innerbetriebliche Recyclingverfahren
- Reduzierung von Einwegverpackungen

Diverse praktische Beispiele aus dem Privatbereich sind bekannt und die Einflussmöglichkeit der Konsumenten ist in keinem Fall zu unterschätzen!

ABFALLVERWERTUNG

Voraussetzung ist eine möglichst sortenrein getrennte Sammlung von wiederverwertbaren Abfällen (Wertstoffe). Wichtig bei der Wiederverwertung ist die gute Qualität des Materials (keine Beimengungen, Verschmutzungen etc.).
Der allgemein gebräuchliche Ausdruck *Recycling* ist eigentlich nicht ganz korrekt. Recycling bedeutet Wiederverwendung, wie das bei den Milchflaschen der Fall ist, nicht Wiederverwertung, was eigentlich *Recovery* heißt. Viele Abfälle können gesammelt und einer (sinnvollen) Wiederverwertung zugeführt werden: Papier, Glas, Textilien, Altbatterien, Metalle etc. Auch Kunststoffe, bei denen oft eine Energiegewinnung durch Verbrennung durchgeführt wird. Diverse Sammelaktionen und Tonnensysteme sind im Einsatz.
Problemstoffe: Batterien, Photochemikalien, Leuchtstoffröhren, Medikamente, Chemikalien, Altöl, Speiseöl, Elektronikschrott etc. werden gesammelt und teilweise in Österreich oder im Ausland weiterverarbeitet.

ABFALLENTSORGUNG

Abfallbereitstellung bedeutet Aufbewahrung oder Zwischenlagerung für Sammlung und Transport. Die dafür verwendeten Sammelbehälter sind meist aus Metall oder Kunststoff. Bei wieder verwendbaren Behältern ist regelmäßige Reinigung und Entleerung selbstverständlich. Hygienisch günstig ist das Bereitstellen in Säcken, da kein Umleeren nötig ist, wobei diese gut verrottbar sein und schadstofffrei verbrennen sollten.

Abfallsammlung und -transport: Es erfolgt bei festen Behältern die Entleerung in Spezialfahrzeuge (Pressen = Kompaktieren), bei Müllsäcken ist auch der Transport mit einem üblichen Lastkraftwagen möglich.

ABFALL(END)BEHANDLUNG

Alle nicht verwertbaren Abfälle müssen ohne Gesundheitsgefährdung für Menschen und Tiere und ohne Umweltbelastung endbehandelt werden. Ziel ist die Erzielung „erdkrustenähnlicher, reaktionsarmer Stoffe", die möglichst ungefährlich deponiert werden können (**Inertisierung**). Verschiedenste insbesondere biologische, chemische, thermische und andere physikalische Verfahren gelangen zum Einsatz.

Rotte und Kompostierung, Abfallvergärung (-fermentation):
Ist ein aerober Abbau des organischen Anteils des Abfalls, vor allem durch Bakterien und Pilze. Durch entstehende Wärme erfolgt eine Desinfektionswirkung.
- Bei der *Müllrotte* sind größerer Zeitbedarf und großer Flächenbedarf zu berücksichtigen. Im Winter könnte evtl. wegen zu geringer Temperatur keine Desinfektion erfolgen.

- Die *Müllkompostierung* erfolgt im geschlossenen System. Es sind weniger Zeit und Platz erforderlich. Der Kompost kann zur Wiederbegrünung und Bodenverbesserung genützt werden. Eine kontrollierte Durchführung der Prozesse und Überprüfungen des Komposts – insbesondere wegen Schwermetallen und anderen giftigen Stoffen – sind erforderlich.
- Bei der *Abfallfermentation* erfolgt ein anaerober Abbau. Durch die Entstehung von Methan ist eine Gewinnung von Biogas möglich. Einsatzgebiet ist v.a. die Landwirtschaft.

Thermische Behandlung:
Aufgrund der rechtlichen Situation ab 2004, wonach unbehandelte Abfälle nicht mehr deponiert werden dürfen, gewinnt die thermische Behandlung von Abfällen noch weiter an Bedeutung. Es gibt reine Abfallverbrennungsanlagen, aber auch industrielle Anlagen, in denen aufbereitete Abfälle bzw. bestimmte Abfallfraktionen mitverbrannt werden können. 2004 gab es in Österreich 189 thermische Behandlungsanlagen.
Die thermische Behandlung der Abfälle bewährt sich v.a. für Abfälle mit vielen brennbaren Stoffen und wird bei etwa 800–1.000°C durchgeführt. Es entstehen u.a. Schlacken und Rauchgase, welche teilweise Dioxine und Furane v.a. aus Chlorverbindungen enthalten. Für die Entstehung ist keine Verbrennung von PVC nötig, es genügen z.B. auch Grünabfälle im Hausmüll. Konsequenz aus dieser Belastung ist eine weitestgehende Rauchgasreinigung durch verschiedene Filtermethoden und Filterstufen sowie die entsprechende Behandlung von Kühl- und Abwässern.
Die *Pyrolyse* ist eine spezielle Art der Müllverbrennung. Der Abfall wird unabhängig vom Heizwert in Pyrolysegas umgewandelt, das Gas verbrennt bei 900–1.200°C vollständig und geruchlos.

Mechanisch-biologische Abfallbehandlung (MBA):
2004 sind in Österreich 16 MBA-Anlagen in Betrieb. In diesen Anlagen wird Siedlungsabfall vor eine Deponierung oder einer thermischen Verwertung behandelt. In verschiedenen mechanischen und biologischen Behandlungsschritten kann ein reaktionsarmer Abfall erzeugt werden. Es fällt rund je ein Drittel der behandelten Abfälle als heizwertreiche bzw. als Deponiefraktion an. In geringen Mengen sind Metalle vorhanden, der Rest ist meiste Wasserdampf, Kohlendioxid, aber auch Methan u.a. Eine entsprechende Abgasreinigung bei den Anlagen ist erforderlich.

Deponie:
Unabhängig von der Art der Abfallbehandlung ist das Ende der unbrauchbaren Reste die Ablagerung auf einer Deponie. *Ungeordnete Deponien* wurden früher in Schottergruben o.ä. angelegt. Es bestehen massive gesundheitliche Gefahren durch Grundwasserverunreinigungen und Vermehrung von Ungeziefer und Nagetieren.

Geordnete Deponie:
Im Jahr 2004 bestehen in Österreich 85 Massenabfall- und Reststoffdeponien. Voraussetzung ist ein ökologisch, hygienisch, technisch, ökonomisch und geologisch unbedenklicher Standort.
Der Abfall wird in Schichten aufgetragen und verdichtet, zwischen den Schichten Erde oder Sand, als oberste Schichte Erde gegeben. Weiters sind Sickerwasserdrainage und -behandlung erforderlich. Durch Stoffwechselprozesse entstehen u.a. CO_2 und Methan. Dadurch können Schäden an Pflanzen und Gefahren bei Bebauungen (Keller!) durch Vergiftungen und Explosionen etc. entstehen. Größte Gefahr ist die Beeinträchtigung des Grundwassers.
Deponien müssen heute dem aktuellen Stand der Technik entsprechen und verschiedenste Kriterien erfüllen (Gesetze, Verordnungen, ÖNORMen). 3-Barrieren-System von Deponien: Art der Abfälle (innere Sicherheit), Standortwahl, dass Emissionen keine Gefährdung darstellen (äußere Sicherheit), Emissionen müssen kontrollierbar sein und Sanierungen müssen möglich sein. Weiters Festlegung von Gefährdungspotentialen der abzulagernden Abfälle, Deponieklassen, Standortklassen, Verhältnisse des Untergrundes, Deponietypen.

ABFÄLLE AUS DEM MEDIZINISCHEN BEREICH

Im Einzelnen sind grundsätzlich das **Abfallwirtschaftskonzept und der Entsorgungsplan** des jeweiligen Krankenhauses zu beachten. Die Beratung erfolgt durch den **Abfallbeauftragten** des Krankenhauses.

Die Ursachen für die starke Zunahme der Abfallmengen aus dem medizinischen Bereich lagen in den letzten Jahrzehnten vor allem in der Verwendung von Kunststoffen und Einmalartikeln. Eine Abfallerhebung 1984 ergab eine Menge von 1,05 kg pro Belagstag, heute rund 1 bis 3 kg, je nach Krankenhaus, Abteilung usw.

Zielsetzung ist die ordnungsgemäße Entsorgung von Abfällen zur Vermeidung einer Gefährdung von Personen durch Verletzung, Infektion oder Vergiftung und zur Vermeidung einer Umweltgefährdung.

Auch im medizinischen Bereich sind die Möglichkeiten der Abfallvermeidung und Altstoffsammlung zu nutzen, wenn dies aus hygienischen Gründen vertretbar ist. Die Verwendung von Einmalartikeln ist auf Sinnhaftigkeit und hygienische Notwendigkeit unter Beiziehung des Hygieneteams und des Abfallbeauftragten zu überprüfen. Soweit es die gesetzliche Situation erfordert, ist in medizinischen Einrichtungen ein Abfallwirtschaftskonzept – im Krankenhaus unter Beiziehung des Hygieneteams – zu erstellen und den jeweiligen Erfordernissen laufend anzupassen. Das Abfallwirtschaftskonzept ist den mit der Abfallwirtschaft befassten Personen, jeweils für ihren Entsorgungsbereich, nachweislich zur Kenntnis zu bringen.

ABFALLARTEN

Die **ÖNORM S 2104** unterscheidet folgende **Abfallarten aus dem medizinischen Bereich**:

1. Abfälle, die weder innerhalb noch außerhalb des medizinischen Bereiches eine Gefahr darstellen (ÖNORM S2104, 4.2.):
Siedlungsabfälle und Abfälle aus Arztpraxen, aus der Hauskrankenpflege etc., sofern diese mit gemischten Siedlungsabfällen Aus Haushalten vergleichbar sind; Sperrmüll; biogene Abfälle; Straßenkehricht; Altstoffe inkl. Verpackungsmaterial etc.

2. Abfälle, die nur innerhalb des medizinischen Bereiches eine Infektions- oder Verletzungsgefahr darstellen können und nicht wie gefährliche Abfälle entsorgt werden müssen (ÖNORM S2104, 4.3.):

Abfälle ohne Verletzungsgefahr („Restmüll") z.B. Wundverbände, Gipsverbände, Stuhlwindeln, Einmalwäsche, Vorlagen, Tampons, Einmalartikel (z.B. Tupfer, Handschuhe, Einmalspritzen ohne Kanüle, Katheter, Infusionsgeräte ohne Dorn), restentleerte Urinsammelsysteme oder ähnliches (auch wenn diese blutig sind), nicht-restentleerbare Medizinprodukte mit ausreichend saugendem Material beigegeben (z.B. gefüllte Absaugsysteme, Dialysesets).

Abfälle mit Verletzungsgefahr, z.B. Kanülen und sonstige verletzungsgefährdende spitze oder scharfe Gegen-stände wie Lanzetten, Skalpelle und Ampullenreste: am unmittelbaren Anfallsort in durchstichfeste, gekennzeichnete Behälter (z.B. leere Desinfektionsmittelkanister) abwerfen. Bei Vollfüllung derselben fest verschlossen bereitstellen.

Nassabfälle, z.B. nicht restentleerte Einwegsysteme mit der Möglichkeit des Flüssigkeitsaustritts (z.B. Absaugsysteme): Sammlung und Transport in ausreichend dichten Gebinden, Behältern und Fahrzeugen. Gebinde sind unter Einhaltung der entsprechenden Hygienemaßnahmen zu entleeren. Plasma, Infusionslösungen, Blut, Urin etc. sind wie Abwasser zu behandeln.

3. Abfälle, die innerhalb und außerhalb des medizinischen Bereiches eine Gefahr darstellen und daher in beiden Bereichen einer besonderen Behandlung bedürfen (ÖNORM S2104, 4.4.):

Nicht desinfizierte mikrobiologische Kulturen Risikogruppen 2, 3 und 4 sind Gefahrgut im Sinne des ADR, Klasse 6.2.

Mit gefährlichen Erregern behafteter Abfall: Abfall, der mit Erregern meldepflichtiger übertragbarer Krankheiten behaftet ist und durch den eine Verbreitung dieser Krankheiten zu befürchten ist. Die Gefahr einer Verbreitung ergibt sich aus der Art der Krankheitserreger unter Berücksichtigung ihrer Ansteckungsgefährlichkeit, Überlebensfähigkeit, des Übertragungsweges, dem Ausmaß und der Art der Kontamination sowie der Menge des Abfalls.

Nach dem derzeitigen Stand des Wissens können bei folgenden Krankheiten solche Abfälle entstehen: virusbedingte hämorrhagische Fieber, Maul- und Klauenseuche, Tollwut und weitere für den veterinärmedizinischen Bereich relevante Erreger (ADR – Kategorie A). Diese Abfälle sind vor der Abfallbereitstellung zu desinfizieren; danach stellen sie kein Gefahrgut i.S.d. ADR, Klasse 6.2., dar.

Weitere Erreger: Brucellosen, Q-Fieber, Rotz, Tuberkulose (aktive Form), Psittakose/Ornithose, Cholera, Lepra, Milzbrand, Paratyphus A, B, C, Pest (bei Mensch und Tier), Tularämie, Typhus abdominalis (ADR –

Kategorie B). Werden diese Abfälle desinfiziert können diese dem vorangegangenen Punkt zugeordnet werden.

4. Sonstige im medizinischen Bereich anfallende Abfälle (ÖNORM S2104, 4.5.):
Abfälle von Arzneimitteln und Altmedikamente, mit Zytostatika behaftete/verunreinigte Abfälle (z.B. restentleerte Gebinde und Schlauchsysteme, Tupfer, Einmalschürzen, Einmalhandschuhe, Aufwischtücher; der Umgang mit Zytostatika ist primär ein arbeitsmedizinisches Problem), Desinfektionsmittel, Quecksilber, quecksilberhaltige Rückstände, Fotochemikalien (Fixierbäder Entwicklerbäder), Laborabfälle und Chemikalienreste, Körperteile und Organabfälle, Küchen- und Kantinenabfälle, Inhalte von Fettabscheidern, Fette (z.B. Frittieröle, Altspeisefett), Elektro- und Elektronikgeräte, Altkühlgeräte, Batterien unsortiert (v.a. Trockenbatterien, Zink-Kohle-Batterien), Filtertücher und -säcke, Filter aus Klimaanlagen, Filter, Altöle, Leuchtstoffröhren, Kopiertoner und Druckfarbenreste, Druckgaspackungen mit Restinhalten, Spraydosen, feste fett- und ölverschmierte Betriebsmittel, Werkstättenabfälle, Kunststoffemballagen mit gefährlichen Restinhalten etc. Es sind die jeweiligen Vorschriften und der Abfallwirtschaftsplan bzw. das -entsorgungskonzept einzuhalten.

BEREITSTELLUNG, SAMMLUNG UND TRANSPORT DER ABFÄLLE

Allgemeine Kriterien
Grundsätzlich sind die Abfälle getrennt bereitzustellen und zu sammeln. Ist eine gemeinsame weitere Behandlung möglich und zulässig, so dürfen verschiedene Abfallarten gemeinsam bereitgestellt und gesammelt werden. In diesem Fall muss die weitere Behandlung für jede der gemeinsam bereitgestellten und gesammelten Abfallarten geeignet sein.
Die erste Bereitstellung der Abfälle hat am Ort der Entstehung zu erfolgen. Bereitstellung und Sammlung sind so durchzuführen, dass Manipulationen auf das unbedingt notwendige Maß eingeschränkt werden, z.B. durch Verwendung von Transportbehältern gemäß ADR auch für die Sammlung.
Das Umfüllen der bereitgestellten Abfälle, das Aufwirbeln von Staub sowie die Beschmutzung der Außenseite und Griffe der Behälter sind zu vermeiden. Bei Nutzung von gebrauchten Gebinden als Sammel- oder Transportbehälter ist darauf zu achten, dass allfällige Restinhalte keine Gefährdung herbeiführen und äußerliche Verunreinigungen zuvor entfernt werden. Insbesondere ist zu beachten, dass durch geeignete Kennzeichnung (z.B. Text, Symbol, Farbe) der Inhalt der Sammel- und Transportbehälter für alle Abfälle nach der Art klassifizierbar sein muss.

Sammelbehälter
Für die Sammlung von Abfällen unter 1. kommen als Sammelbehälter sowohl Einweg- als auch Mehrwegbehälter in Frage. Diese Behälter müssen die gleichen Anforderungen erfüllen wie Sammelbehälter für derartige Abfälle aus nicht medizinischen Bereichen.
Für Abfälle unter 2. und 3. sollten Einwegbehälter verwendet werden. Werden in Ausnahmefällen Mehrwegbehälter eingesetzt, dürfen diese nur nach Desinfektion wieder verwendet werden.
Für verrottbare und/oder Ungeziefer anziehende Abfälle sind nach Möglichkeit verschließbare Behältnisse einzusetzen. Bei diesen Behältnissen, sofern diese nicht nur dem Transport, sondern auch der Sammlung von Abfällen dienen, werden Vorrichtungen zum Öffnen ohne direkten Handkontakt empfohlen.
Sammelbehälter müssen für die jeweilige Abfallbehandlung geeignet sein und den Kriterien flüssigkeitsdicht, verschließbar, undurchsichtig und transportsicher entsprechen.
Sammelsäcke sind möglichst mit geeigneten Verschlusshilfen (Draht, Schnur, Kunststoffclips u.ä.) vor Zwischenlagerung bzw. Transport zu verschließen.
Zur Vermeidung von Verletzungen sind für die Bereitstellung und getrennte Sammlung von Abfällen mit Verletzungsgefahr, auch wenn sie mit gefährlichen Erregern behaftet sind, Behälter mit folgenden zusätzlichen Kriterien zu verwenden: ausreichend durchstich- und bruchfest und nicht ohne Werkzeug zu öffnen. Es wird empfohlen, diese Sammelbehälter aus Gründen der Verletzungsprävention nur zu etwa 3/4 zu füllen. Danach sind sie flüssigkeitsdicht und dauerhaft zu verschließen.

Innerbetrieblicher Transport der Abfälle
Grundsätzlich müssen Entsorgungstransporte getrennt von Versorgungstransporten durchgeführt werden. Transportwege sind so festzulegen, dass eine Gefährdung von Personen und Sachen vermieden wird sowie eine Beeinträchtigung des Betriebes weitgehend ausgeschlossen ist. Als Transportmittel kommen mobile

Transportmittel mit und ohne Motorantrieb sowie ortsfeste Fördereinrichtungen (automatische Transportanlagen) in Frage. Freie Abwurfschächte sind nur mit Unterdrucksystemen zulässig. Transportmittel, insbesondere deren Ladeflächen und Laderäume, müssen leicht zu reinigen und zu desinfizieren sein. Die Transportfrequenz ist entsprechend den betrieblichen und hygienischen Erfordernissen im Abfallwirtschaftskonzept detailliert festzulegen. Auf jeden Fall ist die Häufigkeit so zu wählen, dass durch den bereitgestellten Abfall weder eine Belästigung noch eine Gefährdung von Personen, Tieren, Sachen und Umwelt entstehen kann. Interne und externe Entsorgungsfrequenzen sind aufeinander abzustimmen.

Bereitstellung der Abfälle
Zwischenlagerung: Die Zwischenlagerung dient der kurzzeitigen gesicherten Aufbewahrung der Abfälle zur Bereitstellung für Sammlung und Transport. Die Bestimmungen des AWG sind zu berücksichtigen. Eine Verdichtung von in dieser ÖNORM genannten Abfällen in Presscontainern, ist so vorzunehmen, dass es zu keiner Gefährdung kommt. Auf die besonderen gesetzlichen Vorschriften für die Lagerung von gefährlichen Abfällen ist Bedacht zu nehmen. An Zwischenlager für Abfälle gemäß 4.3 und 4.4 (ÖNORM S2104) werden folgende Anforderungen gestellt:

Lager in Gebäuden: Wände und Fußböden müssen leicht zu reinigen und zu desinfizieren sein. Auf eine entsprechende Be- und Entlüftung ist zu achten. Die Räume sind so zu situieren, dass eine Erwärmung durch Sonneneinstrahlung oder Heizungsrohre vermieden wird. Nach Möglichkeit sind bestimmte Abfälle zu kühlen. In Mehrzweckräumen muss eine Einrichtung zur Händereinigung und -desinfektion vorhanden sein. In Räumen, die der Bereitstellung von Abfällen dienen, müssen die Plätze für die Sammlung von Abfällen gemäß 4.4 besonders gekennzeichnet sein. Die Zwischenlagerung von Abfällen auf Verkehrsflächen, wie z.B. Gängen, ist nicht zulässig.

Lager im Freien: Die Aufstellplätze müssen so gewählt werden, dass eine Geruchsbelästigung hintangehalten wird. Im Allgemeinen genügt eine Entfernung von mindestens 6 m von Fenstern und sonstigen Gebäude-öffnungen. Nach Möglichkeit ist der Aufstellplatz gegen Sicht abzuschirmen und zu überdachen. Die Standplätze für Abfälle gemäß 4.4 müssen besonders gekennzeichnet, gegen Zugriff durch Unbefugte gesichert und vor Sonneneinstrahlung geschützt werden. Die Standplätze und die Transportwege sind zu befestigen und müssen leicht zu reinigen sein. Für Abfluss von anfallendem Oberflächenwasser ist zu sorgen. Die Transportwege zu den Aufstellplätzen sollten keine Stufen aufweisen. Niveauunterschiede sollten durch Rampen ausgeglichen werden, deren Steigung höchstens 5% betragen darf. Die Aufstellplätze müssen für Transportfahrzeuge leicht erreichbar sein.

Abfalldesinfektion
Die Abfalldesinfektion ist grundsätzlich thermisch vorzunehmen. Chemische Abfalldesinfektion ist nur in speziellen Fällen zulässig. Die Abfalldesinfektion ist im medizinischen Bereich durchzuführen.

Weitertransport:
Bei der Entsorgung ist hinsichtlich des Weitertransports neben AWG und ÖNORMen insbesondere das bereits erwähnte ADR zu beachten. Das ADR ist ein internationales Abkommen über den Transport gefährlicher Güter. Auch die ÖNORM S2104 wurde diesen strengen Vorgaben (Begleitscheinwesen, Unfallverhütung, Kennzeichnung, Nachvollziehbarkeit etc.) angepasst und ist auch in Gesundheitseinrichtungen umzusetzen.

Endbehandlung (siehe dort) der medizinischen Abfälle.

LÄRM

Unter Lärm wird Schall verstanden, der stört, belästigt oder gar schädigt. Es ist vor allem die Bewertung des Betroffenen maßgebend, also die subjektive Wahrnehmung jedes einzelnen. In der heutigen, industrialisierten Zeit hat die Lärmbelästigung bereits ein großes Ausmaß angenommen. Rund ein Dritte der Bevölkerung fühlt sich durch Lärm zumindest belästigt. Ein Großteil des Lärms wird vom Straßenverkehr verursacht. Lärm aus der Nachbarschaft, Wohnungslärm und Schienenlärm liegen schon mit Abstand dahinter. Fluglärm und Baulärm sowie sonstige Quellen betreffen meist nur kleine Gruppen der Bevölkerung.

Die **LAUTSTÄRKE** eines Geräusches wird im Wesentlichen durch den Schalldruckpegel angegeben. Der unterschiedlichen Empfindlichkeit des menschlichen Gehörs für unterschiedlich hohe Töne wird durch die Bildung des sogenannten A-bewerteten Schalldruckpegels Rechnung getragen. Zur Angabe der Lärmbelastung für einen bestimmten Zeitraum dient der energieäquivalente Dauerschallpegel. Zur Beschreibung und Messung von Lärm wird der A-bewertete Schalldruckpegel verwendet, der energieäquivalente Dauerschallpegel wird meistens bei der Festlegung von Grenzwerten herangezogen. Der Schalldruckpegel wird in dB – Dezibel, zehnter Teil eines Bels – angegeben. Das Bel ist keine physikalische Größe, sondern besagt, dass es sich bei dem Wert um den Logarithmus eines Verhältnisses handelt. Beim Schalldruck ist dies das Verhältnis im Vergleich zur Bezugsquelle, der Hörschwelle.

Beispiele für Schallpegel (dB)	Beispiele für Schallquellen
0	unhörbar (Hörschwelle)
10	Schneefall
20	leichter Wind
20–30	Flüstern, ruhige Wohn- und Schlafzimmer
40	Kühlschrank
50	ruhiger Bach oder Fluss, leises Gespräch
60–70	mittlerer Straßenlärm, Straßenbahn, Unterhaltung
80–90	lautes Radio, Motorrasenmäher, sehr verkehrsreiche Straßen
90	Presslufthammer in 1m, schwerer LKW in 5m Entfernung
90–110	Autohupe, Sirene, Kreissäge, U-Bahn
100	Diskothek innen
110	Propellerflugzeug in 7m Entfernung
120	Verkehrsflugzeug in 7m Entfernung

Der WHO-Richtwert für den durchschnittlichen Pegel der Außengeräusche bei Tag ist 55 dB. In Planungsrichtlinien sind Werte für zulässige Immissionen festgelegt, z.B. im Ruhegebiet, Kurgebiet und Krankenhausbereich tagsüber 45 dB, nachts 35 dB. Eine Erhöhung der Lautstärke um 10 dB(A) bedeutet eine Verzehnfachung des Schalldruckes!

VIER LÄRMSTUFEN

1 (30 bis ca. 60 dB): Lärm stört nur bei sehr geringer eigener Lärmerzeugung. Folgen können psychische Reaktionen wie Konzentrationsverlust, Nervosität, Reizbarkeit und verminderte Arbeitsleistung sein.
2 (ca. 60 bis ca. 90 dB): Zusätzlich Reaktionen des vegetativen Nervensystems. Es erfolgt kein Rückgang der Beschwerden durch Gewöhnung an die Lärmursache. Sogar im Schlaf sind Reaktionen noch nachweisbar.
3 (ca. 90 bis ca. 120 dB): Stärkere psychische und vegetative Reaktionen. Zusätzlich sind Schädigungen am Hörorgan bei Dauerbeeinflussung möglich.
4 (über 120 dB): Jenseits der Schmerzschwelle. Schäden sind schwer bis lebensgefährlich und oft irreversibel.

Nachweisbare **VERÄNDERUNGEN AM MENSCHLICHEN KÖRPER** sind u.a. Verminderung der Durchblutung, Erhöhung des Blutdruckes, Verkleinerung der Amplitude, Hemmung der Magen-Darm-Peristaltik, Herabsetzung der Verdauungsdrüsensekretion, vermehrte Ausscheidung von Hormonen der Nebennieren etc. Durch Lärm bedingte Schlafstörungen sind schwerwiegende gesundheitliche Belastungen, die psychischen Wirkungen sind jedoch individuell sehr verschieden.

LÄRMSCHUTZ

- Grundsätzliche Unterscheidung von emissions- und immissionsbezogenen Maßnahmen.
- Verringerung oder Reduktion der Lärmentwicklung am Entstehungsort: Erreichbar durch z.B. Schalldämpfer an Motoren, Lagerung und Außenisolierung Lärm erzeugender Maschinen, aber auch durch rücksichtsvolles Verhalten jedes einzelnen in sämtlichen Lebensbereichen, wie Wohnung, Freizeit, Arbeitsplatz etc.

- Schalldämpfende Maßnahmen beim Bau von Wohnungen, Schulen, Krankenhäusern – auch bzgl. Innenausstattung. Bei Straßen werden z.B. Lärmschutzwände errichtet oder die Straßen außerhalb der Wohngebiete geführt, sowie Wohnstraßen eingerichtet. Verwendung von Isolierglas- und Wärmeschutzfenstern.
- Spezieller Lärmschutz von Einzelpersonen insbesondere an Arbeitsplätzen mit hoher Lärmbelastung mittels Ohrenschutz, Schallschutzhelmen etc.
- Förderung lärmmindernder Verhaltensweisen durch Aufklärung und Bewusstseinsbildung.
- Klare Trennung von Wohn- und Industriegebieten.
- Motivation der Bevölkerung (privat und am Arbeitsplatz), lärmverringernde Maßnahmen auch anzuwenden.

In Österreich sind viele der Beschäftigten am Arbeitsplatz einer Lärmbelastung ausgesetzt. Lärmschwerhörigkeit als massive Beeinträchtigung ist zwar etwas rückläufig, zählt jedoch immer noch zu den häufigsten Berufskrankheiten. Im Privatbereich geben bei Befragungen rund 30% der Personen an, sich von Lärm gestört zu fühlen, die Ursache ist in vielen Fällen der Verkehr.

Eine Untersuchung von Jugendlichen zum Thema Hörschäden ergab, dass 40% aller Jugendlichen zwischen 15 und 18 Jahren einen Hörverlust von 20 dB haben (1991), wobei in den 70er Jahren noch fast keine Probleme diesbezüglich vorhanden waren. Als Ursache wird vor allem die Belastung des Gehörs durch Discos etc. angenommen.

Auch bei der **Krankenhaus-Planung** ist auf Lärmschutzmaßnahmen Rücksicht zu nehmen. Besonderer Beachtung bedürfen Zufahrtswege, Parkplätze, leicht erreichbare öffentliche Verkehrsmittel, die ruhige Lage nicht in Industriegebieten, das ausreichende Vorhandensein von Grünflächen. Die Aufgliederung der Bereiche des Krankenhauses, wie Bettentrakt, Energiezentrale, Wirtschaftstrakt, Verwaltung etc. ist ebenfalls richtig zu planen. Durch Zu- und Abfahrtswege sollen keine Lärmbelästigungen oder Geruchs- und Abgasbelästigungen für die Krankenzimmer auftreten.

DESINFEKTION UND STERILISATION

In der Mitte des 19. Jahrhunderts waren es Semmelweis und Lister, die auf die Notwendigkeit von Desinfektionsmaßnahmen vor und bei gynäkologischen sowie bei chirurgischen Eingriffen hingewiesen haben. Mit ihnen begann eine neue Ära in der Geschichte der Medizin. Trotz eindrucksvoller Verminderung der Infektionsraten, konnten sich die Methoden von Semmelweis und Lister nicht ohne weiteres durchsetzen. Heute hat sich auf dem Gebiet der Desinfektion und Sterilisation sehr viel verändert!

BEGRIFFSERKLÄRUNGEN

Unter **Asepsis (Aseptik)** werden alle Maßnahmen zusammengefasst, die das Ziel haben, die Übertragung von Krankheitserregern zu verhindern, also das Abhalten von Keimen.

Antisepsis (Antiseptik) bezeichnet jene Maßnahmen, die darauf abzielen, bereits am Patienten vorhandene Krankheitserreger abzutöten.

Unter **Sterilisation** versteht man das Abtöten oder Entfernen *aller* vermehrungsfähigen Mikroorganismen, inkl. deren Dauerformen (Sporen).

Unter **Desinfektion** versteht man die gezielte Abtötung bzw. irreversible Inaktivierung einer Menge von unerwünschten Keimen, damit keine Infektion entstehen kann. Es handelt sich um eine gezielte Verminderung bestimmter unerwünschter Mikroorganismen. Die Wirkung ist abhängig vom Einsatzgebiet (Hände, Flächen,....) und vom Wirkungsspektrum (bakterizid, fungizid, viruzid, tuberkulozid, sporozid).
Eine mögliche Wirkung von Desinfektionsverfahren ist auch eine „-statische" (Wachstumshemmung), beispielsweise „bakteriostatisch" bei Konservierungsmaßnahmen.
Die Reduktion/Abtötung von Mikroorganismen erfolgt durch
- *physikalische* – Strahlen (aktinisch), Hitze (thermisch)
- *chemisch-physikalische* oder
- *chemische* Verfahren.

Unter **laufender Desinfektion** versteht man das Verhindern der Ausbreitung von Krankheitserregern während einer Tätigkeit am Patienten. Dies trifft vor allem bei Infektionspatienten zu. Sie soll die Infektkette während der Pflege und Behandlung eines Patienten unterbrechen und betrifft alle infektiösen Ausscheidungen und möglicherweise kontaminierten Gegenstände.

Unter **Schlussdesinfektion** versteht man die Abtötung möglichst aller noch vorhandenen Krankheitserreger nach Genesung, Verlegung oder Tod des Patienten.

Unter **Kolonisation** wird meist die physiologische Besiedelung der äußeren Oberfläche des Organismus als Normalflora bezeichnet.

Unter **Kontamination** versteht man die Verunreinigung bzw. Verseuchung von Gegenständen oder Lebewesen mit Krankheitserregern.

Unter **Non-Kontamination** versteht man das Freihalten der Gegenstände oder Lebewesen von Krankheitserregern.

Unter **Reinigung** versteht man die Entfernung von Schmutz und Krankheitserregern von Gegenständen und Lebewesen, wobei die Abtötung der Krankheitserreger nicht das Ziel ist.

Unter **Entwesung** versteht man die Bekämpfung von Ungeziefer auf abiotischer Grundlage, das heißt, durch mechanische, physikalische oder chemische Verfahren der Schädlingsbekämpfung.

Pyrogene Substanzen sind eigentlich die „Leichen" von Mikroorganismen, Zink oder andere Verunreinigungen, organische Reste (auf Instrumenten etc.). Diese Substanzen sind durch Sterilisation nicht zu zerstören!

Durch Toxinwirkung kommt es zu Fieber, Schüttelfrost, Schock etc. Bei Auftreten unbedingt Meldung an die Krankenhaushygiene und -apotheke und weitere zuständige Stellen, sowie Aufbewahren z.B. der Infusion im Kühlschrank bis zur Untersuchung.

UNTERSCHEIDUNG VON DESINFEKTIONS- BZW. STERILISATIONSVERFAHREN

Physikalische Verfahren	Chemische und chem.-physikalische Verfahren
Bestrahlung	Gase
Verbrennen	Ozon
Ausglühen	Halogene
Heißluft	Alkohole
Dampf	Aldehyde
u.a.	u.a.

WIRKUNG VON DESINFEKTIONS- UND STERILISATIONSVERFAHREN

Diese wird in Wirkungsbereichen angegeben und bezeichnet die Fähigkeit der Abtötung/Inaktivierung von:

A   Bakterien inkl. Mykobakterien, Pilzen und Pilzsporen
B   Inaktivierung von Viren
C   Sporen von Bacillus anthracis
D   Sporen der Erreger von Tetanus und Gasbrand/Gasödem

Durch die verschiedenen Verfahren erfolgt eine Reduktion der Keimzahlen, welche in *„log-Stufen"* angegeben wird.

PHYSIKALISCHE METHODEN ZUR DESINFEKTION

FILTRATION

Eine Filtration ist eigentlich keine Desinfektion, da keine Abtötung erfolgt (Luft, Flüssigkeiten,...)
Flüssigkeiten wie Alkohol, Wasser, Medikamente usw. können durch Filtration keimarm oder keimfrei gemacht werden. Flüssigkeiten werden vor allem dann filtriert, wenn bestimmte Substanzen die Lösungen zerstören bzw. verändern können (Injektionslösungen, Seren). Luft wird vor allem in Operationsbereichen und evtl. speziellen Krankenzimmern filtriert.

Es erfolgt eine Zurückhaltung von Bakterien. Sporen, Viren, Pilze, Parasiten können allerdings durch den Filter. Bakterien können den Filter evtl. auch durchwachsen.

Anwendung im Krankenhausbereich:
    Alkohol (zur Hautdesinfektion),
    urologische Spüllösungen,
    Wasser (z.B. Milchküche)
Wichtig ist daher *Filterwechsel bzw. Filteraufbereitung* durch Sterilisation.

BESTRAHLUNG

Die Bestrahlung wird in der Regel mit ultravioletten Strahlen durchgeführt, da diese die stärkste keimtötende Wirkung haben. Die Wirkung wird im Schatten von UV-Licht aufgehoben! Die Anwendung erfolgt manchmal zur Entkeimung der Raumluft und von Trinkwasser. Auch in Klimaanlagen wird manchmal mit UV-Strahlen bestrahlt.

Zu beachten ist, dass die UV-Bestrahlung abgedeckt oder abgeschaltet werden muss, wenn sich Personen im Raum befinden. (Gefahr von Haut- und Augenschäden).

Bei UV-Licht entsteht Ozon. Es muss daher darauf geachtet werden, dass es nicht zu einer zu hohen Ozonbelastung kommt. Das Anbringen von „UV-Vorhängen" vor bestimmten Räumen hat keinen Sinn!

MIKROWELLENDESINFEKTION

Diese Art der Desinfektion wird v.a. zur Dekontamination von Abfall eingesetzt. Wichtig ist u.a. die ausreichende Anfeuchtung des Desinfektionsgutes. Es können keine Materialien und Abfälle desinfiziert werden, welche Metalle beinhalten!

VERBRENNEN

Die Verbrennung wird vor allem bei Einmalgeräten in Verbrennungsanlagen des Krankenhauses oder einer (z.B. kommunalen) Verbrennungsanlage durchgeführt.

AUSGLÜHEN/ABFLAMMEN

Ausglühen ist nur dann sicher, wenn das Material bis zur Rotglut erhitzt wird. Ein Abflammen ist nicht verlässlich genug. Durchgeführt wird das Ausglühen z.B. bei Platinösen.

AUSKOCHEN

Zum Auskochen wird Wasser (mit 0,5% Soda) verwendet. Das kochende Wasser und der freiwerdende Dampf haben bei normalem Atmosphärendruck 100°C. Das Wasser oder der Dampf können bei mind. 3 bzw. 15 min Einwirkzeit bestimmte Krankheitserreger abtöten. Unversehrt bleiben vor allem Sporen von Tetanus-, Botulismus- und Gasödem-Erregern. Es ist wichtig zu wissen, dass Auskochen keine Sterilität bringt! Im Krankenhaus darf diese Methode der Desinfektion nicht angewendet werden!

ABTÖTUNG DURCH HITZE

Wichtige Verfahren zur thermischen Desinfektion:

- *Pasteurisieren, Ultrahocherhitzung*
- *Heißwasser:*
  Desinfizierende Waschautomaten für Instrumente, Wäsche, Schüsselspüler etc.
  Instrumente, Wäsche: 80°C, 10 Minuten; 90°C, 5 Minuten
  Steckbecken: 85°C, mind. 1 Minute
  Geschirrwaschmaschine: 85°C, mind. 30 Sekunden, meist mehr.
- *Dampfdesinfektion:*
  für Matratzen, Decken; z.B.   100° C, 15 Minuten
  In verschiedenen Ländern können unterschiedliche Richtlinien bezüglich Temperatur und Einwirkzeiten existieren.

Thermische Resistenzstufen

Die thermischen Resistenzstufen bezeichnen die Widerstandsfähigkeit verschiedener Mikroorganismen gegenüber thermisch wirkenden Desinfektionsverfahren.

In der **1. Stufe** werden alle Bakterien, Viren, Pilze und Parasiten abgetötet bzw. inaktiviert.
Dies wird z.B. durch Heißwasser mit mehr als 85°C und über 1 Minute Einwirkzeit erreicht. Als Beispiele können Pasteurisieren sowie die desinfizierende Reinigung von Wäsche, Geschirr, Geräten und Instrumenten genannt werden.

In der **2. Stufe** werden zusätzlich die Sporen von Bacillus anthracis abgetötet.
Dies wird z.B. durch eine Desinfektion mit Dampf mit mehr als 100°C über einige Minuten (z.B. 15) Einwirkzeit erreicht. Als Beispiel kann die Desinfektion von Matratzen genannt werden.

In der **3. Stufe** werden zusätzlich die Sporen der Erreger von Tetanus und Gasbrand abgetötet.
Dies wird z.B. durch Heißluft- oder Dampfsterilisation erreicht. Beispiele sind das Sterilisieren von Geräten, Wäsche und Instrumenten.

In der **4. Stufe** werden zusätzlich thermophile, thermoresistente Keime abgetötet. Dies wird z.B. durch Dampfsterilisation mit 135°C über mehr als 20 Minuten erreicht.
Beispiele sind keine zu nennen, da diese Verfahren nicht von medizinischer Bedeutung sind. Die Bedeutung könnte jedoch zunehmen, da zur Inaktivierung von *Prionen* derzeit eine Einwirkzeit von mindestens einer Stunde diskutiert wird.

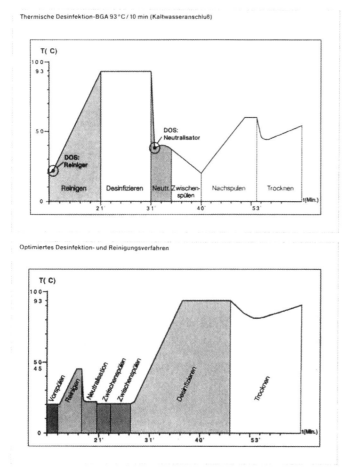

Abb.: Thermische Desinfektion, Ablauf. Quelle: Fa. Miele.

Beschickung von Desinfektionsmaschinen

Folgende Punkte sind zu beachten:

- Materialverträglichkeit
- Utensilien möglichst in ihre Einzelteile zerlegen und öffnen
- Sämtliche Oberflächen müssen dem Desinfektionsmittel ausgesetzt sein
- Keine Luftblasen in Hohlräumen einschließen (englumige Gegenstände!)
- Gefäße mit der Öffnung nach unten in die Maschine einlegen

CHEMISCHE DESINFEKTIONSVERFAHREN

ALDEHYDE

Aldehyde sind meist in Kombination untereinander in Verwendung, die karzinogene Wirkung ist äußerst fraglich. Eine Allergisierung ist möglich; nicht sprühen, Handschuhe bei der Verwendung! Eine Wirkung kann auf Bakterien, Pilze und die meisten Viren und Sporen erzielt werden. Der **Nachteil** liegt darin, dass die Einwirkzeit relativ lange ist und sie bei Verwendung zu Geruchsbelästigung, Schleimhautreizungen und Kopfschmerzen führen. Besonders dann, wenn die Lösung zu warm bzw. auf warme Stellen aufgetragen wird. Auch Allergien auf Aldehyde, insbesondere auf Formaldehyd sind häufig.

Formaldehyd: Der gebräuchlichste und noch am meisten verwendete Aldehyd war der Formaldehyd. Dieses wird im Krankenhaus kaum mehr verwendet. Früher wurden Raumdesinfektionen durchgeführt, welche heute als unsinnig gelten und daher Formaldehyd heute als Desinfektionsmittel fast überflüssig geworden ist. In einigen Flächen- und Instrumentendesinfektionsmitteln ist Formaldehyd als Komponente jedoch noch enthalten.
Glutaraldehyd: relativ gebräuchlich, bessere Sporozidie als Formaldehyd.
Glyoxal: als Zusatz in Verwendung

Anwendung: Flächendesinfektion, Instrumente, Endoskope (chemothermisch)

ALKOHOLE

Alkohol wirkt sehr gut gegen Bakterien und Pilze, teilweise gegen Viren; Alkohol ist nicht sporozid!! Die Wirkung tritt erst in einer bestimmten Konzentration ein. Da Alkohol leicht flüchtig ist und keine Rückstände hinterlässt, trocknen die desinfizierten Flächen rasch.
Wir kennen folgende Alkohole zur Desinfektion:
    Ethanol,
    iso-Propanol und
    n-Propanol.

Alkohol ist schnell wirksam und sehr belastbar (Eiweiß), das Desinfektionsgut ist nass zu halten! Alkohole sind allgemein sehr gut biologisch abbaubar.

Zur Hände- und Hautdesinfektion werden hauptsächlich
    Ethanol   80 Vol.%
    iso-Propanol 60 bis 70 Vol.%
    n-Propanol   50 bis 60 Vol.% verwendet.

Nicht eigens sterilisierter, handelsüblicher Alkohol ist in der Regel mit Sporen verunreinigt.
Zur Hautdesinfektion darf nur sterilisierter Alkohol verwendet werden!
Vorsicht: Bei alkoholischen Desinfektionsmitteln besteht Explosionsgefahr!

DIPHENYLDERIVATE

Chlorhexidin:
evtl. Zusatz bei Händedesinfektionsmitteln (remanente – verlängernde, länger andauernde – Wirkung von Chlorhexidin) Als Flüssigseife z.B. zur Sanierung von Keimträgern, Körperwaschung, Händewaschung. Schleimhautdesinfektion; Wirkung vor allem bakteriostatisch.

Octenidin:
Schleimhautantiseptikum
Einsatz: Genitalbereich, Mundschleimhaut, urologischer Bereich, Wundantiseptikum etc.

HALOGENE

Fluor, Chlor, Brom und Iod sind stark mikrobizid.
Fast nur Chlor und Iod werden zur Desinfektion verwendet, sind jedoch wenig organisch belastbar.

Chlorgas:
Trinkwasser-, Badewasser-, Abwasserdesinfektion
Hemmung durch organische Stoffe (Chlorzehrung)

Chlorabspaltende Stoffe:
(Hypochlorite, Chloramine, Chlorkalk als Notmaßnahme). Desinfektion von Wasser, Wäsche, Flächen (Küche, Sanitärbereich), evtl. für Ausscheidungen, Früchte, Wunden etc. Im Krankenhaus v.a. im Sanitär- und Küchenbereich.

Iod:
Wirkung bei Viren unsicher, aber auch sporozid, Hemmung durch organische Stoffe. In wässriger oder alkoholischer Lösung (Iodtinktur) auf Haut und Schleimhaut – Allergien häufig!

Iodophore:
Polyvinylpyrolidon (z.B. PVP-Iod, Polyvidon-Iod) für Schleimhäute und Haut, wenig Allergiegefahr. Möglichkeit der Resorption v.a. bei großflächiger Anwendung und bei Neugeborenen und Säuglingen, in bestimmter Konzentration jedoch auch zur „Credé'schen Prophylaxe".
Vorher ist *generell* eine *gute Reinigung* wichtig, um Belastung durch organische Substanzen (Sekrete etc.) zu vermindern.

METALLE/METALLSALZE

Mikrobizide oder mikrobistatische Wirkung in wässriger Lösung durch kleinste Mengen von Metallionen:

Silber z.B. zur Unterstützung der Wundbehandlung
Silbernitrat (Lapis) – stark ätzend, früher zur Credé'schen Prophylaxe, **Silberazetat** nur bis 1%ig, keine Verätzungen
Quecksilbersalze: Als Desinfektionsmittel veraltet, da sie fast immer nur mikrobistatische Wirkung haben; früher z.B. Merfen zur Rachendesinfektion
Andere Metalle/Metallsalze

Metallsalze werden nur mehr selten zur Desinfektion angewendet.

OXIDANTIEN

sind Substanzen, welche sauerstoffreich sind bzw. Sauerstoff leicht freisetzen (Ozon, Kaliumpermanganat, Peroxide, Persäuren). In der Praxis starke Zehrung (wie Chlor) v.a. bei Blut, Gewebe; relativ gute keimtötende Wirkung.

Ozon: Desinfektion von Trink- und Badewasser
Kaliumpermanganat:
    dunkelviolette Kristalle, bakterizid und viruzid; eher schwer, richtig zu dosieren (rosa Farbe!).
    Desinfektion von Rachen und Wunden; 0,5%ige wässrige Lösung.
Wasserstoffperoxid (H_2O_2):
    bakterizid und viruzid; Rachen- (0,2–0,5%) und Wunddesinfektion (3%)
Persäuren:
    z.B. Peressigsäure; bakterizid, viruzid, sporozid, Instrumentendesinfektion, Abwasserdesinfektion, Dialysemaschinen, evtl. Flächen; evtl. Probleme bei Blutanwesenheit.
Superoxidiertes Wasser: Mischung mehrerer Oxidantien. Einsatz z.B. in der Endoskop-Desinfektion.

PHENOLE

Sir Joseph Lister entwickelte 1867 die Karbolsäure, welche zu den Phenolen zählt. Phenole waren die ersten Desinfektionsmittel und werden heute vor allem zur WC-Desinfektion und zur Konservierung von anatomischen Präparaten verwendet!
Phenole sind toxisch, sie können auch perkutan resorbiert werden, auch über den Atemtrakt. Sie sollten nie an oder in der Umgebung von Früh- oder Neugeborenen anwenden.
Im Krankenhaus werden Phenol(Diphenyl-)derivate verwendet, die teilweise stark von Phenolen abweichende Eigenschaften besitzen, ihre Wirkung beschränkt sich hauptsächlich auf Bakterien und Pilze. Phenol selbst ist heute bedeutungslos.

SÄUREN UND LAUGEN

Die Anwendung hat oft auch eine Zerstörung des Desinfektionsgutes zur Folge. Im Krankenhaus kaum im Einsatz!
    Säuren finden zur Desinfektion keine Verwendung (z.B.: Salzsäure, Biochromatschwefelsäure für Glaswaren im Labor)
    Laugen, welche zur Desinfektion verwendet werden:
        Natronlauge (1%ig gut viruzid)
        Kalilauge (1%ig gut viruzid)
        Kalkmilch (gebrannter Kalk und Wasser – wird zur Desinfektion von Fäkaliengruben, Schmutzwasser und Tierställen verwendet.)

TENSIDE

Es handelt sich um oberflächenaktive Substanzen mit einem wasseranziehenden Anteil, welcher die Verbindung zum abschwemmenden Wasser herstellt, und mit wasserabstoßendem Anteil, welcher in den Schmutz eindringt. Schmutz wird abgelöst und abgeschwemmt.
Anionische, kationische Tenside, Amphotenside und nichtionische Tenside werden v.a. unterschieden. Diese Stoffe gelten unter realen Umweltbedingungen als schnell abbaubar.

Anionische Tenside: nicht desinfizierend, haben eine starke Reinigungskraft.
Kationische Tenside/quaternäre Verbindungen („Quats"): Eher schlechte Desinfektionswirkung: schwach bei gramnegativen Bakterien, nicht tuberkulozid, nicht sporozid, unsicher gegen Viren; Seifenfehler, Eiweißfehler!
V.a. Flächendesinfektion in Küchen, zu antiseptischen Waschungen, als Zusatz in anderen Präparaten, weiters in der Lebensmittel-, Pharma- und Kosmetikindustrie.
Biguanide: ähnlich den Quats, meist in Kombination mit anderen Substanzen im Einsatz.
Guanidine/Diguanidine s.o.
Amphotere Stoffe (=Amphotenside): ähnlich den Quats, weniger Eiweißhemmung (Tego-Produkte). Einsatz evtl. als Flächendesinfektionsmittel.

EIGENSCHAFTEN VON DESINFEKTIONSMITTELN

Wie schon erwähnt, hat das Desinfektionsmittel die Aufgabe, bestimmte Mikroorganismen abzutöten bzw. zu inaktivieren. Bevor ein Desinfektionsmittel zum Verkauf gelangt, muss dieses Produkt mehrere Stationen durchlaufen. Ähnlich einem Medikament, muss das Desinfektionsmittel in verschiedenen Testserien überprüft werden. Es sollten nur solche Produkte zur Anwendung kommen, die von der ÖGHMP oder DGHM überprüft und in deren Liste bzw. in der VAH-Liste gelistet sind.

WÜNSCHENSWERTE EIGENSCHAFTEN EINES DESINFEKTIONSMITTELS
- breites Wirkungsspektrum/Möglichkeiten: bakterizid, fungizid, tuberkulozid, viruzid, sporozid
- gute Wasserlöslichkeit
- starke Benetzungsfähigkeit
- Stabilität

- rasche Wirkung
- möglichste Unschädlichkeit für den Menschen
- möglichste Unschädlichkeit für das Desinfektionsgut
- Geruchlosigkeit
- Wirtschaftlichkeit
- kurze Einwirkzeit
- geringe Wirkungsherabsetzung durch Fremdstoffe
- Auswahl der Desinfektionsmittel aus der Liste der ÖGHMP, DGHM oder VAH

SACHGEMÄSSE ANWENDUNG VON DESINFEKTIONSMITTELN

Gebote zur Anwendung von Desinfektionsmitteln
- Das **geeignete Mittel** auswählen!
- **Mittel richtig** dosieren!
- **Abtötungszeit einhalten**!
- Darauf achten, dass die Desinfektionslösung das **Desinfektionsgut überragt**!
- Enge Kanäle mit Desinfektionslösung **gründlich durchspülen**!
- **Niemals mit bloßen Händen** in eine Desinfektionslösung greifen! (Auf die Größe der Handschuhe achten!)
- Der Desinfektionslösung **keine falschen Zusätze** beifügen!
- Auf die **richtige Wassertemperatur** achten!
- **Desinfektionslösung abgedeckt** halten!
- Auf eine **logische Trennung** beim Einlegen der Gegenstände achten!

Das Desinfektionsmittel muss auf der Oberfläche wirken können, das heißt: *Vollständiges Eintauchen des Desinfektionsgutes und Verhinderung von Hohlräumen!*

LAUFENDE DESINFEKTION

Unter „laufender Desinfektion" versteht man die Verhinderung der Verbreitung von Krankheitserregern, während der Pflege und der Behandlung eines Patienten; sie betrifft alle infektiösen Ausscheidungen des Patienten und alle Gegenstände, die Krankheitserreger tragen können. Das heißt für die Pflegepersonen, dass darauf geachtet werden muss, ob der Patient im hygienisch einwandfreien Zustand versorgt bzw. gepflegt wird. Es heißt auch, wenn Verschmutzungen auftreten und der Reinigungsdienst nicht mehr anwesend ist, dass das Pflegepersonal diese Verschmutzungen, vor allem Ausscheidungen, entfernen muss.
Mit der laufenden Desinfektion ist auch eine gründliche Händehygiene sowie Schutzmaßnahmen bei der Kleidung zu erwähnen.

SCHLUSSDESINFEKTION

Unter Schlussdesinfektion versteht man alle Desinfektionsmaßnahmen, welche nach der Entlassung, Transferierung oder dem Tod des Patienten am Ort seines Aufenthaltes, z.B. Zimmer (Bett, Nachtkästchen, Kasten, Lichtstrasse und Rufanlage), der Behandlung oder im Operationssaal durchgeführt werden. Diese Maßnahme umfasst eine Flächendesinfektion, Instrumentendesinfektion und eine Reinigung.
Die Grundkrankheit und der Infektionsweg ist zu beachten. Unnötige Desinfektionsmaßnahmen sind zu vermeiden. Blumen, Zeitungen und Lebensmittel sind, soweit sie der Patient nicht mitgenommen hat, korrekt zu entsorgen. Eine Desinfektion der Zimmerwände ist nur in Ausnahmefällen – bei Infektionskrankheiten – durchzuführen.

HAUT- UND SCHLEIMHAUTDESINFEKTION (-ANTISEPTIK)

Beim Durchdringen der Haut, wie es bei Stichen oder bei Eingriffen geschieht, können Mikroorganismen in die Tiefe verlagert werden und entzündliche bzw. Abwehrreaktionen hervorrufen. Aus diesem Grund ist es notwendig, die Haut bzw. Schleimhaut vor Eingriffen zu desinfizieren.

Technik der Haut- Schleimhautdesinfektion:
Die Haut- bzw. Schleimhautdesinfektion ähnelt im Großen und Ganzen der chirurgischen Händedesinfektion. Trotzdem können nicht alle Richtlinien der chirurgischen Händedesinfektion übernommen werden. So wird bei der Haut-Schleimhautdesinfektion oft ein Desinfektionsmittel gefordert, welches gefärbt ist, um sehen zu können, an welcher Stelle bereits desinfiziert wurde. Das Desinfektionsmittel sollte keine Rückfettung haben.

Ein Punkt bei der Desinfektion ist die „**mechanische Desinfektion**". Es wird ein Stieltupfer, bzw. ein gelegter Tupfer in einer Zange reichlich mit Desinfektionsmittel getränkt, sodass der Tupfer von Desinfektionsmittel tropft. Anschließend wird die zu desinfizierende Stelle mit dem Stieltupfer markiert.

Bei großflächigen Haut/Schleimhautdesinfektionen wird die Haut/Schleimhaut mit dem Desinfektionsmittel „gewaschen", bis das Desinfektionsmittel die gesamte zu desinfizierende Fläche benetzt, feucht bzw. nass hält. In diesem Zusammenhang ist jedoch auf die Gefahr von Hautschäden – z.B. wenn der Patient längere Zeit „im Desinfektionsmittel liegt" – zu achten. Nach der richtigen Einwirkzeit kann der Eingriff durchgeführt werden. Bei chirurgischen Eingriffen wird ggf. auch eine Haarentfernung durchgeführt.

SCHLEIMHAUTDESINFEKTION (-ANTISEPTIK)

Alkohole sind nicht zur Schleimhautdesinfektion verwendbar. Als Wirkstoffe kommen v.a. PVP-Iod, Octenidin, Chlorhexidin, Polyhexanid, Wasserstoffperoxid und Hexetidin in Frage.
Aufgrund der oft geringen Belastbarkeit der Substanzen ist vorher eine gute Reinigung des Gebietes notwendig, die natürlich mit reinen Utensilien zu erfolgen hat.
Anwendungsgebiete sind v.a. Auge, Mund, Rachen, Genitalbereich, Wundantiseptik. Die Anwendung erfolgt am Genitale meist mit PVP-Iod oder Octenidin, am Auge oft mit PVP-Iod, in der Mundhöhle u.a. mit PVP-Iod und Hexetidin und an Wunden v.a. mit PVP-Iod, Octenidin, Polyhexanid oder Chlorhexidin.
Aseptisches Arbeiten bei der Desinfektion und der Behandlung!

HAUTDESINFEKTION (-ANTISEPTIK)

Die erforderlichen Einwirkzeiten bei der Hautdesinfektion hängen v.a. von der zu berücksichtigenden Infektionsgefährdung ab. Alkoholische Hautdesinfektionsmittel (steril!!) verwenden.

Vor intra- und subkutanen sowie intravenösen Injektionen, Blutabnahmen:
    Tupfer zumindest sterilisiert, irgendwann keimfrei gemacht
    Einwirkzeit je nach Präparat meist *mindestens 30 Sekunden*
    Möglichst abwischen, nicht nur sprühen

Vor intramuskulären Injektionen, peripheren Venenverweilkanülen, Blutkulturentnahmen:
    Ggf. Reinigung der Haut an der Punktionsstelle mit Desinfektionsmittel und Tupfer
    Desinfektion: *Einwirkzeit* je nach Präparat meist *mindestens 30 Sekunden, besser 1 Minute* mit sterilisiertem Tupfer
    Steriler Tupfer bei i.m. Injektionen ggf. aus juristischen Gründen!

Vor Punktion von sterilen Körperhöhlen oder Organen:
    auch bei zentralem Venenkatheter! (siehe S. 154)
    wie präoperative Hautdesinfektion, *Einwirkzeit* je nach Präparat meist *3 Minuten*

Präoperative Hautdesinfektion:
Reinigung des Operationsgebietes (Hautfettentfernung)
Unmittelbar vor der Operation ist die *Haut im OP-Gebiet* und in dessen Umgebung zu reinigen und zu desinfizieren.
Die Haut mit einem mit gefärbtem alkoholischem Hautdesinfektionsmittel getränkten sterilen Tupfer kräftig abreiben. In Form einer Spirale konzentrisch von innen nach außen. Den Vorgang mehrmals mit jeweils einem frischen Tupfer wiederholen.
>>> *Gesamteinwirkzeit mindestens 3 bis 5 Minuten!!* <<<
Bei offenen „septischen" Wunden eventuell von außen nach innen desinfizieren.
Vor gynäkologischen Operationen im Genitalbereich Vaginaldesinfektion.

FLÄCHENREINIGUNG UND -DESINFEKTION

Die Flächendesinfektion ist als eine präventive Maßnahme zu verstehen, die durch die Reduzierung oder völlige Beseitigung vorhandener Krankheitserreger deren Übertragung auf den Menschen verhindert und damit der möglichen Auslösung einer Infektionskrankheit entgegenwirkt. Von einer Flächendesinfektion kann dann gesprochen werden, wenn nach dem Aufbringen eines Desinfektionsmittels auf eine kontaminierte, in ihrer Größe definierte Fläche nach einer bestimmten Einwirkzeit eine quantitative Reduktion der Keime erfolgt. In die Desinfektionsmaßnahme sollen alle Flächen einbezogen werden, die direkt oder indirekt mit dem Patienten oder Personal in Kontakt kommen können. Trotz einer gewissenhaften Flächendesinfektion darf nicht vergessen werden, dass jedes Desinfektionsmittel ein chemisches Produkt ist und dadurch zu Umweltbelastung und – insbesondere in falscher Konzentration – zu finanziellem Mehraufwand führen kann. Aus diesem Grund ist eine überlegte und gezielte Flächendesinfektion angezeigt!

Die Flächendesinfektion im Krankenhaus ist vor allem nach hygienischen, aber auch nach wirtschaftlichen Gesichtspunkten zu gestalten. Besonders wichtig ist eine gut funktionierende Organisation des Reinigungsdienstes unter Zuhilfenahme von **Reinigungs- und Desinfektionsplänen**. Bei deren Erstellung ist die Mitarbeit des Hygieneteams unerlässlich.

Die Hygienemaßnahmen an Flächen können nach drei Hauptpunkten eingeteilt werden:
Nichtkontamination
Reinigung
Flächendesinfektion

NICHTKONTAMINATION

Wie bei der Händehygiene so ist auch bei Flächen eine Nichtkontamination wenn möglich auszunützen. Beispiele sind Einmalabdeckungen, Überzüge auf Untersuchungsliegen, Annäherungsautomatik bei Waschplätzen etc.

REINIGUNG

Durch eine gründliche Reinigung können gleichzeitig verschiedene Ziele erreicht werden:
- Schmutzentfernung
- „ästhetische" Sauberkeit
- Pflege der Flächen
- beträchtliche Keimreduktion von 50 bis sogar 80%

Der einzige hygienische Nachteil gegenüber der Desinfektion besteht darin, dass die Mikroorganismen *nicht abgetötet* werden.

REINIGUNGSVERFAHREN

Trockenreinigung
Keine Besen oder Kehrmaschinen (Staub), jedoch Sauggeräte mit Filtration oder zentrale Sauganlagen sind einsetzbar.
Feuchtreinigung
Feuchte Tücher aus Gaze o.ä. werden meist als Einmaltücher verwendet. Wichtig ist, dass pro Raum nur ein Tuch verwendet wird. Als Nachteil muss beachtet werden, dass keine Desinfektion durchgeführt wird und grobe Verschmutzungen oft nur schwer entfernbar sind.
Nassreinigung
erfolgt bei stärkeren Verschmutzungen und im Sanitärbereich.

- **Manuelle Nassreinigung**
  Die klassische, jedoch veraltete, Version derselben ist die sogenannte *Zwei-Kübel-Methode:*
  Bei dieser Methode befinden sich an einem fahrbaren Untersatz 2 Kübel o.ä., welche farblich unterschiedlich sind. In einem Behälter befindet sich die Reinigungs- bzw. Desinfektionslösung (reine Seite). Während der Flächendesinfektion wird der reine Mopp in den blauen Behälter mit Flüssigkeit getaucht und triefend nass gemacht. In der Folge wird mit dem nassen Mopp die Fläche aufgewaschen bzw. desinfiziert.
  Besonders hervorzuheben ist die Notwendigkeit, die Reinigungslösung nach etwa 30 m² Fläche zu erneuern (laufende Verschmutzung der Lösung), d.h. der Mopp soll nach kleineren Flächen in den anderen Behälter (unreine Seite) ausgewunden bzw. ausgedrückt werden, sodass dieser nur mehr sehr wenig Flüssigkeit in sich behält. Nun wird der Mopp neuerlich in der Flüssigkeit im blauen Kübel triefend nass gemacht und der Vorgang wiederholt. Beim Reinigungsvorgang muss darauf geachtet werden, dass keine „leeren" Inseln, welche nicht mit Flüssigkeit benetzt sind, entstehen, und die Fläche nicht nachgetrocknet wird!
  Großteils ist dieses Verfahren durch neuere Methoden abgelöst worden, z.B. durch sogenannte *Einwegmoppverfahren:* Dabei wird ein Mopp o.ä. an einem speziellen Handgriff in die Lösung getaucht, eine begrenzte Fläche damit gereinigt und anschließend zur Reinigung gegeben.
  Die Reinigungsleistung soll pro Mopp ebenfalls etwa 30 m² nicht überschreiten.
- **Maschinelle Nassreinigung** wird mit Wischmaschinen durchgeführt.
  Die Lösung wird mit rotierenden Scheibenbürsten aufgebracht und gleich wieder vom Gerät abgesaugt. Vorteilhaft ist die große Flächenleistung, nachteilig die oft schwierige Desinfektion der Gerätetanks. Auch sogenannte Cleaner-Verfahren und Highspeed-Methoden sind auf großen Flächen im Einsatz.

DESINFEKTION

Während oder manchmal nach der Reinigung wird die Fläche auch desinfiziert. Meist werden kombinierte Produkte verwendet, oder das Desinfektionsmittel wird auch als Reinigungsmittel verwendet. Die Flächendesinfektion soll so weit wie möglich mittels Wischdesinfektion durchgeführt werden. Eine Sprühdesinfektion soll nur dann durchgeführt werden, wenn die Desinfektion anders nicht möglich ist. Die Flächendesinfektion soll manuell bzw. mittels Waschmaschine durchgeführt werden. Die Desinfektionsmittellösung wird nach dem Desinfektionsplan zubereitet und verarbeitet. Kleinere Flächen werden meist mittels Tüchern, größere Flächen oft mittels Reinigungsmaschine bearbeitet.

DOSIERUNG DER FLÄCHENDESINFEKTIONSMITTEL

Bei jeder **manuellen Dosierung** ist äußerst genau vorzugehen. Ein Großteil der manuell zubereiteten Desinfektionsmittellösungen ist nicht korrekt dosiert. Zur richtigen Dosierung werden Messbecher, Dosierpumpen, Kippflaschen oder Einzelpackungen verwendet. **Automatisch** kann die Dosierung über Zumischanlagen erfolgen. Diese dosieren aber – vor allem zentrale Zumischanlagen – meist ungenau, oft ist sogar eine Verkeimung der meist langen Leitungssysteme zu beobachten. Von einer Neuerrichtung wird deshalb – zumindest in Niederösterreich – Abstand genommen. Wenig fehleranfällig sind dezentrale Zumischgeräte. Alle Zumischgeräte bedürfen einer regelmäßigen Überprüfung auf Dosierung und Verkeimung.

EINSATZGEBIETE VON FLÄCHENDESINFEKTIONSMASSNAHMEN

Wer, was, wie, womit, wann reinigt oder desinfiziert, muss in Reinigungs- und Desinfektionsplänen ersichtlich und veröffentlicht sein! Diesen muss die Anstaltsleitung genehmigen und ist vom Hygieneteam auf dem aktuellen Stand zu halten. Bei Fragen oder Unklarheiten wenden Sie sich an die Hygienefachkraft des Krankenhauses.

Im Vordergrund steht auch die Schulung des mit der Reinigung betrauten Personals. Nur ausreichend motivierte und geschulte MitarbeiterInnen werden die Reinigungsaufgaben optimal wahrnehmen.

Die Einteilung, nach welcher vor allem die Fußbodendesinfektion durchzuführen ist, erfolgt nach den Erfordernissen für die unterschiedlichen *Krankenhausbereiche*.

- Generell kann gesagt werden, dass – je nach Bereich – mindestens einmal täglich gereinigt und/oder desinfiziert werden muss.
- Zusätzlich ist unbedingt eine **gezielte Desinfektion** bei sichtbarer Verunreinigung mit Blut, Harn, Stuhl etc. vorzunehmen; und zwar unmittelbar nach Kontamination.
- Reinigungsmaßnahmen sind üblicherweise durch Reinigungspersonal und nur ausnahmsweise von Pflegepersonen durchzuführen.
- Eigenschutz durch Tragen von Handschuhen!
- In Operations- und Entbindungseinheiten ist nach jedem Patientenwechsel eine Reinigung und Desinfektion erforderlich.
- Besondere Vorsicht bei Anwesenheit von potentiell infektiösem Material (Blut etc.).
- Ausscheidungen des Patienten sind grundsätzlich als infektiös zu betrachten, daher ist eine gezielte Desinfektion besonders wichtig!
- Eine korrekt durchgeführte Reinigung des Fußbodens im Krankenhaus – ohne zusätzliche Desinfektion – ist in den meisten Fällen ausreichend.

Bei **Decken und Wänden** steht die Verhinderung von sichtbaren Verunreinigungen durch eine regelmäßige Reinigung im Vordergrund. Die sonst erwähnten Maßnahmen gelten sinngemäß.

Zusätzlich zur obligaten gezielten Desinfektion kann evtl. auch eine sog. „Schlussdesinfektion" nach Entlassung des Patienten – insbesondere nach Staphylokokken-Infektionen – angezeigt sein.

„Patientennahe" Flächen, die häufig von Patienten oder Personal berührt werden, wie Schnallen, Haltegriffe, Stiegengeländer, Bettgestell, Arbeitsflächen, Verbandwagen etc. sind regelmäßig – insbesondere nach Kontamination – desinfizierend zu reinigen.

- Nachtkästchen sollten täglich gereinigt und bei Entlassung des Patienten auch desinfiziert werden.
- Waschbecken und Badewanne nach jeder Verwendung reinigen, nach Benützung durch einen infizierten Patienten auch desinfizieren.
- WC-Anlagen häufig reinigen, nach Kontamination oder Benutzung durch einen infizierten Patienten auch desinfizieren.

„Patientenferne" Einrichtungsgegenstände sollten in solchen Abständen gereinigt werden, dass keine sichtbaren Verunreinigungen entstehen können. Gezielte Desinfektionsmaßnahmen sind aber auch hier anzuwenden.

AUFBEREITUNG VON REINIGUNGS- UND DESINFEKTIONSGERÄTEN

Mopps und Reinigungslösung laufend wechseln und erneuern. Aufbereitbare Tücher und Mopps desinfizieren („Kochwäsche"), rasch trocknen und trocken aufbewahren. Einmaltücher korrekt entsorgen.

Es sollte also in Krankenhäusern gut gereinigt und gezielt – also so wenig wie möglich, aber so oft als nötig – desinfiziert werden.

INSTRUMENTENAUFBEREITUNG

Unter Instrumentenaufbereitung versteht man jenen Kreislauf, welchen ein Instrument vom Gebrauch über Desinfektion/Sterilisation bis zum Wiedergebrauch zurücklegt. Maschinelle Reinigungsverfahren sind dabei manuellen vorzuziehen, da der Reinigungsprozess definiert und überprüfbar ist. Die Instrumentenaufbereitung betrifft vor allem Operations- und Untersuchungsinstrumente, Ess- und Trinkgegenstände des Patienten, Sammelbehälter für Sekrete, Stuhl, Harn, Vasen, Irrigatoren usw. Diese Gegenstände können als **Vehikel** für Infektionserreger bedeutsam werden, da sie mit den Patienten in engen Kontakt kommen und oft innerhalb kurzer Zeit an verschiedenen Personen angewandt werden. Daraus ergibt sich, dass eine Patientengefährdung, aber auch eine Personalgefährdung möglich ist. In manchen Fällen können diese Utensilien sogar als **Infektionsquelle** fungieren, zumal bei Anwesenheit von Feuchtigkeit eine starke Keimvermehrung möglich ist (z. B. Atemluftbefeuchter, Blumenvasen).

Durch **Einwegprodukte** werden die hygienischen Probleme häufig nur in den Bereich der Abfallwirtschaft verschoben. Einmalartikel dürfen grundsätzlich nicht wiederaufbereitet werden.

Wiederaufbereitung von medizinischen **Mehrwegprodukten** ist aus ökonomischer und oft auch aus ökologischer Sicht sinnvoll, wobei eine einwandfreie Aufbereitung gewährleistet werden muss.

KLEINER KREISLAUF

Ein „kleiner Instrumentenkreislauf" besteht üblicherweise aus folgenden Schritten:

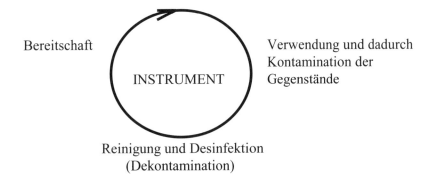

Abb.: Kleiner Kreislauf

Der kleine Kreislauf wird meist dezentral organisiert sein, betrifft er doch viele Dinge, welche im Stationsbereich laufend im Einsatz sind: Harnflaschen, Leibschüsseln, Sekretgefäße, Zahn- und Prothesenbecher etc. Die Durchführung ist durch Raummangel, schlechte Informationen, fehlende Hilfsmittel allerdings häufig unzureichend.

Voraussetzungen:
- ausreichend großer Raum
- reine und unreine Arbeitsflächen
- möglichst thermisch desinfizierendes Aufbereitungsgerät
- Händedesinfektion nach unreinen und vor reinen Tätigkeiten
- Einmalhandschuhe und Einmalschürzen bei Kontaminationsgefahr
- reine Arbeiten vor unreinen Arbeiten
- aufbereitete Utensilien rein und trocken aufbewahren
- manuelle Reinigung nur nach vorheriger wirksamer Desinfektion

DESINFEKTIONSVERFAHREN

Möglichst **thermische Desinfektionsverfahren** (Heißwasser, Dampf) verwenden, Auskochen in Wasser ist im KH nur eine Notmaßnahme.

Leider werden noch immer chemische Desinfektionsverfahren in vielen Stations- und Ambulanzbereichen benützt, obwohl sie von Wirkung und Verträglichkeit her sicher unterlegen sind.

Wenn **Tauchdesinfektionsverfahren** in Verwendung sind, ist auf richtige Behälter (Sieb zur Entnahme, Deckel) und Organisation (Güter völlig eintauchen, Wechsel der Lösung zumindest nach Herstellerangabe, Beschriftung mit Datum, Konzentration und Durchführendem der Zubereitung) zu achten.

Als Wirkstoffe für die chemische Desinfektion von Gegenständen und Behältern werden Aldehyde, Phenole, Chlorabspalter, Alkohole, Persäuren, Amphotenside u. a. verwendet, oft in Kombination miteinander. Nur Produkte verwenden, die von der ÖGHMP, DGHM oder VAH geprüft sind!

DESINFEKTION, REINIGUNG UND STERILISATION („GROSSER KREISLAUF")

Im „großen Instrumentenkreislauf" sind meist folgende Schritte enthalten:

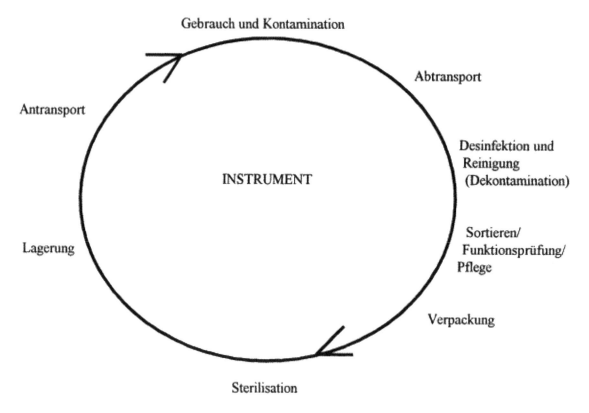

Abb.: Großer Kreislauf

Alle Gegenstände und Instrumente, welche Haut oder Schleimhäute durchdringen sowie in den Blutkreislauf oder in sterile Körperstellen gelangen (z.B. Operationsinstrumente, Venenkatheter etc.) sowie zum Verbandwechsel verwendet werden, müssen **s t e r i l** sein und daher einen großen Kreislauf durchmachen. Auch solche Gegenstände, die an immungeschwächten oder/und schutzisolierten Patienten zur Anwendung gelangen, sind von diesen Maßnahmen betroffen.

Dieser Aufbereitungsablauf kann **zentral** (Aufbereitungseinheit für Medizinprodukte (AEMP)) oder **dezentral** organisiert sein, wobei der zentralen Durchführung aus verschiedensten Gründen der Vorzug gegeben werden kann.

DESINFEKTIONSPLAN

Der Desinfektionsplan ist nicht der Hygieneplan! Der Desinfektionsplan hat die Aufgabe, in übersichtlicher Form Desinfektionsmaßnahmen deutlich aufzuzeigen. Am Desinfektionsplan müssen zumindest folgende Punkte ersichtlich sein:

    Anstalt, Abteilung/Station   Desinfektionsgebiet
    Desinfektionsart   Desinfektionsmittel
    Konzentration   Einwirkzeit
    besondere Richtlinien   Kontaktperson

Der Desinfektionsplan muss regelmäßig kontrolliert und bei Desinfektionsmittelumstellungen geändert werden. Das Hygieneteam hat an Erstellung und Bearbeitung maßgeblich mitzuwirken.

DOSIERTABELLE

	0,25%	0,5%	1,0%	1,5%	2,0%	3,0%	4,0%	5,0%
1 Liter	2,5 ml	5 ml	10 ml	15 ml	20 ml	30 ml	40 ml	50 ml
2 Liter	5,0 ml	10 ml	20 ml	30 ml	40 ml	60 ml	80 ml	100 ml
3 Liter	7,5 ml	15 ml	30 ml	45 ml	60 ml	90 ml	120 ml	150 ml
4 Liter	10,0 ml	20 ml	40 ml	60 ml	80 ml	120 ml	160 ml	200 ml
5 Liter	12,5 ml	25 ml	50 ml	75 ml	100 ml	150 ml	200 ml	250 ml
6 Liter	15,0 ml	30 ml	60 ml	90 ml	120 ml	180 ml	240 ml	300 ml
7 Liter	17,5 ml	35 ml	70 ml	105 ml	140 ml	210 ml	280 ml	350 ml
8 Liter	20,0 ml	40 ml	80 ml	120 ml	160 ml	240 ml	320 ml	400 ml
9 Liter	22,5 ml	45 ml	90 ml	135 ml	180 ml	270 ml	360 ml	450 ml
10 Liter	25,0 ml	50 ml	100 ml	150 ml	200 ml	300 ml	400 ml	500 ml
15 Liter	37,5 ml	75 ml	150 ml	225 ml	300 ml	450 ml	600 ml	750 ml
20 Liter	50,0 ml	100 ml	200 ml	300 ml	400 ml	600 ml	800 ml	1 l

STERILISATION

Sterilisieren ist das Abtöten oder Inaktivieren möglichst aller vermehrungsfähigen Mikroorganismen inklusive deren Dauerformen (Sporen). Als **steril** gilt ein Produkt, wenn die Wahrscheinlichkeit eines einzigen lebensfähigen Mikroorganismus höchstens 10^{-6} ist.

Sterilität ist dann vorausgesetzt, wenn Produkte (Instrumente, Flüssigkeiten, Gase etc.) mit Blutbahn, sterilem Gewebe oder Organen in Berührung kommen bzw. dort eingebracht werden, sowie dann, wenn diese Produkte bei der Versorgung von Wunden verwendet werden.

STERILISATIONSVERFAHREN

PHYSIKALISCHE VERFAHREN
- Autoklavieren (Dampfsterilisation)
- Heißluft
- Strahlen (v.a. Gamma-Strahlen)

CHEMISCH – PHYSIKALISCH
- Ethylenoxid (EO)
- Formaldehydgas (For)
- Plasmasterilisation

CHEMISCH
Tauchen oder Spülen mit keimtötenden Flüssigkeiten („Kaltsterilisation"). Dieses Verfahren ist eigentlich nur eine ausführliche Desinfektion, da das Sterilisiergut während des Abtötungsvorganges nicht verpackt werden kann. Rein chemische Verfahren sind daher *keine Sterilisationsverfahren*!

PHYSIKALISCHE STERILISATIONSVERFAHREN

DAMPFSTERILISATION

Es erfolgt eine Sterilisation mittels gesättigtem, gespanntem Wasserdampf (feuchte Hitze unter Überdruck) in einer geschlossenen Kammer, welcher am Sterilisiergut kondensiert und dadurch eine für Mikroorganismen schädigende Wirkung hat. Ungesättigter Wasserdampf ist nicht so wirksam wie gesättigter; überhitzter Dampf muss ebenfalls vermieden werden.

Die Dampfsterilisation ist derzeit die sicherste Sterilisationsmethode. Der Dampf muss jedoch *unbedingt direkt ans Sterilisiergut herankommen* können (keine Verschmutzungen!).

Gespannt heißt, der Dampf steht unter Druck und dieser steigt bei Anstieg der Dampftemperatur.
Gesättigt heißt, er steht mit seinen Flüssigkeiten im thermodynamischen Gleichgewicht, d.h. gleich viele Teile wechseln vom flüssigen in den gasförmigen Zustand und umgekehrt. Man kann sinngemäß von 100% Wasserdampf sprechen.

Temperatur- und Druckverlauf stehen in einer Wechselbeziehung zueinander.

Übliche **Programmrichtwerte** sind:

       15 min bei 121°C und 2 bar Dampfdruck (früher: „Gummiprogramm")
        3 min bei 134°C und 3 bar Dampfdruck (früher: „Instrumentenprogramm")

Diese Zeit ist die reine Sterilisationszeit; es wird eine Reduktion der Mikroorganismen um 10 Zehnerpotenzen erreicht.

Funktionsweise der Dampfsterilisation

Vorbereitungsphase
Entfernung der in der Sterilisierkammer und dem Sterilisiergut befindlichen Luft und Ersatz durch Dampf: Evakuieren und Einströmen des Dampfes, dadurch Aufheizen (Steigezeit) der Kammer und des Sterilisationsgutes (Ausgleichszeit).
Sterilisierphase
Sterilisiergut wird bei bestimmter Temperatur bestimmte Zeit dem gesättigtem Wasserdampf ausgesetzt, es erfolgt die Abtötung aller Erreger durch Dampf (Abtötungszeit und Sicherheitszuschlag).
Trocknungsphase
Trocknung und Abkühlung des Sterilisiergutes

> Ungesättigter und/oder überhitzter Dampf ist zu vermeiden!

Verfahren der Dampfsterilisation

Verschiedene Verfahren waren/sind in Verwendung. Der funktionelle Unterschied besteht primär in der Entfernung der Luft aus der Sterilisierkammer.

Strömungsverfahren:
- fraktioniertes Strömungsverfahren
- Gravitationsverfahren

Beim Strömungsverfahren besteht der Sterilisator aus einem druckfesten Außenkessel und einem Innenbehälter. Der Autoklav ist also doppelwandig. Das Wasser verdampft im Außenkessel und drückt als Dampf, von oben her, in den Innenbehälter. Die Luftablassöffnung befindet sich am Boden des Innenbehälters. Daher wird die Luft, welche schwerer als Dampf ist, nach unten durch die Öffnung, mit dem Dampf „hinausgetrieben". Die Luft wird durch den Dampf aus der Kammer verdrängt

Vakuumverfahren:
Die Luft wird durch eine Vakuumpumpe aus der Sterilisierkammer und damit aus den zu sterilisierenden Produkten gepumpt.
- Vorvakuumverfahren
- Hochvakuumverfahren
- Dampfinjektionsverfahren
- fraktioniertes Vakuumverfahren

Das fraktionierte Vakuumverfahren ist derzeit das zuverlässigste Verfahren und daher fast ausschließlich in Verwendung.

Großsterilisatoren haben ein Fassungsvermögen von mindestens 1 **Sterilisiereinheit** (StE). 1 StE entspricht folgenden Maßen: h = 300 mm, b = 300 mm, t = 600 mm.

Wichtige Punkte bei der Beschickung des Dampfsterilisators

> - Zu sterilisierende Produkte müssen einwandfrei desinfiziert und gereinigt sein.
> - Der Dampf muss überall hin gelangen und die Luft muss leicht entfernt werden können. Dies ist bei der Beladung des Sterilisators zu berücksichtigen (Beispiel: Wäsche senkrecht).
> - Verpackte Güter nicht direkt übereinander platzieren – Abstand dazwischen halten.
> - Instrumente oder Schläuche mit langen Lumina öffnen.
> - Korrekte Chargendokumentation, Behandlungsindikatoren bei jeder Charge mitführen.

Entlüftungs- und Steigezeit	Abtötungszeit	Sicher-heits-zuschlag	Druck-ent-lastung	Trock-nung	Belüftung
	Sterilisierzeit				
CHARGENZEIT					

Abb.: Funktion des fraktionierten Vakuumverfahrens/zeitlicher Ablauf, schematisch

HEISSLUFTSTERILISATION

Die Heißluftsterilisation ist eine Sterilisation mittels trockener, meist bewegter Hitze. Die Einsatztemperaturen bewegen sich bei 160–180°C.

Einwirkzeit bei 160°C mindestes 200 Minuten, bei 180°C 30 Minuten, 200°C 10 Minuten.
Der Sterilisationsvorgang ist natürlich insgesamt noch länger. Eine Abtötung/Inaktivierung der Mikroorganismen gelingt, weil deren Eiweiß koaguliert bzw. Oxidationsprozesse entstehen.

Ein großer Unsicherheitsfaktor sind Temperaturunterschiede innerhalb des Sterilisators, weshalb Ventilatoren zur besseren Verteilung der Hitze eingesetzt werden.
    Mit dieser Art von Sterilisation können sterilisiert werden:
    Metall,
    Glas,
    Porzellan,
    hitzebeständige Pulver und
    wasserfreie Substanzen, wie Öle und Fette.

Alle anderen Materialien eignen sich dazu nicht, da sie schmelzen, verdampfen oder – wie z.B. Ampullen – explodieren können.

Welche Punkte sind bei der Heißluftsterilisation zu beachten?

- nur gereinigtes Material einbringen
- Sterilisiergut muss trocken sein
- zwischen Gegenständen muss für eine Luftzirkulation Platz sein
- nur kleine Mengen verpacken
- hitzebeständige Verpackungsmaterialien verwenden

Grundsätzlich ist festzuhalten, dass die Heißluftsterilisation kaum mehr Bedeutung hat und nur mehr in wenigen Bereichen (z.B. pharmazeutische Bereiche) Anwendung findet.

STRAHLEN

Die Sterilisation durch Bestrahlung wird mit durchdringenden Strahlen durchgeführt. Die zur Sterilisation verwendeten Strahlen sind einerseits Korpuskularstrahlen, andererseits können Röntgenstrahlen und Gammastrahlen eingesetzt werden. Auch Cobalt-60-Quellen können verwendet werden.
Nicht zuletzt aufgrund der hohen Kosten und des hohen Sicherheitsaufwandes ist der Einsatz nur für industrielle Güter (hauptsächlich Einmalartikel und Implantate) in größeren Firmen möglich.

CHEMISCH-PHYSIKALISCHE VERFAHREN

In größerem Umfang in Verwendung sind vor allem *Formaldehydgas* und *Ethylenoxid*. Seit einiger Zeit ist auch die *Plasmasterilisation* in Verwendung.

> *Nur jene Gegenstände mit chemisch-physikalischen Verfahren sterilisieren, die unbedingt steril sein müssen und nicht dampfsterilisiert werden können!!*

ETHYLENOXID (EO)

Ethylenoxid ist ein farbloses, leicht riechendes Gas. Es handelt sich weiters um ein hochgiftiges, leicht brennbares und explosives Gas, welches schon in geringen Konzentrationen zu Hautreizungen, Reizungen der Atemwege etc. führen kann. Ethylenoxyd ist auch kanzerogen.

Die Sterilisation ist in Geräten durchzuführen, welche einen vollautomatischen Programmablauf haben. Es ist bestens geschultes Personal einzusetzen.

Die **Anwendung** erfolgt üblicherweise bei rund 55°C und einer relativen Luftfeuchtigkeit von rund 70% im Unter-, Normal- oder Überdruckverfahren.

Die wichtigste Voraussetzung ist die **vorherige vollständige Desinfektion und Reinigung** des Sterilisiergutes.

Eine entsprechende Verpackung ist zu verwenden. Das Gerät ist so zu beladen, dass das Gas überall hingelangen kann. Verwendung findet EO vornehmlich bei thermolabilen Materialien (Optiken etc.).

Auslüftungszeiten:
Nach der Sterilisation mit Ethylenoxid sind unbedingt Auslüftungszeiten für die Gegenstände einzuhalten. Insbesondere bei Kunststoffartikeln kann die Auslüftung bis zu 2 Wochen dauern, in speziellen Lagerräumen sind kürzere Zeiten möglich.

FORMALDEHYDGAS (For, FA)

Formaldehyd ist nicht so „gefährlich" wie Ethylenoxid, da es nicht explosiv und nicht brennbar ist.

Formaldehyd wird mit Wasserdampf bei rund 55°C im Unterdruckverfahren zur Sterilisation angewendet. Die Abtötung/Inaktivierung erfolgt durch Schädigung der Nukleinsäure.
Sterilisiert werden können: Endoskope, Implantate, Sonden, Elektroden, Zubehör von Herz-Lungen-Maschinen, u.a. grundsätzlich jedoch nur jene Produkte, welche thermisch nicht sterilisiert werden können.

> Besonders wichtig ist allgemein, dass das *Gas überall hingelangt* – das heißt, dass vorher eine *optimale Desinfektion und Reinigung* durchgeführt werden muss und dass die Instrumente zerlegt sterilisiert werden!
> **MERKE**: Nur wo das Gas hinkommt, kann es sterilisieren!

PLASMASTERILISATION

Bei der Plasmasterilisation wird Wasserstoffperoxid im Unterdruckverfahren bei ca. 50°C zur Erreichung des Plasmazustandes mittels eines Hochfrequenzfeldes verwendet.
Einsatzgebiete sind thermolabile Materialien; Probleme können bei Textilien, Flüssigkeiten, Papier und langen, teils geschlossenen Lumina auftreten.
Das Verfahren ist derzeit in Österreich noch nicht uneingeschränkt verwendbar.

KONTROLLE VON STERILISATOREN

Sterilisationsverfahren sind wiederholt zu überprüfen. Die Vorgaben dazu finden sich im Krankenanstaltengesetz, im Medizinproduktegesetz und diversen Normen.
Es ist nachzuweisen, dass die Produkte einem wirksamen, reproduzierbaren Ablauf unterworfen wurden (Validierung).
Die **Validierung** setzt sich aus Kommissionierung, Leistungsprüfung und Prüfbericht zusammen.
- Bei der Kommissionierung wird der Sterilisator, Messgeräte und der Aufstellungsbereich überprüft.
- Die Leistungsprüfung (Prozessvalidierung) bezieht sich auf die Feststellung physikalischer und biologischer Einflussgrößen und dient dem Nachweis der Reproduzierbarkeit von Vorgaben (z.B. Temperatur und Zeit) an definierten bzw. allen Stellen der Beladung.

Nach längerer Nichtbenutzung und Änderungen am Sterilisator ist eine Rekommissionierung durchzuführen. Bei Änderungen der Messwerte (nicht innerhalb festgelegter Grenzen) und der Beladung, spätestens nach 12 Monaten ist eine erneute Leistungsfeststellung durchzuführen.
Zusätzlich gibt es Vorgaben zur Routineüberprüfung und -überwachung in entsprechenden Abständen.

DAMPFSTERILISATOREN, LAUFENDE DOKUMENTATION

Oben erwähnte Überprüfungen sind zu dokumentieren, zusätzlich sind weitere Tests und eine Chargendokumentation durchzuführen.

Routineüberprüfung:
- Vakuumtest — täglich (vor Betriebsbeginn)
- Bowie-Dick-Test (Luftentfernungstest) — täglich (vor Betriebsbeginn)

Laufende Kontrolle/Dokumentation:
- Sterilisator — Typ/Code
- Sterilisationszyklus — ggf. Code
- Beladungsschema der Charge — Beschreibung, Code
- Bedienungsperson — Name oder Code
- Sterilisationszyklus (Temperatur-Druck-Kurve) — laufend, mit Schreiber

Zumindest obige Daten sind für jede sterilisierte Charge zu dokumentieren. Erst nach Überprüfung aller Parameter kann von einer verantwortlichen Person die Charge freigegeben werden.

- Chemoindikatoren bzw. — mind. pro Charge
- Behandlungsindikator — pro Sterilgut

Für die **Validierung von Dampfsterilisatoren** gibt es mittlerweile europäische Normen (ÖNORM EN 554).

Bei der **Heißluftsterilisation** stehen Temperaturkontrolle, Zeitkontrolle und biologische Kontrollen mittels Bioindikatoren im Vordergrund.

Bei **Ethylenoxid und Formaldehyd** sind Aufstellungsüberprüfung und laufende Kontrollen (Druck, Temperatur, Chemoindikatoren, Bioindikatoren) ebenfalls erforderlich.

Die Überprüfungen sind grundsätzlich von fachlich kompetenten und befugten Instituten oder Personen durchzuführen.

VERPACKUNG, LAGERUNG UND HANDHABUNG DER STERILISIERGÜTER

Das Personal muss entsprechend geschult sein und es müssen schriftliche Arbeitsanweisungen vorliegen zu:
- Verpackung von Sterilisiergut
- Kennzeichnung der Verpackungen
- Siegelung
- Verpackungsart
- Beladung
- Anforderungen an die Lagerung von Sterilgut, an Lagerräume und Lagerdauer
- Handhabung durch den Anwender

Ein Produkt kann nur dann sterilisiert und als steril bezeichnet werden, wenn es entsprechend vorbereitet und verpackt wurde. Für das jeweilige Verfahren sind ausschließlich entsprechend geeignete Verpackungen zu verwenden.

VERPACKUNG DER STERILISIERGÜTER

Arten:

Transportverpackungen bei der Lieferung steriler Produkte von außerhalb und innerhalb der Gesundheitseinrichtung bei Unterbrechung der aseptischen Kette. Vor dem Einbringen in den aseptischen Raum Transportverpackung entfernen.

Sterilgut-Sekundärverpackungen stellen eine kontaminationsfreie Entnahme des Sterilgutes nach der Lagerung sicher, die Innenverpackung (-umhüllung) muss sich ohne Beschädigung entnehmen lassen.

Sterilgut-Primärverpackungen werden nur dann alleine verwendet, wenn die Entnahme des Produktes ohne Kontamination möglich ist. Auf Staubablagerungen ist zu achten (Öffnen – Aufwirbeln – Kontamination des Sterilgutes!).

Kennzeichnung:

Bei sterilen Einmalprodukten: mindestens Herstellerbezeichnung, Produktbeschreibung, Inhalt, Chargenbezeichnung, Lagerhinweise, Verfalldatum; verschiedene Piktogramme, z.T. Behandlungsindikator.

Selbst verpacktes Sterilisiergut: Inhalt, Sterilisierdatum (Tag, Monat, Jahr), Bezeichnung der verpackenden Person, Behandlungsindikator (diese besagen jedoch nur, dass das Produkt sterilisiert wurde, nicht dass es auch steril ist).

Verpackung und Siegelung:

Papierbeutel und Folienverpackungen:
- mittels Schweißgerät verschließen
- Schweißtemperaturen beachten (meist 150 bis 220°C; Abweichung höchstens +/– 5°C)
- Schweißnahtbreite 6 bis 8 mm
- Diese Verpackungen nur zu max. ¾ befüllen, um Belastung der Siegelnähte zu minimieren

Sterilisierbehälter (wiederaufbereitbare Verpackungen):
- Ordnungsgemäße Aufbereitung (in einem Reinigungs- und Desinfektionsplan festlegen)
- Bei Entsorgung in diesen Behältern jedenfalls Reinigung und Desinfektion (Werkstoffverträglichkeit beachten)
- Nach Aufbereitung und vor Beladung Überprüfung
    - der Container auf Verformungen und andere Beschädigungen
    - der Verschlüsse auf Funktionsfähigkeit
    - der Filterhalterungen, Filter, Dichtungen und Ventile auf Beschädigungen

Verpackungsmöglichkeiten für die Dampfsterilisation sind Sterilisationspapier, Klarsicht-Sterilisierverpackungen (Folie-Papier-Verpackungen), Container mit Filterpapier und Ventilen, Textilien als Zusatz etc.

Verpackungen für die Heißluftsterilisation sind Behälter mit guter Wärmeleitfähigkeit, z.B. Aluminiumbehälter oder -folien.

Verpackungen für chemisch-physikalische Verfahren sind meist Klarsicht-Sterilisierverpackungen, welche gas- und wasserdampfdurchlässig sein müssen.

BELADUNG DES STERILISATORS

- Sterilisierkörbe o.ä. für papier- und folienverpacktes Sterilisiergut
- Diese nicht über den Rand hinaus beladen
- Körbe vollständig Füllen (Abstützung der Güter), sonst Güter in Tuch einschlagen
- „Handprobe" durchführen: Zwischen die einzelnen Güter muss eine Hand problemlos hineingeschoben werden können
- Bei Instrumenten Verpackungen horizontal in die Körbe legen, max. 3 kg Beladegewicht
- Bei schweren Instrumenten diese nicht oben oder übereinander platzieren (Kondensat – Nässe!); nasse Verpackungen sind nicht lagerfähig!
- Bei Containern innen Sterilisiersiebschalen, in Tuch einschlagen (Entnahme!) – gilt als Zweifachverpackung!
- Bei Containern zur Trocknungsunterstützung:
    o Innenverpackung (Tuch) verwenden
    o max. 10 kg Beladungsgewicht, auch aus ergonomischen Überlegungen
    o Container und Inhalt hat bei Beschickung des Sterilisators zumindest Raumtemperatur
    o Container steht waagrecht im Sterilisator
- Abkühlphase mind. 30 Minuten; Behälter dabei nicht auf massive, kalte Unterlagen abstellen; Zugluft vermeiden (Kondensat!)
- Sterilisierbehälter mit Wäsche:
    o Wäsche senkrecht stellen
    o Handprobe (siehe oben)
    o Textilien in ein Tuch einschlagen (Entnahme!) – gilt als Zweifachverpackung!

LAGERUNG VON STERILGÜTERN

Lagerräume:
- trocken
- staubarm
- keine allgemeinen Verkehrsräume
- Innenflächen glatt und rissfrei
- Flächen leicht zu reinigen und desinfizieren
- Bodenfreiheit mind. 30 cm, die Lagerung darf nicht auf dem Boden erfolgen

Lagerungsarten:
- ungeschützt (Regale, offene Ablagen)
- geschützt (Schränke, Schubladen) – diese Lagerungsart ist besser!:
    o möglichst staubdicht
    o leicht zu reinigen und desinfizieren
    o im Sterilgutlager (Raumklasse 1 oder 2, ÖNORM 6020 Teil 1) herrscht geschützte Lagerung auch in Regalen

Lagerungsdauer:
Die Verantwortung für die Lagerbedingungen und die Lagerdauer liegt im Regelfall beim Krankenhausträger bzw. beim ärztlichen Leiter. Die Lagerungsdauer ist abhängig von Lagerbedingungen. Lagerfristen bereichsweise abhängig von Verpackungsart und Lagerbedingungen schriftlich festlegen. Bei fachgerechtem Öffnen und Entnehmen des Sterilgutes ist eine Kontamination bei Einhaltung der Lagerfristen äußerst unwahrscheinlich. Längere Lagerfristen sind bei besonders günstigen Bedingungen möglich. Die Verpackung darf nicht beschädigt sein.

Richtwerte über die Lagerdauer sind:

Verpackung	Lagerung	
	ungeschützt	*geschützt*
Primär- und Sekundärverpackung	- kurzfristig verbrauchen - nur zur Bereitstellung **als Lagerungsart vermeiden**	**6 Monate**
Lagerverpackung nicht angebrochen (oder sofort wieder verschlossen)	**5 Jahre**, oder andere Verfallsfrist ist vom Hersteller festgelegt	

Achtung: Vor Verwendung des Produktes ist die Verpackung auf Beschädigungen zu überprüfen. Bei schadhafter oder feuchter Verpackung ist das Sterilgut nicht zu verwenden!

HANDHABUNG VON STERILGÜTERN

- Verpackungen nur unmittelbar vor Verwendung öffnen
- Zusätzliche Kontamination vermeiden (nicht Sprechen, Husten etc.).
- Produkt nicht durch die Verpackung durchdrücken, sondern die 2 Lagen der Verpackung (Folie bzw. Papier) voneinander trennen (No-Touch-Technik und Peel-Back-Technik).
- Sterilgut-Lagerverpackung nach Entnahme sofort wieder verschließen
- Vor dem Öffnen der Verpackungen ist der evtl. vorhandene Staub zu entfernen
- Kontrolle der Verpackung auf Unversehrtheit:
  Wenn die Verpackung feucht oder beschädigt ist, darf das Produkt nicht mehr als steril verwendet werden.
- Kontrolle des Ablaufdatums:
  Wenn dieses überschritten ist, muss das Produkt nicht unbedingt unsteril sein. Eine Verwendung ist jedoch nicht ohne Rücksprache mit dem Hersteller und dem Hygieneteam anzuraten.
- Kontrolle Behandlungsindikator (bes. bei nicht industriell gefertigten Gütern)
- Kontrolle des Produktes auf mögliche Veränderungen oder Verschmutzungen
  zurück an die Aufbereitungseinheit für Medizinprodukte (AEMP).

Die **Resterilisation von Einmalmaterial** ist aus Sicherheitsgründen und aus Haftungsgründen *nicht* empfehlenswert.

HYGIENE IM KRANKENHAUS – KRANKENHAUSHYGIENE

ALLGEMEINES

Krankenhaushygiene weit gefasst betrifft im Allgemeinen:
- Patienten/Klienten in Krankenhäusern und anderen Einheiten der Gesundheitsversorgung vor zusätzlichen Erkrankungen und Schädigungen zu bewahren,
- Dienstnehmer in diesen Arbeitsbereichen zu schützen, und
- Schädigungen der Umwelt, bedingt durch diese Gesundheitseinrichtungen, zu vermeiden.

Es ist auch *Sinn der Krankenhaushygiene*, dass ein maximales Hygienebewusstsein bei allen Mitarbeitern erreicht wird. Dies dient somit zu:
- **Qualitätsverbesserung** von Diagnostik, Therapie, Pflege und Ver- und Entsorgung.
- **Schutz** des Personals vor Infektionen und gesundheitlichen Schäden.
- **Senkung** der Krankenhausinfektionen auf ein Minimum zur Bewahrung der Patienten vor weiteren Schäden zusätzlich zu ihrem Grundleiden.

In dieser Reihenfolge erscheint es auch erforderlich, die Prioritäten zu setzen.
    1. Patientenschutz   2. Personalschutz   3. Umweltschutz

Das prinzipielle *Ziel der Krankenhaushygiene* ist folglich:
- o Erkennen
- o Verhüten
- o Bekämpfen von Infektionen und
- o Gesunderhalten von Patienten und Personal.

Definition (Beispiele):

> *Eine nosokomiale Infektion (NI) ist gegeben, wenn eine Infektion mit lokalen oder systemischen Infektionszeichen (...) im zeitlichen Zusammenhang mit einer stationären oder einer ambulanten medizinischen Maßnahme steht, soweit die Infektion nicht schon vorher bestand. (Legaldefinition im Infektionsschutzgesetz, Deutschland 2000)*
> *Infektionen, die in ursächlichem Zusammenhang mit einem Krankenhausaufenthalt stehen (...)*
> *(Bundesgesundheitsamt Berlin 1976)*

Betroffen sind die Patienten der Gesundheitseinrichtungen. Infektionen des Personals werden üblicherweise als Berufskrankheiten bezeichnet.

HÄUFIGKEIT VON NOSOKOMIALEN INFEKTIONEN

In Akutkrankenhäusern bekommt etwa jeder zehnte bis zwanzigste stationär aufgenommene Patient eine Krankenhausinfektion. Die **Inzidenz** (Neuauftreten von Infektionen) beträgt rund 2–7%, die Prävalenz (Vorherrschen von Infektionen) rund 4–12%. In Krankenhäusern für chronisch Kranke, in Pflegeheimen etc. kann sich die **Prävalenz** auf bis zu 60% belaufen.
Die Häufigkeit ist abhängig von Faktoren wie zum Beispiel der Größe des Krankenhauses, der medizinischen Richtung der Abteilung etc. Größere Krankenhäuser der Schwerpunkt- oder Spitzenversorgung weisen – insbesondere aufgrund der schwereren Krankheitsfälle – höhere Infektionsquoten auf.
Nosokomiale Infektionen treten allgemein v.a. bei den operativen Fächern auf, speziell auf Intensivabteilungen (v.a. Neonatologie), Urologie, Orthopädie/Unfall, Chirurgie.

Die Erfassung wird in zunehmendem Maße erschwert durch die kurze Belagsdauer. Diese hat zur Folge, dass noch mehr nosokomiale Infektionen als bisher erst nach der Entlassung des Patienten auftreten und somit nicht oder nur sehr schwer erfasst werden können.

DIE HÄUFIGSTEN KRANKENHAUSINFEKTIONEN

Harnwegsinfektionen	ca. 25%
postoperative Wundinfektionen	ca. 30%
Infektionen der tiefen Atemwege	ca. 15%
Bakteriämie und Sepsis	ca. 10%
Andere	ca. 20%

Diese Verteilung kann auch etwas anders aussehen, so sind insbesondere auf Intensivstationen oft Infektionen der tiefen Atemwege sehr häufig anzutreffen.
Harnwegsinfektionen, von den Wundinfektionen oft als häufigste Krankenhausinfektion abgelöst, treten zu 40–70% in Verbindung mit der Katheterisierung oder anderen Manipulationen im Bereich des Harntraktes (z.B. Zystoskopie) auf.
Die **Sepsis** als gefährlichste, oft lebensbedrohliche Infektion wird häufig durch unkorrekte Tätigkeiten im Bereich der Infusionstherapie und intravasalen Katheter verursacht.
Krankenhausinfektionen treten meist in Einzelfällen oder sporadisch auf. Des Weiteren sind diese Infektionen oft schwer als nosokomial und evtl. sogar verhinderbar zu erkennen, was wieder der Nichteinhaltung von Hygienemaßnahmen Vorschub leistet.

GEFÄHRLICHKEIT VON NOSOKOMIALEN INFEKTIONEN

Die **Gefährlichkeit** drückt sich dadurch aus, dass nosokomiale Infektionen etwa bei 0,9% aller Sterbefälle im Krankenhaus die Ursache und bei weiteren 2,7% wesentlich daran beteiligt sind. Das Sterberisiko ist etwa doppelt bis 10mal so hoch wie jenes von gleichartigen nicht infizierten Patienten. Allerdings ist z.B. beim nosokomialen Harnwegsinfekt nur eine geringe Erhöhung zu beobachten.

KOSTEN VON NOSOKOMIALEN INFEKTIONEN

Bei den **Kosten** für nosokomiale Infektionen sind viele Faktoren – für Krankenhausaufenthalt, Nachsorge, Rehabilitation, Ambulanz, Medikamente, Sozialkosten (verlorene Arbeitstage, Zeit verringerter Aktivität etc.) – mitzubeachten und mitzuberechnen.
Die mittlere Aufenthaltsdauer der Patienten verlängert sich um etwa 5 bis 10 Tage bzw. um das 2,5fache. Die Mehrkosten sind das 2,8fache der Kosten ohne nosokomiale Infektion.
Teure Komplikationen entstehen v.a. bei Unfallpatienten und bei Infektionen des unteren Respirationstraktes, dagegen ist das Auftreten eines Harnwegsinfektes finanziell nicht sehr aufwändig.

Folglich müssen für relativ wenige Patienten sehr viele Mittel aufgewendet werden, präventive Maßnahmen rechnen sich also finanziell vor allem bei der Verhütung dieser teuren Infektionen.

PERSONELLE ORGANISATION DER KRANKENHAUSHYGIENE

Die gesetzlichen Grundlagen für die personelle Organisation der Krankenhaushygiene ergeben sich aus den entsprechenden Vorschriften im *Krankenanstalten- und Kuranstaltengesetz*. Dort wird insbesondere im § 8a folgendes vorgeschrieben:

Bundesgesetzblatt 801/1993 idF BGBl. I Nr. 122/2006; § 8a.:
(1) Für jede Krankenanstalt ist ein Facharzt für Hygiene und Mikrobiologie (Krankenhaushygieniker) oder ein sonst fachlich geeigneter, zur selbständigen Berufsausübung berechtigter Arzt (Hygienebeauftragter) zur Wahrung der Belange der Hygiene zu bestellen. Das zeitliche Ausmaß der Beschäftigung hat sich nach der Größe und dem Leistungsangebot der Krankenanstalt zu richten.

(2) In bettenführenden Krankenanstalten ist zur Unterstützung des Krankenhaushygienikers oder Hygienebeauftragten mindestens eine qualifizierte Person des gehobenen Diensts für Gesundheits- und Krankenpflege als Hygienefachkraft zu bestellen. Diese hat ihre Tätigkeit in Krankenanstalten, deren Größe dies erfordert, hauptberuflich auszuüben.

(3) In bettenführenden Krankenanstalten ist ein Hygieneteam zu bilden, dem der Krankenhaushygieniker bzw. der Hygienebeauftragte, die Hygienefachkraft und weitere für Belange der Hygiene bestellte Angehörige des ärztlichen und des nichtärztlichen Dienstes der Krankenanstalt angehören.

(4) Zu den Aufgaben des Hygieneteams gehören alle Maßnahmen, die der Erkennung, Überwachung, Verhütung und Bekämpfung von Infektionen und der Gesunderhaltung dienen. Zur Durchführung dieser Aufgaben hat das Hygieneteam einen Hygieneplan zu erstellen. Es begleitet auch fachlich und inhaltlich die Maßnahmen zur Überwachung nosokomialer Infektionen. Die Überwachung/Surveillance hat nach einem anerkannten, dem Stand der Wissenschaft entsprechenden Surveillance-System zu erfolgen. Das Hygieneteam ist auch bei allen Planungen für Neu-, Zu- und Umbauten und bei der Anschaffung von Geräten und Gütern, durch die eine Infektionsgefahr entstehen kann, beizuziehen. Das Hygieneteam hat darüber hinaus alle für die Wahrung der Hygiene wichtigen Angelegenheiten zu beraten und entsprechende Vorschläge zu beschließen. Diese sind schriftlich an die jeweils für die Umsetzung Verantwortlichen der Krankenanstalt weiterzuleiten.

(4a) Die Krankenanstalten sind für Zwecke der Überwachung nosokomialer Infektionen berechtigt, Daten der Pfleglinge indirekt personenbezogen zu verarbeiten und für Zwecke der Überwachung anonymisiert weiterzuleiten.

(5) In Krankenanstalten in der Betriebsform selbständiger Ambulatorien ist für die im Abs. 4 genannten Aufgaben jedenfalls der Krankenhaushygieniker oder der Hygienebeauftragte beizuziehen.

Zumindest **hygienebeauftragter Arzt bzw. Krankenhaushygieniker** und Hygienefachkraft bilden also das **HYGIENETEAM.** In manchen Fällen ist im Hygieneteam auch eine MTF/MTA integriert. Zu den Aufgaben der **Hygienefachkraft** (Hygieneschwester/-pfleger) gehören meistens folgende Punkte:

- Erstellen und Überprüfen der Hygienestandards in allen Bereichen des Krankenhauses.
- Erstellen und Überprüfen von Arbeitsanleitungen und Hygieneplänen sowie Überprüfung von Arbeitsabläufen im medizinischen Bereich, Stations- und Funktionsbereich, sowie aller anderen Bereiche des Krankenhauses, ggf. Demonstration von Hygienemaßnahmen.
- Durchführung von epidemiologischen und mikrobiologischen Untersuchungen.
- Beratung bei der Einführung neuer Desinfektionsmittel, Einmalartikel und technischer Geräte, soweit diese von krankenhaushygienischer Bedeutung sind.
- Beratung bei baulichen Maßnahmen (Zu-, Neu- und Umbauten) auch unter Berücksichtigung von finanziellen Gegebenheiten.
- Vorbereitung und Mitwirkung von Kommissionssitzungen o.ä.
- Mitarbeit bei Fortbildungen und in Arbeitskreisen, Zusammenarbeit mit Ausbildungsstätten.
- Beratung der Anstaltsleitung (insbes. Pflegedirektion).
- Beratung bei Fragen und Überwachung der Sterilisation, Desinfektion, Reinigung, Isolierungsmaßnahmen, Ver- und Entsorgung, technischen Bereiche aus krankenhaushygienischer Sicht.
- Möglichkeit der Dokumentation und Einsicht in alle patientenbezogenen Aufzeichnungen.
- Mitarbeit bei der Überwachung/Surveillance von nosokomialen Infektionen.

Alle Personen des Hygieneteams unterstützen die Anstaltsleitung bei Hygienefragen. Das Hygieneteam ist eine Stabsstelle im Krankenhaus mit beratender Funktion! Es arbeitet mit allen Bereichen des Krankenhauses zusammen. Trotzdem hat jedes Mitglied des Hygieneteams seinen eigenen Tätigkeitsbereich.
Die Tätigkeiten werden vom Hygieneteam in der Regel im Team gemeinsam ausgeführt, das heißt, dass zwar jeder Bereich selbständig arbeitet, aber ständig in Kontakt mit den anderen Teammitgliedern steht. Dieser Kontakt wird im Rahmen von Besprechungen durchgeführt, welche regelmäßig stattfinden.

Krankenhaushygiene soll sogenannte „surveillance-/monitoring"-Funktionen innehaben, und da sie alle Krankenhausbereiche betrifft, muss sie auch eine Querschnittsfunktion ausüben. Sie ist in einem latent konflikthaltigen Gebiet tätig – umso mehr, als Hygieneprobleme oft organisatorischer Natur sind und mit dem Verhalten jedes einzelnen zusammenhängen. Eine Beiziehung zu Maßnahmen der Qualitätssicherung ist erforderlich.

Obwohl derzeit nicht gesetzlich vorgeschrieben, ist in vielen Krankenhäusern eine sogenannte **HYGIENEKOMMISSION** eingerichtet, welche Grundsatzentscheidungen für die Krankenhaushygiene trifft. Sie setzt sich zumindest aus der Anstaltsleitung und dem Hygieneteam zusammen.

Jeder im Krankenhaus – egal ob in ärztlichen, pflegerischen oder anderen Bereichen tätig – ist bei jeder Handlung dafür verantwortlich, dass die Erfordernisse der Krankenhaushygiene eingehalten werden.

Jeder einzelne muss sich immer wieder die Frage stellen, ob in seinem Bereich und bei seiner Tätigkeit die bestmögliche Krankenhaushygiene gewährleistet wird.

Bei der Umsetzung von Hygienemaßnahmen haben verschiedene Argumente als Ausreden für die Nichteinhaltung von notwendigen Hygienemaßnahmen große Bedeutung, da sie viele Maßnahmen behindern oder sogar zunichte machen können. Einige seien hier erwähnt mit dem Ersuchen, sie nicht selbst anzuwenden:
- Überforderung/Überbelastung der Mitarbeiter: „Das können wir nicht auch noch machen."
- Bequemlichkeit und Gleichgültigkeit: „Ist ja egal, da kann man nichts machen."
- Mangelnde Kenntnisse: „Das habe ich nicht gewusst, das hat mir keiner gesagt."
- Betriebsblindheit: „Das haben wir immer schon so gemacht und nichts ist passiert."
- „Schlüsselpersonen" als schlechtes Beispiel: „Schau, der Chef...."
- Furcht vor Kontrollen: „Jetzt sieht mich keiner, jetzt kann ich machen, was ich will...."
- Übertriebene Vorstellungen von Krankenhaushygiene: „Steriles Krankenhaus"

INFEKTIONSENTSTEHUNG

Die Infektionsentstehung (Infektionsschema) ist im Krankenhaus im Prinzip nicht anders als der übliche Ablauf des Auftretens einer Infektion.

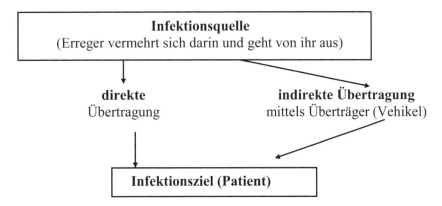

Das Infektionsziel, also der Patient, ist für Infektionen viel empfänglicher als ein Gesunder. Sehr oft ist für das Entstehen einer Infektion ausschlaggebend, wie stark geschwächt der Patient ist.

QUELLEN UND FORMEN FÜR NOSOKOMIALE INFEKTIONEN

Von einer Infektionsquelle kommt die Infektion her. Aus der Infektionsquelle „entspringen" die Infektionserreger, wobei sie sich vorher dort vermehrt haben.

Zwei Formen von Wegen, welche der Infektionserreger nimmt, sind für nosokomiale Infektionen möglich. In etwa der Hälfte der Fälle ist der Patient sozusagen „seine eigene Infektionsquelle". Es kann also einerseits **eine Endogene** bzw. **Autoinfektion** vorliegen:
Bei der endogenen Möglichkeit kommen die Erreger vor allem über Lymph-, Blut- und Nervenbahnen an den Infektionsort. Von Autoinfektion wird dann gesprochen, wenn die Erreger den Infektionsort durch *Schmierinfektion* erreichen. Diese Schmierinfektionen passieren insbesondere durch das medizinische Personal; mangelndes Können oder Ungenauigkeiten in der Ausführung sind hierbei meist ausschlaggebend. Andererseits ist eine **Exogene Infektion** möglich, wobei der Infektionserreger aus der Umwelt des Kranken kommt. Die Infektionsquelle kann – insbesondere bei der exogenen Infektion – belebt oder unbelebt sein:

BELEBTE INFEKTIONSQUELLEN IN DER REIHENFOLGE IHRER HÄUFIGKEIT:

- Der Patient durch seine eigenen physiologisch besiedelten Körperstellen (Darm, Vagina, Haut) und Infektionsherde
- andere, meist im Zimmer untergebrachte Patienten
- Personal der eigenen Station
- Personal anderer Stationen, Konsiliarbesucher
- Besucher

UNBELEBTE INFEKTIONSQUELLEN IN DER REIHENFOLGE IHRER HÄUFIGKEIT:

- wässrige Lösungen in und am Patienten, in denen bei Kontamination eine massive Vermehrung der Keime bei Zimmertemperatur innerhalb weniger Stunden möglich ist:
- Infusionen
- Durchstichflaschen
- Augentropfen
- Speisen
- Pflegemittel und -artikel
- Erde von Topfblumen
- Warm- und Trinkwasser
- Mischbeutel
- Befeuchtersysteme
- zentrale Desinfektionsmittelanlagen etc.

Das Infektionsschema kennt zwei grundsätzliche Möglichkeiten der **ÜBERTRAGUNG** von Erregern aus Infektionsquellen:
Von **direkter Übertragung** spricht man dann, wenn die Erreger durch Kontaktinfektion übertragen werden. Eine weitere Möglichkeit ist die Tröpfcheninfektion. Beispiele: mit Panaritium operierender Arzt, Infusionslösungen, Aerosole von Befeuchteranlagen, Aushusten beim endotrachealen Absaugen etc.
Bei der **indirekten Übertragung** kommen die Erreger durch **Überträger**, in/auf denen sich Erreger üblicherweise nicht vermehren, zum Infektionsziel. In der Reihenfolge der Wichtigkeit sind dies insbesondere:
- Hände des Personals
- Arbeitsbekleidung, vor allem die Ärmel und die Vorderseite.
- Instrumente, Utensilien etc. welche zu sterilen Körperstellen Kontakt haben oder in diese eingebracht werden. Beispiele sind Katheter, Operationsinstrumente, Spüllösungen, Pressluft etc.
- Pflegeutensilien, Geräte etc. welche zu sterilen Körperstellen keinen Kontakt haben. Beispiele sind Leibschüssel, Stethoskop, RR-Manschette etc.
- Staub
- Luft
- patientenferne Oberflächen, wie Fußboden, Möbel, Wände etc.

ERREGER VON NOSOKOMIALEN INFEKTIONEN

Häufig anzutreffende Erreger bei *nosokomialen Harnwegsinfektionen* sind E. coli, Proteus, Klebsiella, P. aeruginosa, Enterokokken, Candida u.a. Bei *postoperativen Wundinfektionen* sind St. aureus, E. coli und andere Enterobakterien im Vordergrund. *Infektionen der Atemwege* werden häufig durch P. aeruginosa, E. coli, St. aureus, Candida u.a. verursacht. Bei *Hautinfektionen* treten wieder St. aureus, Enterobakterien, Pseudomonas u.a. als hauptsächlich vorhandene Erreger auf. Als Auslöser einer *Sepsis* kommen natürlich auch bisher genannte Erreger in Frage, immer mehr jedoch auch Koagulase-negative Staphylokokken und Enterokokken.

Erreger sind, wie ersichtlich, oft Keime der physiologischen Körperflora. Besonders gramnegative Erreger und v.a. Staphylokokken treten u.a. wegen falscher Antibiotikaschemata und immer invasiveren Techniken teilweise multiresistent (gegen viele Antibiotika unempfindlich) auf.

Pilzinfektionen an Haut und Schleimhäuten sieht man v.a. bei resistenzschwächenden Grundkrankheiten und Maßnahmen oder/und Störung der physiologischen Körperflora (Malignome, Verbrennungen, Immunsuppression, Antibiotikaverwendung, u.a.).

Virale nosokomiale Infektionen werden meist durch Hepatitis-B-Virus und Hepatitis-C-Virus, Rota-Viren, Adenoviren, Herpes simplex etc. verursacht.

> *Zusammenfassung:*
> *Utensilien (auch wenn stark kontaminiert) weit weg → geringere Infektionsgefahr für den Patienten!*
> *Utensilien wenig Kontakt mit dem Patienten → ebenso geringere Infektionsgefahr für den Patienten!*

INFEKTIONSZIEL

Infektionsziel für nosokomiale Infektionen ist der Klient in der Gesundheitseinrichtung. Infektionen des Personals werden meist als Berufskrankheiten angesehen.

Verschiedenste **UMSTÄNDE** ermöglichen oder *begünstigen* das Entstehen von Krankenhausinfektionen, z.B.:
- Alter des Patienten (sehr jung oder alt)
- Katheter (intravasal, Harnblase), Intubation und Beatmung, Verbrennungen, Dekubitus, Polytrauma etc. vor allem deshalb, da dadurch physiologische Schranken umgangen werden.
- Bei chirurgischen Eingriffen wird die Infektionsquote durch verschiedene Faktoren erhöht, z.B. Verweildauer im Krankenhaus vor der Operation, Länge der Operation, spätere Tageszeit, späteres OP-Programm, Kontamination des Operationsfeldes, Drainagen, Implantieren von Fremdkörpern, Rasieren zu lange vor der Operation, Anwendung elektrochirurgischer Messer etc.
- Adipositas, Unterernährung
- Diabetes mellitus
- Leukämie, Neoplasmen
- Gabe von Immunsuppressiva und Immunschwächekrankheiten sowie Zytostatikatherapien
- kardiale Dekompensation und Durchblutungsstörungen
- Lähmungen und Bewusstlosigkeit
- auch Antibiotika, insbesondere durch Veränderungen der Normalflora und Selektion resistenter Stämme, können Infektionen begünstigen.

Einige von diesen prädisponierenden, also Infektionen begünstigenden Umständen sind nicht beeinflussbar, andere müssen als Infektionsrisiko bei der Indikation beachtet und/oder durch medizinische Maßnahmen ausgeschaltet werden.

> *Je mehr prädisponierende Umstände ein Klient mitbringt oder ihm zugefügt werden, umso wahrscheinlicher ist das Auftreten einer nosokomialen Infektion.*

In der Folge werden einige Punkte aufgezeigt und besprochen, welche besonders wichtig für die Infektionsverhütung und damit für die Krankenhaushygiene sind und daher das Hygieneteam laufend beschäftigen: Persönliche Hygiene, Händehygiene, Ausscheidungen, Krankenhauswäscherei, Krankenhausbetten, Instrumente und Behälter, Katheterismus, Injektionen und Punktionen, Venen- und Arterienkatheter, Wunddrainagen, endotracheale Absaugung, Operationssaal, Intensivstation, Dialysestation, Küche und Milchküche, Prosektur, Labor etc.

PERSÖNLICHE HYGIENE

Die Krankenhaushygiene ist sehr stark abhängig von der persönlichen Hygiene des Einzelnen. **ZIEL** der Hygienemaßnahmen und speziell der persönlichen Hygiene ist das Vermeiden der Übertragung der am/im Körper residierenden Keime (**residente Flora**) und von Keimen, die v.a. durch Kontakt auf den Körper gelangen (**transiente Flora**/Kontaktflora). Die residente Flora kann kaum beeinflusst werden. Die **Infektionsflora** (vorherrschende Infektion z.B. am Finger) kann durch hygienische Maßnahmen überhaupt nicht beeinflusst werden. Die residente Körperflora hat überdies noch eine Schutzfunktion bei der Infektionsresistenz. Die transiente Flora überlebt nicht lange und ist relativ leicht zu entfernen.

Die persönliche Hygiene fördert die aseptischen und antiseptischen Maßnahmen, daraus ergibt sich, dass Fehler in der persönlichen Hygiene die Bemühungen um die Asepsis zunichte machen können!

Hauptkomponenten der persönlichen Hygiene sind
- Körperhygiene
- Haarhygiene
- Bekleidungshygiene
- Händehygiene (siehe entsprechendes Kapitel)

KÖRPERHYGIENE

Körperliche Sauberkeit wird bei allen im Gesundheitsdienst Beschäftigten grundsätzlich erwartet. Es ist fraglich, ob es sinnvoll ist, bei Tätigkeiten an Patienten stark geschminkt zu sein; insbesondere Puder, Lidschatten etc. sowie Schminke im Operationsbereich sind nicht zu verwenden.

Bei **Piercing** besteht die Gefahr einer Entzündung des Stichkanals bzw. von Lokalinfektionen durch verschiedene Erreger. Zu beachten ist, dass vor und nach jeder Manipulation am Schmuckstück eine Händehygiene durchgeführt wird. Der Stichkanal ist sauber zu halten! Wenn der Stichkanal entzündet ist, ist das Schmuckstück zu entfernen und Kontakt mit dem Arzt, bzw. Hautarzt aufzunehmen. Der Entzündungsherd ist abzudecken und der direkte Vorgesetzte ist über diese Entzündung zu informieren.

HAARHYGIENE

Die Haare müssen sauber und gepflegt sein. Lange Haare müssen hochgesteckt und/oder zusammengebunden werden. Sie dürfen weder ins Gesicht fallen, noch die Schultern berühren.
Die häufigste Ursache für die Kontamination der Haare sind die eigenen Hände. Deshalb ist es sehr wichtig, die Haare während der Arbeit nicht mit den Händen zu berühren und die Hände zu desinfizieren.

BEKLEIDUNGSHYGIENE

Die Kleidung soll aus pflegeleichten, gut waschbaren und möglichst thermisch desinfizierbaren Materialien sein. Eine ausreichende Menge an **Dienstkleidung** sollte zur Verfügung stehen, damit ein regelmäßiger Kleidungswechsel möglich ist. Trennung von reiner und unreiner Arbeitsbekleidung.

Auf manchen Stationen wird eine **Bereichskleidung** verwendet, auch um eine Unterscheidung in dieser Hinsicht möglich zu machen. Diese Bereichskleidung soll nur in dafür vorgesehenen Bereichen getragen werden. Wird der Bereich verlassen, ist über die Bereichskleidung ein Schutzmantel (welcher hinten offen ist) zu verwenden oder allgemeine Dienstkleidung zu verwenden.
Schutzkleidung ist zu verwenden, wenn die Arbeitskleidung und damit die Patienten vor Kontamination mit potentiell pathogenen Erregern geschützt werden müssen. Insbesondere beim Umgang mit infektiösem Material und bei damit zu erwartender Kontamination ist eine Schutzkleidung zu verwenden.
Beispiele sind Mäntel und v.a. Einmalschürzen, da die Taille die am meisten betroffene Region ist. Langärmelige Mäntel oder Kittel sind z.B. beim Umlagern bestimmter infizierter oder besiedelter Patienten, bei physiotherapeutischen Verrichtungen und in der Säuglingspflege günstig.

Bei Kontakt mit (Körper)flüssigkeiten ist generell wasserundurchlässige Schutzkleidung vorteilhaft. Schutzkleidung ist kurzfristig (täglich, mehrmals täglich oder sogar nach jeder Verrichtung) zu wechseln bzw. zu desinfizieren, bei Mehrfachverwendung jedenfalls im Patientenzimmer aufzubewahren; Außenseite markieren! Zu achten ist auf desinfizierbares und ungefährliches Schuhwerk. Eigene Überschuhe sind nicht erforderlich.

HÄNDEHYGIENE

Die Hände stellen den wichtigsten Faktor bei der Übertragung von nosokomialen Infektionen dar. Ein Großteil der vermeidbaren nosokomialen Infektionen kann durch korrekte Händehygiene – vor allem hygienische Händedesinfektion – verhindert werden. Ein Unterlassen der hygienischen Händedesinfektion wird als fahrlässiges Handeln betrachtet und kann sich somit nicht nur für den Patienten nachteilig auswirken. Darüber hinaus kann die Hand eine Infektionsquelle darstellen, insbesondere bei der Vermehrung von Mikroorganismen in den oberen Hautschichten oder bei infizierten Läsionen.

Ziele der Händehygiene sind der Schutz vor der Verbreitung von obligat oder potentiell pathogenen Erregern, die Entfernung und/oder Abtötung transienter Mikroorganismen, die Reduktion der residenten Flora und die Entfernung von Verschmutzungen.

GRUNDVORAUSSETZUNGEN FÜR KORREKTE HÄNDEHYGIENE

- Kurze, unlackierte Fingernägel bieten weniger Reservoirs für Mikroorganismen und weniger Verletzungsgefahr für den Patienten. *Daher: kurze, unlackierte Fingernägel.*
- Uhren und vor allem Schmuck an den Händen behindern die hygienische Händedesinfektion und die richtige Pflege der Hände, sie bergen eine Verletzungsgefahr für den Patienten und sind oft Ausgangspunkt von Unverträglichkeitsreaktionen oder Allergien!
  Daher: Uhren und Schmuck bei Tätigkeiten am Patienten (am besten bei Dienstbeginn) ablegen.
- Solange nicht sanierte infektiöse Krankheitsprozesse der Haut vorliegen, sind Tätigkeiten mit einem besonderen Infektionsrisiko zu unterlassen (z. B. Operieren, Pflege und Behandlung schutzisolierter Patienten, Sterilabfüllung, Zubereitung von Speisen). Piercing siehe dort!

Jeder **Waschplatz zur Händewaschung** ist mit Wandspendern, Einmalhandtuchspendern und Abwurfmöglichkeit auszustatten.

- Die Wandspender (Flüssigseife, Händedesinfektionsmittel, Pflegelotion) müssen mit dem Ellbogen betätigt werden können.
- Wasserhähne bzw. Wasserarmaturen müssen ohne Handkontakt benutzbar sein. Der Wasserstrahl darf nicht direkt in den Siphon gerichtet sein (Verspritzen keimhaltigen Wassers).
- Die **Desinfektionsmittelspender** sind **bequem erreichbar** (v.a. bei Desinfektionsmitteln), alle Spender mittels Ellenbogen bedienbar (keinesfalls durch direktes Anfassen), leicht zu reinigen und zu desinfizieren. Auslass am Spender nicht mit den Fingern berühren.
- Das **Nachfüllen von Desinfektionsmittelflaschen** hat unter aseptischen Bedingungen (in der Krankenhausapotheke) zu erfolgen, Einmalflaschen sind daher zweckmäßig.
- **Spender für Waschlotionen und Hautpflegemittel** vor dem Wiederbefüllen gründlich reinigen und desinfizieren (mehrfach gründlich mit heißem Wasser durchzuspülen). Nicht Nachfüllen!
- Waschlotionen frei von pathogenen Keimen, Einmalflaschen sind empfehlenswert (Kontaminationsrisiken). Seifenstücke sind verboten.

Weitere funktionelle und bauliche Voraussetzungen:
Eine für die Beschäftigten leicht erreichbare Waschgelegenheit in jedem Patientenzimmer.
Waschgelegenheiten in Räumen für diagnostische oder invasive Maßnahmen etc. erforderlich, ebenso in der Nähe unreiner Arbeitsbereiche.
Fließendes Warm- und Kaltwasser, Mischbatterie (vorzugsweise Einhebelmischbatterie).
Vom Personal benutzte Waschbecken: je ein Spender für Händedesinfektionsmittel und Waschlotion, Hautpflegemittel in Spendern oder Tuben auszustatten; ein Handtuchspender, Abwurfbehälter (Papierkorb bzw. Plastiksack) und regelmäßige Entleerung.

HÄNDEREINIGUNG

Ziel der Händereinigung ist natürlich die Entfernung von Verunreinigungen.
Zeitpunkt:

- vor Arbeitsbeginn, nach Arbeitsende
- Bei sichtbarer Verschmutzung bzw. Verunreinigung
- nach Toilettenbenutzung (bei Diarrhöe zuerst Händedesinfektion!)
- nach dem Naseputzen (bei Rhinitis zuerst Händedesinfektion!)

Durchführung:

- Entnahme von keimfreier Flüssigseife *ohne Berührung des Spenders mit der Hand*
- Aufschäumen mit warmem fließendem Wasser (ohne Herumspritzen) bis zum Handgelenk
- mindestens 1 Minute
- Abspülen von proximal nach distal
- Abtrocknen mit Einmalhandtuch

Stark verschmutzte Hände vorsichtig abspülen und warm waschen (Umgebung und Kleidung nicht bespritzen! – v.a. bei Blutverunreinigung – ggf. Kontaminationsbereich nachher desinfizieren und Kittel wechseln). Dann die Hände desinfizieren. Ggf. kann die Hand auch mit einem mit Händedesinfektionsmittel getränkten Papierhandtuch oder Zellstoff gereinigt und dann desinfiziert werden.
Händewaschen ersetzt nicht eine hygienische Händedesinfektion!

SCHUTZ DER HÄNDE

Um die Hände vor Kontamination zu schützen, sind vor allem zwei Methoden zu nennen:

- Undurchlässige Einmalhandschuhe, meist aus Latex – *Achtung: kein Schutz vor Verletzung!*
- Nichtkontamination durch Verwendung von Instrumenten etc. – „No-Touch-Technik"

Zeitpunkt:
Wenn ein Kontakt zu Erregern vorhersehbar oder wahrscheinlich ist, sowie bei direktem Kontakt mit infiziertem Material oder mit infektiösen Sekreten, Exkreten etc.
Beispiele sind die Pflege inkontinenter Patienten, Waschen von MRSA-infizierten Patienten, Umgang mit Beatmungsschläuchen, endotracheales Absaugen. Tracheostomapflege, Entsorgung von Sekreten, Exkreten und Erbrochenem, Blutentnahmen, Entfernen von Drainagen, Verbänden u. a. mit Sekreten, Exkreten oder Fäzes kontaminierten Materialien (z.B. Stoma).
Nach Beendigung der Tätigkeit bzw. zwischen Tätigkeiten an einem Patienten Handschuhe ausziehen und hygienische Händedesinfektion durchführen (Perforation, ggf. auch Kontamination beim Ausziehen möglich).
Eine hygienische Händedesinfektion kann in Ausnahmefällen und unter bestimmten Voraussetzungen auch mit übergezogenen Handschuhen durchgeführt werden!
Nicht kontaminieren ist besser als desinfizieren!

PFLEGE DER HÄNDE

Hautpflege an Händen und Unterarmen ist eine berufliche Pflicht. Bereits kleinste Risse bzw. Mikrotraumen stellen Erregerreservoire dar, eine nicht gepflegte Haut lässt sich nicht sicher desinfizieren.
Grundsätzlich sollen Hautpflegemittel, Händedesinfektionsmittel und Händewaschmittel eine hohe Akzeptanz unter den Mitarbeitern haben, um eine ebenso hohe Compliance bei allen Maßnahmen der Händehygiene zu erreichen.

Zeitpunkt:

- vor größeren Pausen, nach Arbeitsende

Durchführung:

- Hautpflegemittel aus Spendern oder Tuben entnehmen

- Hautpflegemittel gut einreiben
- Zur Verminderung der mechanischen und chemischen Beanspruchung werden auch spezielle Hautschutzcremes angeboten.

HYGIENISCHE HÄNDEDESINFEKTION

Ziel einer hygienischen Händedesinfektion ist es, insbesondere die *transiente Flora* dann abzutöten, solange sie sich noch auf den Händen befindet und auf Personen oder Gegenstände übertragen werden könnte.

Zeitpunkt:
Grundsätzlich bei tatsächlicher oder fraglicher mikrobieller Kontamination der Hände.
- vor dem Betreten der reinen Seite von Personalschleusen (Operationsabteilung, Sterilisationseinheiten, andere Reinraumbereiche)
- vor allen invasiven Maßnahmen, auch wenn dabei Handschuhe getragen werden (z. B. Legen von Venen- oder Blasenkathetern, Angiographie, Bronchoskopie, Endoskopie, Injektionen, Punktionen)
- vor Kontakt mit besonders infektionsgefährdeten Patienten (z.B. Leukämiepatienten, polytraumatisierte Patienten, bestrahlte Patienten, Verbrennungspatienten)
- vor Tätigkeiten mit Kontaminationsgefahr (z. B. Infusionsbereitstellung, Herstellung von Mischinfusionen, Aufziehen von Medikamenten)
- vor und nach jedem Kontakt mit Wunden
- vor und nach jedem Kontakt mit dem Bereich der Eintrittsstellen von Kathetern, Drainagen etc.
- vor Essenzubereitung und Essenverteilung (je nach Risiko auch Händewaschung ausreichend)
- nach Kontakt mit infektiösem Material (Blut, Sekret, Ausscheidungen)
- nach Kontakt mit infizierten Körperregionen
- nach Kontakt mit kontaminierten Gegenständen, Flüssigkeiten oder Flächen (Harnsammelgefäße, Absaug- und Beatmungssysteme, Atemmasken, Trachealtuben, Drainagen, Schmutzwäsche, Abfall etc.)
- nach Kontakt mit Patienten, die mit krankenhaushygienisch besonders relevanten Erregern besiedelt oder infiziert sind (z. B. MRSA)
- nach dem Ablegen von Schutzhandschuhen
- vor und nach der Pflege bzw. Versorgung von Patienten, kann je nach Risiko eine Händewaschung ausreichend sein, es sei denn, oben genannte Indikationen zur Händedesinfektion treffen zu

Durchführung:
Die hygienische Händedesinfektion ist so durchzuführen, dass die transiente Flora/Kontaminationsflora noch auf den Händen weitgehend abgetötet wird.
- Die Hände müssen trocken sein.
- Spender nicht mit der Hand berühren.
- (Meist) Alkoholisches Händedesinfektionsmittel (mindestens 3 ml) in die Handinnenfläche geben (bei Viruskontamination mit einem entsprechend viruswirksamen Präparat)
- Auf beiden Händen verreiben – besonders Fingerzwischenräume und Fingerspitzen, Nagelfalze, Daumen und Handgelenke.
- Mindestens 30 Sekunden bis zur Trocknung *einreiben*.

Die hygienische Händedesinfektion bietet gegenüber der Händereinigung einige **Vorteile**:
- Keime werden auf den Händen selbst eliminiert und werden daher nicht in die Umgebung verstreut
- geringerer Zeitaufwand
- unabhängig von einem Waschplatz
- Haut wird meist weniger beansprucht als beim Händewaschen

CHIRURGISCHE HÄNDEDESINFEKTION

Ziel der chirurgischen Händedesinfektion ist ein Abtöten bzw. zumindest eine Reduktion der transienten *und* residenten Flora der Hände. Sie zielt aufgrund der erwünschten remanenten Wirkung auf eine Reduktion der

Keimabgabe ab. Dadurch wird die Gefahr reduziert, dass während der Operation mögliche Infektionserreger in die Operationswunde gelangen.

Vorbedingungen sind kurze und rund geschnittene Fingernägel, keine Nagelbettverletzungen oder entzündliche Prozesse.

Zeitpunkt:
- bei allen Operationen und Eingriffen, wenn Haut oder Schleimhaut durchtrennt wird
- bei Endoskopien an physiologisch sterilen Körperhöhlen und -stellen

Durchführung:
- *Zuerst* Waschen der Hände mit keimfreier Flüssigseife über maximal 30 bis 60 Sekunden, wenn dies erstmalig am OP-Tag erfolgt.
- Durchnässen der Op.-Bereichskleidung, v.a. Durchfeuchten des Ärmels, verhindern (ggf. Schürze)
- Kein Handkontakt der Armaturen!
- Weiche (thermisch) desinfizierte Nagelbürste ausschließlich zum Reinigen der Fingernägel und Nagelfalze verwenden. – Nicht die Haut bürsten und dadurch evtl. schädigen!
- Abspülen von den Fingern zum Ellbogen.
- Abtrocknen mit keimarmem Einmalhandtuch – die Haut muss trocken sein!
- *Dann* alkoholisches Händedesinfektionsmittel in die Handinnenfläche geben und *mindestens 3 bis 5 Minuten* die Hände und Unterarme ständig feuchthaltend einreiben. Die Herstellerangaben sind einzuhalten.
- Eine zusätzliche Händetrocknung danach ist ein Rekontaminationsrisiko, Handschuhe mit lufttrockenen Händen anlegen.

Bei direkt aufeinander folgenden Kurzeingriffen (Op. + Op.-Pause < 60 min) mit geringer Kontaminationswahrscheinlichkeit (intakter Handschuh!) kann vor dem nächsten Eingriff die Händewaschung unterbleiben. Während des OP-Programms muss der gesamte Vorgang der chirurgischen Händedesinfektion wiederholt werden.

Schritt 1
Handfläche auf Handfläche

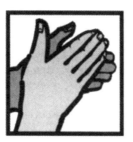

Schritt 4
Außenseite der Finger auf gegenüberliegende Handflächen mit verschränkten Fingern

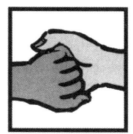

Schritt 2
Rechte Handfläche über linkem Handrücken und linke Handfläche über rechtem Handrücken

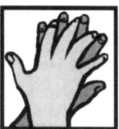

Schritt 5
Kreisendes Reiben des rechten Daumens in der geschlossenen linken Handfläche und umgekehrt

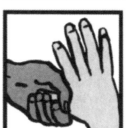

Schritt 3
Handfläche auf Handfläche mit verschränkten, gespreizten Fingern

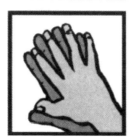

Schritt 6
Kreisendes Reiben hin und her mit geschlossenen Fingern der rechten Hand in der linke Handfläche und umgekehrt

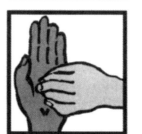

Abb.: Korrekte Durchführung der hygienischen Händedesinfektion, Quelle: Fa. Schülke und Mayr

HYGIENE IM BEREICH DER GRUNDPFLEGE

HYGIENE BEI DER KÖRPERPFLEGE

Insbesondere bei der **Ganzkörperpflege** besteht die Gefahr, dass Keime an Körperstellen gelangen, wo sie Infektionen verursachen können. Infektionsquellen und Überträger können v.a. die Hände des Personals, Kosmetika (Seifen etc.), kontaminierte (länger feuchte) Waschutensilien und -schüsseln sowie Waschwasser und dessen Zusätze sein.

- Häufigkeit: entsprechend pflegerischer Erfordernisse; eine tägliche routinemäßige Waschung des ganzen Körpers ist aus hygienischen Gründen nicht nötig.
- Die Verwendung von Flüssigseife ist vorteilhaft. Für jede Waschung sind frische saubere Waschutensilien zu verwenden, ggf. sind Einmalwaschlappen möglich.
- Vor der Waschung ist eine hygienische Händedesinfektion vorzunehmen. Die Verwendung von Einmalhandschuhen kann meist auf den Genitalbereich beschränkt werden.
- Die übliche Reihenfolge der Waschung ist Gesicht, Hals, Arme, Oberkörper, Rücken, Beine und Füße.
- Zumindest nach diesen Bereichen ist vor dem Genitalbereich ein Wechsel von Waschlappen und Handtuch erforderlich. Ggf. kann dies auch zwischendurch nötig sein. Ein Wechsel des Waschwassers kann aus Gründen der Auskühlung, Verschmutzung oder Verseifung notwendig werden. Bei Pilzinfektionen oder anderen Infektionen ist das Waschwasser in jedem Fall zu wechseln.
- Genitalbereich: Bei der Waschung des Genitalbereiches sind Einmalhandschuhe obligat. Besonders bei Frauen ist von der Symphyse zum Anus zu waschen. Bei liegendem Dauerkatheter vorher das Waschwasser wechseln.
- Nach Gebrauch ist eine möglichst thermische Desinfektion von Waschutensilien und -schüsseln zu gewährleisten.
- Die Dusche, Badewanne etc. und alle Hilfsmittel, welche beim Baden des Patienten verwendet werden, werden nach Gebrauch zumindest gereinigt, bei infektiösen Patienten und/oder Kontamination auch desinfiziert.

HYGIENE BEI DER MUNDPFLEGE

Die Mundpflege und damit die Pflege der Zähne ist ein wichtiger Beitrag zur Soor- und Parotitis-Prophylaxe. Insuffiziente Mundpflege kann zu Infektionen im Bereich von Schleimhaut und Speicheldrüsen führen sowie einer Infektion der tieferen Atemwege Vorschub leisten.

- Die Pflege der Zähne ist zumindest nach den Mahlzeiten bzw. nach dem Wunsch des Patienten durchzuführen. Mundpflege richtet sich nach der pflegerischen Notwendigkeit und kann z.B. bei intubierten und beatmeten Patienten zweistündlich oder öfter durchzuführen sein.
- Vorher ist eine hygienische Händedesinfektion durchzuführen und sind Einmalhandschuhe anzuziehen.
- Lösungen zur Mundpflege sind unter reinen Bedingungen zuzubereiten und zumindest täglich zu erneuern (Datum vermerken!). Die Behälter sind dabei nicht nachzufüllen, sondern ebenso zu erneuern bzw. möglichst thermisch zu desinfizieren.
- Es sind zumindest thermisch desinfizierte, vor allem bei bestehenden Läsionen besser sterile Instrumente zu verwenden. Tupfer, Wattestäbchen etc. sind steril zu verwenden und nach einmaliger Verwendung sofort zu verwerfen. Zahnbürsten sind bei Bedarf zu erneuern, als vorteilhaft haben sich Einmalzahnbürsten erwiesen.
- Die Aufbewahrung der Utensilien beim Patienten soll trocken und vor Kontamination geschützt erfolgen.

HYGIENE IM PATIENTENUMFELD

RAUMBEDINGUNGEN

Bei allen Tätigkeiten in Krankenzimmern und insbesondere bei Tätigkeiten am Patienten ist die Intimsphäre zu wahren, sowie Durchzug zu vermeiden, auch um unnötige Staubaufwirbelung hintanzuhalten.

TEMPERATURMESSUNG

Thermometer sind nach Verwendung mittels Wischdesinfektion zu desinfizieren. Bei infektiösen Krankheiten oder Schutzisolierung ist es sinnvoll, das Thermometer beim Patienten zu belassen.

RR-MANSCHETTEN

Eine Desinfektion ist unbedingt nach Kontamination mit infektiösem Material durchzuführen. Bei infektiösen Krankheiten oder Schutzisolierung ist es sinnvoll, das Gerät beim Patienten zu belassen. Die gleichen Mindestanforderungen gelten auch für Stethoskope.

BETTWÄSCHE

Verunreinigte und damit kontaminierte Wäsche ist sofort zu erneuern. Die Schmutzwäsche ist ohne Umwege in dafür vorgesehene Säcke zu verbringen. Unnötige Staubentwicklung sowie die Kontamination der reinen durch die unreine Wäsche vermeiden. Die Aufbereitung der Bettgestelle nach einem Patienten kann auch zentral erfolgen.

UNMITTELBARE PATIENTENUMGEBUNG

Dieser Bereich des Patienten bringt für die Hygiene im Krankenhaus manchmal Probleme. Aus diesem Grund sollte die Begutachtung des Nachtkästchens – vor allem auf verdorbene Lebensmittel – täglich nach Rücksprache mit dem Patienten durchgeführt werden.
Routinemäßig werden Nachtkästchen, Tische, Infusionsständer etc. bei Verschmutzung gereinigt und bei Kontamination zusätzlich gezielt desinfiziert.

- **Blumen** sollten nur als Schnittblumen im Krankenzimmer sein. Bei den Schnittblumen muss jeden Tag das Wasser und der Zustand der Blumen kontrolliert werden. Verwelkte Blumen müssen verworfen werden.
- Am Nachtkästchen befinden sich regelmäßig auch **Trinkgläser** bzw. Trinkbecher. Diese Trinkgefäße müssen zumindest jeden Tag erneuert und korrekt aufbereitet werden. Zusättliche bietet sich die Verwendung von Trinkhalmen an.
- Beim Entfernen des Essenstabletts soll dieses frei von allen medizinischen und pflegerischen Artikeln sein.
- **Besucher** können dann ein Problem aus hygienischer Sicht sein, wenn sie die Richtlinien, welche im Krankenhaus bestehen, nicht einhalten. Insbesondere bei notwendigen Isolierungsmaßnahmen für den Patienten sind die Besucher immer wieder auf die hygienischen Erfordernisse hinzuweisen.

KRANKENHAUSWÄSCHE

Die Krankenhauswäsche wird entweder in eigenen Wäschereien oder außer Haus in gewerblichen Wäschereien gewaschen. Die Krankenhauswäsche ist als potentieller Träger von Mikroorganismen anzusehen. Dies ist beim Transport und bei der Bearbeitung der Wäsche zu berücksichtigen. Bei besonders ansteckenden Infektionskrankheiten muss die Wäsche gesondert behandelt werden.
Für Krankenhauswäschereien gelten besondere bauliche Voraussetzungen. Sie bestehen aus „*reinen*" und „*unreinen*" Bereichen. Diese haben meist auch eigene Eingänge. Auch die Arbeitsplätze, Aufenthaltsräume, Toiletten für das Personal sind für das Personal der Bereiche getrennt.

In der unreinen Seite wird die Wäsche aus den Behältnissen mit Handschuhen entnommen bzw. sortiert. Die Krankenhauswäsche wird mit thermischen oder chemothermischen Desinfektionsverfahren gereinigt. Die Wäscherei wird in regelmäßigen Abständen von Staub und Wäschefusseln gereinigt, die sich besonders in der reinen Seite durch den Trocknungs- und Bügelvorgang sehr stark entwickelt. Die Wäsche wird in der unreinen Seite angeliefert und kommt über die Waschmaschine während des Waschvorgangs auf die reine Seite. Die gereinigte, desinfizierte und damit keimarme Wäsche muss verpackt oder in geschlossenen Behältern zum Anwender transportiert werden! Wäsche für den Operationssaal (Sterilwäsche) wird in der Wäscherei selbst oder in der eigenen Aufbereitungseinheit für Medizinprodukte (AEMP) weiter aufbereitet.

BETTENAUFBEREITUNG

Jeder Patient hat Anspruch auf saubere Betten, welche auch so frei von Erregern sind, dass keine Infektionsgefahr von ihnen ausgeht. Aufgabe des Pflegepersonals ist es, das Krankenbett sauber zu beziehen und die Bettwäsche, wenn sie beschmutzt und damit meist kontaminiert ist, in die Wäscherei zu entsorgen. Das Krankenbett soll jeden Tag, am besten nach den Pflegemaßnahmen, vom Staub befreit werden.
Bei der Bettenaufbereitung sind zwei Gesichtspunkte zu berücksichtigen, nämlich die Reinigung und die Vermeidung der Keimübertragung durch das Bett.

Es kann unterschieden werden:
      eine **zentrale** und
      eine **dezentrale** Bettenaufbereitung.

Bei der **zentralen Bettenaufbereitung** werden die unreinen Betten in die unreine Seite der Bettenaufbereitung gebracht. Dort werden sie mittels Wischdesinfektion oder maschinell – meist chemothermisch – gereinigt und in der reinen Seite wieder mit reiner Wäsche aufgerüstet. Es gelten die gleichen Richtlinien wie bei der Wäscherei.

Bei der **dezentralen Bettenaufbereitung** werden in jedem Stockwerk des Hauses bzw. in jeder Abteilung die Betten abgerüstet, desinfiziert, gewaschen und im Anschluss aufgerüstet.
Günstig sind in diesem Fall eigene dezentrale Räume zur Aufbereitung der Betten. Eine Aufbereitung im Krankenzimmer sollte möglichst schonend und ungefährlich für die Umgebung durchgeführt werden.

BAULICHE ANFORDERUNGEN

- **Bodenbeläge** müssen rutschsicher und fugendicht ausgeführt werden (Hohlkehle). Wandbeläge oder Anstriche müssen ebenso wie Bodenbeläge leicht zu reinigen, abwaschbar und desinfizierbar sein.
- Türblätter, Regale, Schränke etc. müssen glatte, abwaschbare und desinfizierbare **Oberflächen** haben. Türdrücker im Pflege- und Behandlungsbereich sollen auch mit dem Ellbogen bedient werden können.
- **Waschbecken** in Untersuchungs- und Behandlungsräumen sind ohne Überlauf und Verschlussstoppel einzurichten. Die Verwendung von *Einhand-Wandarmaturen*, möglichst mit der Möglichkeit der Ellbogen-bedienung, ist obligat. In manchen Bereichen werden auch Fußbedienung oder Annäherungsautomatik ver-wendet. Insbesondere bei besonders infektionsgefährdeten Patienten ist das Warmwasser in Ringleitungen mit Temperaturen von mindestens 70°C zu führen (**Legionellenprophylaxe**).
- Jeder **Waschplatz zur Händewaschung** ist mit Wandspendern, Einmalhandtuchspendern und Abwurfmöglichkeit auszustatten. Die Wandspender (Flüssigseife, Händedesinfektionsmittel, Pflegelotion) müssen mit dem Ellbogen betätigt werden können.
- In – ausreichend dimensionierten – Spülen müssen **thermisch desinfizierende Spülgeräte** vorhanden sein, ggf. sind Schmutzwäschesammler und Abfallsammler in ausreichender Menge zur Verfügung zu stellen. Die Säcke müssen verschließbar, reißfest und ausreichend feuchtigkeits- und keimdicht sein. Die Flächen müssen leicht desinfizierbar sein.
- Die **Lagerung** von reiner und schmutziger Wäsche, Pflegeutensilien und Stationsabfall hat **getrennt** zu erfolgen und ist nicht auf dem Fußboden durchzuführen.

- **Blumen mit Erde** sind im Pflege- und Behandlungsbereich nicht aufzustellen, Hydrokulturen müssen ebenso als potentielle Infektionsquelle („Nasskeime") betrachtet werden und haben bestimmte Anforderungen zu erfüllen.

RAUMLUFTTECHNISCHE ANLAGEN

Raumlufttechnische (RLT-) Anlagen sind nach solchen Gesichtspunkten zu errichten, zu betreiben und zu kontrollieren, dass
- die arbeitsphysiologischen Anforderungen gewährleistet sind durch
    - Klimatisierung durch Regulierung von Wärme und Feuchtigkeit
    - Abführung von Schadstoffen (z.B. Narkosegasen, Gerüche) und
- die Erregerübertragung in die Schutzzone vermieden wird durch
    - Zufuhr von keimarmer vertikaler turbulenzarmer Kuft
    - Aufrechterhaltung einer bestimmten Strömungsrichtung

Geeignete Luftdurchlässe werden durch sogenannte Laminar-Air-Flow-(LAF-)Decken

Für medizinisch genutzte Räume wird eine Einteilung in Raumklassen vorgenommen. In den höchsten Klassen haben die Anlagen meist **drei Filterstufen** und sind voll klimatisiert (Heizung/Kühlung und Befeuchtung).
Im Operationsbereich kann eine Kontamination der Luft im Umfeld von OP- und Instrumententischen zu einer Kontamination des OP-Feldes führen. Daraus ergibt sich die präventive Bedeutung bei besonders infektionsgefährdenden aseptischen Eingriffen, z.B. Operationen an Knochen, Gelenken oder Implantation von Fremdmaterial.
In vielen Räumen wie Krankenzimmern etc. ist eine **natürliche Lüftung** durch regelmäßiges Öffnen der Fenster völlig ausreichend. Bei (voll)klimatisierten Räumen (Operationseinheiten etc.) ist ein Öffnen von Fenstern oder offene Türen zu verhindern, da dies eine Beeinträchtigung der Funktion der Anlage zur Folge hat.
Kontrollen der RLT-Anlagen sind laufend durchzuführen. Verschiedene Parameter werden in Technikzentralen erfasst, aufgezeichnet und automatisch auf Abweichungen kontrolliert. An hygienetechnischen Daten sind in regelmäßigen Abständen die Luftströmungsrichtung, die Filterstufen (vor allem 3. Filterstufe – Schwebstofffilter), die Kühlanlagen und Befeuchtungsanlagen zu kontrollieren.

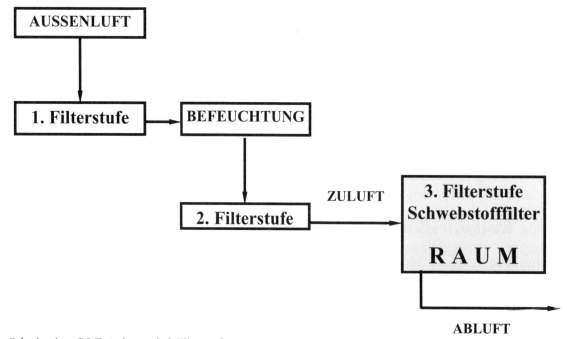

Abb.: Prinzip einer RLT-Anlage mit 3 Filterstufen

SPEZIELLE BEREICHE DER KRANKENHAUSHYGIENE

Grundsätzlich muss festgestellt werden, dass sich Gebiete der Krankenhaushygiene nicht von anderen pflegerischen oder medizinischen Themen, Bereichen und Tätigkeiten trennen lassen. Jede noch so minimale Handlung muss auch aus hygienischer Sicht (und damit fachlich) richtig durchgeführt werden. Umgekehrt ist nur eine hygienisch korrekt durchgeführte Tätigkeit auch fachlich richtig.

Ein *Unterlassen* oder eine unkorrekte Durchführung einer Hygienemaßnahme ist verboten, gefährlich und grob fahrlässig – weil für den Patienten möglicherweise tödlich!

AUSSCHEIDUNGEN

Zu den Ausscheidungen zählen:
- Urin
- Blut
- Stuhl
- Sondenflüssigkeiten
- Erbrochenes
- Wundsekrete
- andere

Im Allgemeinen müssen sie nicht desinfiziert, jedoch gesondert **beseitigt** werden. Sie müssen unter Vermeidung der Kontamination von Menschen und Gegenständen einer geschlossenen Kanalisation zugeführt werden. **Behältnisse** für Ausscheidungen müssen grundsätzlich **desinfiziert** werden.

In besonderen Fällen wie z.B. Pest, Milzbrand werden die Ausscheidungen desinfiziert. Am besten eignen sich dazu thermische Desinfektionsverfahren.

Bei der chemischen Desinfektion muss darauf geachtet werden, dass die Einwirkzeit (von oft mehreren Stunden) eingehalten wird. – Fachlichen Rat einholen!

Die **Reinigung und Desinfektion** der Steckbecken, Harnflaschen etc. – und damit zu einem gewissen Grad auch der Ausscheidungen – ist in einem Schüsselspüler (Steckbeckenspüler) möglichst **thermisch** (dzt. Heißwasser mit 85°C mind. 1 Minute) durchzuführen. Diese Reinigungsgeräte müssen auf ihre Funktionstüchtigkeit überprüft werden. Desinfektions- bzw. Reinigungsmittel, Temperatur und Reinigungskraft haben den hygienischen Anforderungen zu entsprechen.

Wenn mit Ausscheidungen hantiert wird, darf auf das Tragen von Handschuhen nicht vergessen werden!

VERHÜTUNG VON HARNWEGSINFEKTIONEN

Infektionen der Harnwege haben in manchen Abteilungen einen Anteil von fast der Hälfte der nosokomialen Infektionen. Eine Harnwegsinfektion entsteht, wenn Krankheitserreger – meist entlang von Kathetern – in die Harnblase aufsteigen und sich dort vermehren. Risikofaktoren sind neben der Katheterisierung alle Manipulationen im Bereich der Harnwege und des Genitalbereichs.

Die Urethralschleimhaut ist bei Männern im unteren Drittel, bei Frauen über die gesamte Länge bis zum Sphincter vesicae *mit Keimen besiedelt*, wobei besonders Darmkeime, jedoch auch Hautkeime und andere gefunden werden können. 30–40% der Menschen weisen im Genitalbereich Pilze bzw. Mykoplasmen auf. Beim Legen des Katheters werden die Keime in die Blase verschleppt, trotz Desinfektion der Harnröhrenöffnung. Durch die *Verwendung von Sets* und Beteiligung einer zweiten Person wird das Infektionsrisiko vermindert.

Das Infektionsrisiko steigt an, je länger der Katheter liegen bleibt.

Bei liegender Drainage ist eine Ausheilung einer Infektion sehr schwierig. Das Infektionsrisiko erhöht sich vom Patienten ausgehend vor allem durch Manipulationen des Personals und des Patienten am Ableitungssystem, durch Obstruktion oder Konkremente im Harntrakt, Diabetes mellitus, Immunsuppression, Polytrauma, Schwangerschaft, Immobilität, hohes Lebensalter.

Ein sehr wichtiger Übertragungsweg für Erreger bei katheterisierten Patienten geht über die Hände des Personals.

Bei einer Harnwegsinfektion steht für den Patienten ein brennender Schmerz im Harntrakt im Vordergrund. Die Schleimhaut im Harntrakt kann geschädigt werden. Die Folgen können bis zu einer Entzündung der Nieren und einer Urosepsis reichen.

Katheter sollten nur so lange gelegt sein, wie dies aus medizinischen Gründen unbedingt notwendig ist. Ein Katheter sollte so bald als möglich entfernt werden.

VERTEILUNG DER HÄUFIGSTEN ERREGER VON HARNWEGSINFEKTIONEN		
Erreger	außerhalb erworben	im Krankenhaus erworben
Escherichia coli	90%	50%
andere Enterobacteriaceae (Proteus, Klebsiella, Enterobacter etc.)	5%	25%
Enterokokken (oft bei Mischinfektionen)	< 5%	15%
Pseudomonas aeruginosa	< 2%	10%
seltenere Erreger sind Koag.-neg. Staphylokokken, Candida albicans, St. aureus etc.		

MÖGLICHKEITEN DER TRANSURETHRALEN HARNABLEITUNG

EINMALKATHETER
Indikation z.B.:
- bakteriologische Untersuchung (statt Mittelstrahlurin)
- zur urodynamischen Untersuchung
- um Nierenfunktion zu überwachen
- Sondierung der Urethra bei Einengung

TRANSURETHRALER ODER SUPRAPUBISCHER DAUERKATHETER
Indikation z.B.:
- postoperativ
- schwere Krankheit mit erforderlicher Harnbilanz, z.B. bei Koma
- zur Dekubitus-Prophylaxe
- Harnverhaltung mit viel Restharn
- bei therapieresistenter Inkontinenz

OFFENES HARNABLEITUNGSSYSTEM
Der Katheter mündet in ein Sammelgefäß (z.B. Harnflasche). Diese Methode der Harnableitung ist streng untersagt.

HALBOFFENES HARNABLEITUNGSSYSTEM
Das halboffene Harnableitungssystem zeichnet sich vor allem durch das *Fehlen* von Tropfkammer (Pasteurscher Kammer), Rückschlagventil, Entnahmestelle und oft auch Ablasshahn am Beutel aus. Dadurch ist ein Aufsteigen von Krankheitserregern aus dem Harnbeutel in den Harntrakt möglich.
Dieses Harnableitungssystem sollte ebenso der Vergangenheit angehören!

PRINZIP DES GESCHLOSSENEN HARNABLEITUNGSSYSTEMS

Zur Harnableitung bei transurethralen und suprapubischen Dauerkathetern sind ausschließlich sterile, geschlossene Ableitungssysteme einzusetzen.
Das geschlossene Harnableitungssystem dient dazu, dass durch das System keine Krankheitserreger in die Harnwege aufsteigen können. Dazu muss aber auch das *Harnableitungssystem einzeln und steril verpackt* sein. Der Schlauch vom Katheter bis zum Sammelbeutel sollte eine Länge von etwa 1 m haben und knickfrei sein.

Der Harnbeutel muss, wenn der Patient bettlägerig ist, am Bett befestigt werden. Es muss aber auch darauf geachtet werden, dass der **Harnbeutel tiefer** hängt bzw. getragen wird, **als das Niveau der Harnblase** ist. Der Beutel sollte zumindest an einer Stelle durchsichtig sein, damit der Harn beurteilt werden kann. Weiters sollte der Harnbeutel eine bakteriendichte Belüftung haben.
Das Ableitungssystem muss auch eine **Probenentnahmestelle** nahe der Konnektionsstelle haben, um für Harnuntersuchungen Harnproben entnehmen zu können. Bevor der Harn entnommen wird, muss die Entnahmestelle mittels *Wischdesinfektion* desinfiziert werden.

Das geschlossene Harnableitungssystem weist eine **Tropfkammer** *(„Pasteur'sche Kammer")* auf, welche den Harnfluss von der gesammelten Harnmenge trennt. Das Aufsteigen von Krankheitserregern in die Harnblase wird durch das Unterbrechen der Flüssigkeitssäule vermieden. Im Harnbeutel ist eine **Rückflusssperre** eingebaut, welche aber ein Aufsteigen von Krankheitserregern allein nicht verhindern würde.
Die Verbindungsstelle vom Ableitungssystem zum Katheter muss fest und dicht verschlossen sein. Das geschlossene Harnableitungssystem wird **routinemäßig nicht gewechselt**! Der Harn wird aus dem Beutel an seiner tiefsten Stelle bei einem **Ablassventil/Ablassstutzen** entleert, welcher mit einer Hand bedienbar ist.

Es gibt aber auch Harnbeutel, welche gewechselt werden können. Beim Wechsel darf aber die Tropfkammer nicht entfernt und nicht „flach abgelegt" werden, sodass der Harnfluss weiterhin unterbrochen wird!
Beim Hantieren ist – so wie bei jedem Hantieren mit Ausscheidungen – das Tragen von *Handschuhen* nicht zu vergessen!

Das geschlossene Harnableitungssystem ist die derzeit optimale Lösung.
Es gibt keine offene Verbindung zwischen Drainageschlauch und Sammelgefäß, die Verbindung zwischen Katheter und Schlauchsystem wird nicht mehr getrennt.

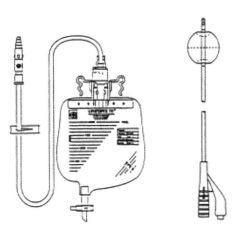

EINTRITTSPFORTEN für Erreger von Harnwegsinfektionen sind normalerweise:
1 Urethralöffnung
2 Verbindung zwischen Katheter und Drainageschlauch
3 Verbindung zwischen Drainageschlauch und Sammelgefäß
4 Sammelgefäß
Die Eintrittspforten 2 und 3 werden durch das geschlossene Harnableitungssystem fast ausgeschlossen.

Abb.: Geschlossenes Harnableitungssystem, Quelle: Fa. B. Braun

SETZEN UND VERSORGUNG VON TRANSURETHRALEN DAUERKATHETERN

Strenge Indikationsstellung für einen transurethralen Dauerkatheter. *Der beste Katheter ist der vermiedene Katheter, ein Dauerkatheter darf kein Ersatz für Pflegemaßnahmen beim Patienten sein*

Das Infektionsrisiko erhöht sich vom Personal ausgehend durch:
- unzureichenden Ausbildungsstand
- unvorschriftsmäßige Manipulation an der Harnableitung
- mangelhafte Pflege des Patienten
- ungezielte Antibiotikatherapien

Es ist zu überprüfen, ob auch mit Alternativmöglichkeiten das Auslangen gefunden werden kann. Folgende **ALTERNATIVEN** stehen zur Verfügung:
- Inkontinenzversorgung mit Windelsystemen
- Kondomurinale
- Einmalkatheterismus (Bedingungen wie beim Dauerkatheter)
- suprapubischer Dauerkatheter
- Training von Beckenbodenmuskulatur und Sphinkter

MATERIAL

- Steriler Katheter: Der Katheter muss dem Lumen des Meatus urethrae angepasst sein. Katheter der Größen 16–18 Charr. passen sich üblicherweise am besten den physiologischen Gegebenheiten der Urethra an. Wenn der Harn klar ist, genügt ein englumiger Verweilkatheter.
- Steriles, geschlossenes Harndrainagesystem: Mindestanforderungen sind die oben genannten Merkmale.
- Steriles Katheterset: Patientenunterlage, Schlitzlochtuch, Nierentasse, Gefäß für Desinfektionsmittel, sechs Tupfer, Pinzette(n), Handschuhe.
- Weiteres Material: steriles, einmalverpacktes Gleitmittel; Einmalspritze mit steriler Flüssigkeit zum Aufblocken des Ballons; möglichst portioniertes, steriles Schleimhautantiseptikum (Iodophore, Octenidin).

Das Kathetermaterial sollte biostabil und biokompatibel sein. Bei transurethralen Verweilkathetern von mehr als einer Woche Liegedauer sollten deshalb Silikonkatheter verwendet werden.

ARBEITSABLAUF

- Materialien erst kurz vor Verwendung öffnen
- Übersichtliches Vorbereiten der Materialien auf einer ausreichend großen Unterlage
- Nur geschultes Personal setzt einen Katheter
- Vorher gute Reinigung der Genitalregion des Patienten
- Katheter zu zweit legen
- Hygienische Händedesinfektion
- Lagerung des Patienten, Unterlage einlegen, steriles Schlitzlochtuch auflegen
- Mit in Schleimhautantiseptikum getränkten Tupfern Desinfektion des äußeren Genitales:
    - Bei der Frau: 2 Tupfer große Schamlippen, 2 Tupfer kleine Schamlippen
        2 Tupfer Urethralöffnung, letzten am Vaginaleingang liegen lassen
            Wischrichtung von vorne nach hinten!
    - Beim Mann: Vorhaut möglichst zurückziehen, mindestens dreimal Glans von
        Harnröhrenöffnung weg desinfizieren
    - Mit jedem Tupfer wird nur einmal gewischt!
- Handschuhe anziehen (je nach Technik)
- Gleitmittel beim Mann vorsichtig in die Harnröhre einbringen, bei der Frau nur auf Katheter geben
- Katheter steril anreichen

- Katheter mit Pinzette bzw. sterilem Handschuh steril einführen
- Ballon mit steriler Flüssigkeit aufblocken, ggf. Harnprobe entnehmen
- Dauerkatheter mit Auffangsystem ohne Kontamination verbinden
- Ableitung auf Funktion kontrollieren – Kontrolle des Harnflusses
- Ableitungssystem am Bett unter Vermeidung einer Schlingenbildung befestigen
- Der Sammelbeutel muss sich immer unterhalb der Blasenhöhe befinden
- Dokumentation und korrekte Entsorgung

Jede Katheterisierung hat ohne Gewaltanwendung zu erfolgen. Beim Auftreten eines Hindernisses genügt manchmal eine kleine Drehung der Katheterspitze, um aus der Schleimhautfalte wieder in die Harnröhre zu kommen.

PFLEGE BEI (TRANSURETHRALEM) DAUERKATHETER

- Bei jeder Manipulation am Dauerkatheter sind eine hygienische Händedesinfektion und ggf. Handschuhe erforderlich!
- **Lage**: Es wird empfohlen, den Katheter ohne Zug am Unterbauch zur Leiste hin zu lagern.
- **Mindestens tägliche Intimpflege**: Regelmäßig – mindestens einmal täglich, ggf. im Rahmen der Intimpflege – und mit Sorgfalt Sekretablagerungen und Inkrustierungen (ggf. mit 3%igem H_2O_2) entfernen. Zug am Katheter vermeiden. Vorher und nachher Händedesinfektion!
- Regelmäßige Desinfektion oder die Verwendung von antibiotischen oder desinfizierenden Salben ist nicht nötig.
- **Keine Blasenspülungen** als Infektionsprophylaxe und -therapie, da diese keinen Einfluss auf die Infektionshäufigkeit haben. Falls kontinuierliche Blasenspülungen bei urologischer Indikation nötig sein sollten, sind diese mit einem sterilen, geschlossenen System durchzuführen.
- **Ausreichende Diurese**: Für eine ausreichende Diurese (1,5 bis 2 Liter in 24 Stunden) durch ausreichende Flüssigkeitszufuhr, ein spezifisches Gewicht </= 1.015 g/l und ggf. auf eine Harnsäuerung (pH-Optimum 5,8–6,2) zur Inkrustationsprophylaxe ist zu sorgen.
- **Behinderungsfreien Harnablauf gewährleisten**:
    Harnbeutel freihängend unter Blasenniveau ohne Bodenkontakt anbringen.
    Harnableitungsschlauch nicht knicken und nicht länger abklemmen.
    Rechtzeitiges Entleeren, bevor der Harn mit der Rückflusssperre in Kontakt kommt.
- Ein **Wechsel des Ableitungssystems** ist nur bei Katheterwechsel und Verstopfung des Katheters erforderlich. Dauerkatheter sobald wie möglich entfernen, maximale Liegedauer bei Silikonkatheter bis zu 6 Wochen, bei Silko-Latex-Katheter maximal 5 Tage.
- Eine **ununterbrochene Harnableitung** muss gewährleistet bleiben, **kein „Blasentraining"** durch Abklemmen des Katheters oder des Ableitungssystems.
- **Dauerkatheter und Ableitungssystem werden nicht getrennt.** In Ausnahmesituationen (z.B. Tamponade, Koagula, medizinische Spülungen) – Trennung des Systems an der Konnektionsstelle – Desinfektion (alkoholisches Hautdesinfektionsmittel) der Konnektionsstellen durchführen und System wieder schließen.
- **Harnentleerung**: Auf Spritzschutz und Nachtropfen achten, der Ablassstutzen darf nicht mit dem Auffanggefäß in Kontakt kommen.
- **Harnproben**: Harnproben für alle Untersuchungen sind nur an der dafür vorgesehenen Punktionsstelle zu entnehmen: ggf. kurzes Abklemmen, Desinfektion der Punktionsstelle (alkoholisches Hautdesinfektions-mittel – Einwirkzeit beachten!) und Entnahme der Probe mit steriler Nadel und Einmalspritze.
- Bei allen Manipulationen ist eine **korrekte Händehygiene** unerlässlich!

Vor dem Legen und allen Manipulationen – Händehygiene!
Aseptisches Legen des Katheters
Geschlossenes System möglichst nicht trennen!
Intimpflege!
Alternativen suchen – der beste Katheter ist kein Katheter!

SUPRAPUBISCHER DAUERKATHETER

Grundsätzlich ist der suprapubische Dauerkatheter krankenhaushygienisch günstiger zu bewerten als der transurethrale Dauerkatheter. Es kommt erst bei längerer Liegedauer zu einer Infektion. Der Katheter muss unter streng aseptischen Bedingungen gesetzt werden!
Ein besonderer Vorteil der suprapubischen Blasendrainagen ist die problemlose Kontrolle der Spontanmiktion und des Restharns.
Indikationen sind z.B.: länger dauernde Urinableitung bei Blasenentleerungsstörungen, nach operativen Eingriffen an Urethra, Harnblase und nach gynäkologischen Operationen, bei Patienten mit chronischer Harninkontinenz, die therapeutisch nicht zu beeinflussen ist, Zustand nach Harnverhalt bei Apoplexie oder Urethralstenose.
Für die Punktion muss die Blase gefüllt sein!

An **Materialien** sind meist folgende erforderlich:
- Händedesinfektionsmittel
- ggf. Einmalrasierer
- steriles Lochtuch
- sterile Handschuhe
- sterile Materialien zur Hautdesinfektion
  steril sind weiters nötig:
- Lokalanästhetikum, Spritze, Kanüle
- Punktionsset
- geschlossenes Ableitungssystem
- Nahtmaterial, Nadelhalter
- Verbandmaterial
- zum Füllen der Blase möglichst transurethraler Katheter
- sterile Flüssigkeit

Die günstigste **Lagerung** ist meist die flache Rückenlage des Patienten, wobei die Beine gestreckt, das Becken leicht erhöht gelagert werden.
Das **Punktionsgebiet** wird gereinigt und ggf. rasiert. Nach Information des Patienten, Händedesinfektion und evtl. Markierung der Punktionsstelle erfolgt die **Hautdesinfektion**. Der Arzt legt mit sterilen Handschuhen das Lochtuch an, setzt die Lokalanästhesie und punktiert anschließend die Blase. Der Katheter wird mit sterilem Nahtmaterial fixiert, es wird ein steriler Verband angelegt und das Setzen des Katheters dokumentiert. Die Assistenzperson führt eine hygienische Händedesinfektion durch und reicht steril die Materialien an.
Der **Verbandwechsel** ist bei Bedarf, sonst alle 48 Stunden durchzuführen. Die Versorgung der Einstichstelle wird in Anlehnung an jene bei intravasalen Kathetern durchgeführt.

Im Übrigen gelten die Ausführungen zur Handhabung des geschlossenen Harnableitungssystems sowie zur Pflege bei transurethralem Dauerkatheter.

INJEKTIONEN – PUNKTIONEN

Injektionen und Punktionen werden in der Regel vom Arzt bzw. unter Mitarbeit des Krankenpflegefachdienstes durchgeführt. Bestimmte Injektionen können nach Maßgabe der gesetzlichen Situation auch vom Krankenpflegefachdienst oder von Hebammen durchgeführt werden. Vom Sanitätshilfsdienst werden keine Injektionen und Punktionen durchgeführt. Ausnahme: Der Pflegehelfer darf, wenn er die entsprechende Schulung (Insulinkurs) absolviert hat, Insulin subkutan verabreichen.

Grundsätzlich gilt:
- vorher Hände desinfizieren
- sterile Instrumente verwenden

- Einstichstelle mit einem sterilen alkoholhaltigen Desinfektionsmittel zentrifugal abreiben – *siehe Hautdesinfektion*
- Einzeldosisbehältnisse (meist Brechampullen) sind Mehrdosisbehältnissen vorzuziehen – siehe Infusionstherapie

PUNKTIONEN

- Die grundsätzlichen Maßnahmen sind einzuhalten.
- Verpackungen der Sterilgüter überprüfen und erst unmittelbar vor Verwendung öffnen.
- Die meisten Punktionen sind günstigenfalls in einem Behandlungsraum durchzuführen. Es sind vom Ausführenden sterile Handschuhe, ggf. auch steriler Mantel, Mundschutz und Haube zu verwenden. Beispiele: Sternalpunktion, Lumbalpunktion, Punktion von Organen und andere kleinere invasive Eingriffe.
- Gelenkspunktionen sind in einem Eingriffsraum, günstigerweise in einem Operationssaal durchzuführen. Der Auszuführende hat eine Händedesinfektion durchzuführen sowie sterile Handschuhe, sterilen Mantel, Mundschutz und Haube zu verwenden. Weitere Beispiele: Laparoskopien und andere größere invasive Eingriffe wie Angiographien etc.

INTRAVASALE KATHETER

Durch intravasale Katheter wird u.a. die natürliche Hautbarriere durchbrochen und eine *Verbindung zum Blutkreislauf* geschaffen. Intravasale Katheter können somit den Eintritt von Infektionserregern begünstigen oder selbst Infektionsursache sein (Katheterinfektion, Kathetersepsis). Das *Infektionsrisiko* wird durch verschiedene weitere Faktoren beeinflusst, wie Materialien, Desinfektion, Pflege, Liegedauer etc.

Jeder Gefäßkatheter bedeutet große *Infektionsgefahr*, zusätzlich v.a. beim zentralen Venenkatheter eine Emboliegefahr.

BEGRIFFSDEFINITIONEN

Periphere Venenkatheter sind Kanülen oder Katheter aus Metall oder Kunststoffen, mit welchen einige Zeit periphere Blutgefäße (Extremitäten) punktiert bleiben.

Zentrale Verweilkatheter sind Katheter aus Kunststoffen, mit welchen einige Zeit zentrale Blutgefäße (herznahe) punktiert bleiben, z.B. Vena subclavia, Vena jugularis.

Arterielle Verweilkatheter sind Katheter aus Kunststoff, mit welchen einige Zeit Arterien punktiert bleiben.

INDIKATION

Über Notwendigkeit bzw. Art jedes intravasalen Katheters entscheidet der Arzt. Dabei wird die Zusammensetzung der Infusionslösung, die vorgesehene Lage des Zuganges und die Verweildauer berücksichtigt.

Indikationen für zentrale Venenkatheter können sein: geplante Langzeitinfusionen, parenterale Ernährung, hyperosmolare Lösungen, Überwachung des zentralen Venendrucks (ZVD) und anderer Parameter, wenn periphere Venen nicht verwendbar sind etc.

Die Durchführung der Maßnahmen ist in medizinischen und pflegerischen Dokumentationssystemen zu vermerken. Die Handlungen führen nur entsprechend ausgebildete und erfahrene Personen durch.

PERIPHERE VENENKATHETER

VORBEREITUNG/VORGEHEN

- Überlegte Indikationsstellung durch den Arzt; Kanülen erst bei aktuellem Bedarf legen, nicht am Vortag!
- **Metallkanülen** sind günstiger (weniger Irritation der Gefäßwände, weniger Thrombusbildung)
- Punktionsorte sind meist Handrücken, Unterarm oder Ellenbeuge (Rotation der Einstichstelle). Die Vene sollte ein möglichst großes Lumen haben und keine Entzündungszeichen aufweisen.
- **Hygienische Händedesinfektion** mit alkoholischem Händedesinfektionsmittel.

- **Einmalhandschuhe** bei der Blutabnahme und bei Manipulationen an peripheren intravasalen Kathetern verwenden (durch Blut übertragene Krankheiten!), auch Desinfektion der Handschuhe mit einem Händedesinfektionsmittel zwischen zwei Patienten.
- **Einstichstelle** mit einem alkoholischen Hautdesinfektionsmittel desinfizieren: Einwirkzeit von mind. 30 Sekunden einhalten, um eine ausreichende Keimreduktion zu erreichen!
- Nach der Hautdesinfektion **keine Palpation** der Einstichstelle!
- Anlegen eines **sterilen Verbandes**: gute Fixierung der Kanüle (weniger Irritation der Gefäßwände)
- **Dokumentation** (zumindest Datum und Uhrzeit) auf dem Verband *und* im Dokumentationssystem.

PFLEGE BEI PERIPHEREN VENENKATHETERN

- Alle Manipulationen am Venenkatheter nur wenn unbedingt nötig durchführen. Diese müssen unter **aseptischen Bedingungen** und daher nur von entsprechend ausgebildetem Personal durchgeführt werden:
    - Händedesinfektion
    - Desinfektion des Kanülenansatzes mit Tupfer und alkoholischem Hautdesinfektionsmittel
    - jedes Mal neue sterile Kanülenverschlüsse
- Verband und Einstichstelle müssen mindestens **täglich kontrolliert** (Sichtkontrolle, Palpation) werden. – Dokumentation! Feuchte, blutige Verbände sofort wechseln.
- Bei **Auffälligkeiten** an der Einstichstelle oder dem Venenverlauf (Rötung, Schmerzen, Schwellung etc.) oder unklarem Fieber ist sofort der Arzt zu informieren und die Vorgangsweise zu dokumentieren. In diesem Fall ist die **Entfernung der Kanüle** angezeigt!
Anschließend sollte eine mikrobiologische Untersuchung der Kanülenspitze durchgeführt werden.
- **Liegedauer der Kanüle**: so lange wie sie benötigt wird und keine Komplikationszeichen feststellbar sind.
- „**Notfallkanülen**", welche z.B. im Notarztwagen gelegt werden bzw. nicht unter aseptischen Bedingungen gelegte Kanülen so schnell wie möglich entfernen.

ZENTRALE VENENKATHETER (ZVK)

VORBEREITUNG/VORGEHEN

Zentrale Venenkatheter müssen unter streng **aseptischen Bedingungen**, ähnlich jenen bei Operationen gelegt werden.

- Händedesinfektion
- Vorbereitung des benötigten Materials
- Vorbereitung des Gebietes: falls erforderlich Reinigung, Enthaarung;
- Hautdesinfektion des Gebietes und der Einstichstelle (siehe S. 117)
- sterile Abdeckung des Punktionsgebietes
- Mit Mundschutz und Haarschutz sind nach einer hygienischen Händedesinfektion vom Punktionsteam sterile Handschuhe und ein steriler Mantel anzulegen
- Die Assistenzpersonen tragen zumindest Arbeits- und Schutzkleidung (Einmalschürze) und Mundschutz.
- Nach der Kontrolle der Situierung des Katheters und ggf. Korrektur wird dieser gut fixiert.
- Anlegen eines **sterilen Verbandes**. Folienverbände sollten erst angewendet werden, wenn die Punktionsstelle trocken ist.
- Dokumentation des ZVK

Venae sectio ist in einem Operations- oder Eingriffsraum und nach chirurgischer Händedesinfektion des Operateurs durchzuführen. Die weiteren Vorgaben gelten sinngemäß.

PFLEGE BEI ZENTRALEN VENENKATHETERN

- **Alle Manipulationen** am Venenkatheter nur wenn unbedingt nötig durchführen. Diese müssen unter **aseptischen Bedingungen** und daher nur von entsprechend ausgebildetem Personal durchgeführt werden:
    - Händedesinfektion vor allen Manipulationen
    - Desinfektion der Konnektionsstellen mit alkoholischem Hautdesinfektionsmittel
    - Jedes Mal neue sterile Kanülenverschlüsse
- **Kontrolle** des Verbandes und der Eintrittsstelle mindestens **täglich**. Sanfte Palpation des Venenverlaufes durch den Verband und Sichtkontrolle auf Sekretion. Möglichst Befragung des Patienten über Schmerzen.
- Bei unauffälligem Zustand ist ein Intervall von **48 bis 72 Stunden** ausreichend. Durchfeuchtung, Verschmutzung u.ä. machen eine sofortige Erneuerung des Verbandes notwendig.
- Die **Einstichstelle** wird gereinigt und ggf. desinfiziert, bevor ein neuer steriler Verband angelegt wird. Vermeiden einer Kontamination der Einstichstelle durch Berührung während des Verbandwechsels.
- Bei **Auffälligkeiten** an der Einstichstelle oder dem Venenverlauf (Rötung, Schmerzen, Schwellung etc.) oder unklarem Fieber ist sofort der Arzt zu informieren und die Vorgangsweise zu dokumentieren. In diesem Fall ist meist die **Entfernung des Katheters** angezeigt! – Mikrobiologische Untersuchung der Katheterspitze und Blutkultur aus anderer Vene durchführen.
- Die **Entfernung** des Katheters erfolgt ebenso unter aseptischen Bedingungen (Händedesinfektion, Desinfektion der Punktionsstelle, sterile Instrumente, Versandgefäß, steriler Verband). *Jede* Katheterspitze sollte *mikrobiologisch untersucht* werden.
- Die **Liegedauer** eines Katheters ist von verschiedenen Umständen (z.B. Infektion etc.) abhängig. Venenkatheter niemals nach innen schieben
- Die Verwendung von lokalen antiseptischen Präparaten oder antibiotische lokale/systemische Infektionsprophylaxe ist *unnötig*.
- Blutentnahme aus dem Venenkatheter nur im Notfall oder unmittelbar vor der Entfernung. Bei mehrlumigen Kathetern ein Lumen für die parenterale Ernährung vorsehen.
- Unbedingt Dokumentation des Venenkatheters, des Verbandes sowie der Einstichstelle

Die Ausführungen gelten grundsätzlich auch für die arteriellen Katheter.

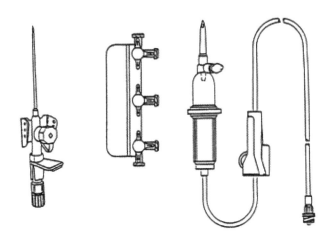

Gefäßkatheter dringen in physiologisch steriles Gebiet vor und sind eine der Hauptursachen für nosokomiale Septikämien – daher: Händehygiene vor jedem Legen und jeder Manipulation an Kathetern und Konnektionsstellen!
Bei Kontaminationsegfahr Einmalhandschuhe verwenden!
Legen und Verbandwechsel unter streng aseptischen Bedingungen!
Immer sterile Verschlüsse verwenden und die Konnektoren desinfizieren!
Dokumentation aller Maßnahmen!

Abb.: Periphere Venenverweilkanüle, Hahnenbank und Infusionsgerät, Quelle: Fa. B. Braun

Bei **PEG-Sonden** ist es in den ersten Tagen besonders wichtig, den Verbandwechsel korrekt durchzuführen. Er sollte wie bei einer Wunde 1x täglich unter aseptischen Bedingungen und sterilen Material durchgeführt werden. An der Halteplatte darf nicht manipuliert werden. Erst nach einer Woche kann die Platte beim Verbandwechsel gelockert werden, um die Sondeneintrittsstelle gut reinigen zu können. Wurde die Halteplatte gelockert, muss sie nach dem Verbandwechsel wieder exakt angepasst werden!

Wenn Fragen bei der Versorgung von enteralen Sonden auftreten, sollte der Kontakt mit einer Fachpflegeperson für Kontinenz- und Stomaberatung hergestellt werden, um den Patienten optimal versorgen zu können.

INFUSIONSTHERAPIE

Vorher **Sichtkontrolle** auf Haarrisse und sonstige Schäden, Verunreinigungen, Trübungen, Ablaufdatum; zusätzlich Druckkontrolle bei Beuteln.

Das **Infusionsbesteck** hat einen bakteriendichten Belüftungsfilter und eine Tropfkammer mit Partikelfilter, daher sind keinesfalls Kanülen zur Belüftung zu verwenden.

Einzeldosenbehältnisse/Brechampullen (wann immer möglich verwenden): Medikament *mit Kanüle aufziehen* zur Vermeidung von Kontaminationen am Rand der Ampullen, Glassplitter und zur genaueren Dosierung. Wenn nicht der gesamte Inhalt verwendet wird, wird der *Rest* der Ampulle *verworfen*.

Durchstichflaschen (Mehrdosisbehältnisse): Die *Gummistopfen* sind nicht steril; mit einem Tupfer und alkoholischem Hautdesinfektionsmittel *desinfizieren* (Einwirkzeit mindestens 30 Sekunden). Kontaminationsfreie Entnahme mit möglichst dünner Kanüle, eventuell mit Partikelfilter zur Vermeidung einer Fremdkörperembolie durch Gummiteile.
Flaschen *ohne Konservierungsmittel* (NaCl, Aqua bidest.,...) müssen nach erstmaligem Gebrauch verworfen werden!
Medikamente *mit Konservierungsmittel* (Insulin, Heparin,...) werden im Kühlschrank (4°C, ohne Kanüle) länger – gemäß den Herstellerangaben – aufbewahrt.
Datum und evtl. Uhrzeit bei erster Entnahme vermerken!
Verwerfen der Durchstichflasche, wenn diese leer, vermutlich oder sicher kontaminiert oder die Haltbarkeitsgrenze erreicht ist.
Aspirationskanülen für Mehrfachentnahmen erhöhen das Kontaminationsrisiko und sollten nicht verwendet werden.

ZUBEREITUNG VON INFUSIONEN

Bei der Zubereitung von Infusionen kann es vorkommen, dass die Infusionslösung mit Infektionserregern *kontaminiert* wird und diese – evtl. sogar nach Vermehrung – in den Patienten gelangen.

- Arbeitsplatz muss sauber und keimarm sein (Flächendesinfektion)
- vorher hygienische Händedesinfektion
- Zubereitung erst **unmittelbar vor der Verabreichung** der Infusion (max. 1 Stunde).
- Das **Zumischen von Medikamenten** hat unter aseptischen Bedingungen zu geschehen:
    - Gummistopfen vor dem Anstechen desinfizieren, s.o.
    - Stempel der Spritze beim Aufziehen nicht kontaminieren, besser pro Ampulle eine Spritze verwenden.
- Je kürzer die **Infusionsdauer**, desto günstiger (ca. 8 Stunden). Das Maximum sind 24 Stunden, v.a. wenn diese nicht im Laminar-air-flow zubereitet wurde.
- Ein **Wechsel** des Infusionssystems ist alle 48 Stunden vorzunehmen, bei Blut, Blutprodukten und Lipidlösungen alle 24 Stunden.
- **Infusionsfilter** können u.a. Fremdkörper zurückhalten. Ihr Einsatz im intensivmedizinischen Bereich kann auch eine Verminderung der Kontaminationen zur Folge haben.
- Das **Prinzip des geschlossenen Systems** gilt auch für die Infusionstherapie. Die **Unterbrechung** der laufenden Infusion sollte die Ausnahme sein, **alle Manipulationen** am Venenkatheter nur wenn unbedingt nötig durchführen. Diese müssen wiederum unter **aseptischen Bedingungen** und daher nur von entsprechend ausgebildetem Personal durchgeführt werden. Dabei muss vorher eine *hygienische Händedesinfektion* erfolgen, evtl. *Handschuhe* angezogen, die Konnektionsstellen mit Tupfer und alkoholischem Hautdesinfektionsmittel desinfiziert und der Konnektionsteil des Infusionsgerätes steril

gehalten (sterile Verschlussstoppeln) werden. Bei Kontamination muss das Infusionssystem ausgewechselt werden.

Zusatzinjektionen erfolgen unter aseptischen Bedingungen mit einer Kanüle oder besser über eine spezielle, desinfizierbare Zuspritzmöglichkeit mit Filter am Infusionssystem. Wird über Hahnenbänke o.ä. zugespritzt, werden dieselben aseptischen Bedingungen wie bei allen Manipulationen eingehalten.

Wird der **zentrale Venendruck (ZVD)** mittels sterilem, geschlossenem Einmalsystem gemessen, ist ein Wechsel des gesamten Systems mindestens täglich und nach Herstellerangabe notwendig. Zur Befüllung sind keine Nährlösungen zu verwenden.
Zur dauernden Kreislaufüberwachung werden invasive Druckmeßsysteme verwendet. Diese erst kurz vor Verwendung zusammenstellen. Wechselintervalle bis zu sieben Tagen haben sich eingebürgert. Bei Kontamination und Blutverunreinigung wechseln.

Generell sollte die Zahl der Konnektionsstellen so gering wie möglich gehalten werden, da jeder Punkt ein zusätzliches Kontaminationsrisiko darstellt.

Gefäßkatheter und Infusionen sind Hauptursachen für nosokomiale Septikämien – daher:
  Vor allen Manipulationen an und mit Infusionen – Händehygiene
  Kontrolle der Infusionsflüssigkeit und -gebinde
  Alle unnötigen Diskonnektionen vermeiden – geschlossenes System
  Aseptisches Vorgehen bei allen Tätigkeiten am Infusionssystem

---

OPERATIONSBEREICH

Das **Ziel** der Maßnahmen im Operationsbereich ist das Verhüten der Kontamination der Operationswunde und der Keimverbreitung im Operationstrakt.

Im Operationssaal können Wundinfektionen, aber auch andere Infektionen gesetzt werden. Operationswunden werden gewöhnlich im Operationssaal kontaminiert. Postoperativ gelangen Erreger meist über Wunddrainagen in das Operationsgebiet.
Oft treten auch Wundinfektionen nach Unfällen, welche längere Zeit nicht behandelt wurden, auf. Bei septischen oder stark kontaminierten Operationen (Darmoperationen u.a.) können Keime vom kontaminierten Operationsgebiet verschleppt werden. Durch zusätzlich invasive Maßnahmen können außer Wundinfektionen auch andere Krankenhausinfektionen entstehen, z.B. durch Venenkatheter, Infusionen und Harnkatheter. Weiters sind auch Infektionen der oberen und tiefen Luftwege oder durch Blut übertragbare Krankheiten nicht auszuschließen.

EINTEILUNG VON WUNDEN

Operationen in nicht kontaminierter Region (Gr. I): z. B. Gelenk- und Knochenoperationen, arthroskopische Eingriffe, Weichteiloperationen an Rumpf und Extremitäten ohne Kontakt zu besiedelten Organen und Geweben, Organtransplantationen ohne Kontakt zu besiedelten Organen oder Geweben, Herz- und Gefäßoperationen, neurochirurgische Operationen.
Sauberkontaminierte Operationen (Gr. II): z.B. Eingriffe am oberen Gastrointestinaltrakt, am Respirationstrakt, am Urogenitaltrakt, gynäkologische Eingriffe, Eingriffe am Oropharynx.
Operationen in kontaminierter Region (Gr. III): z.B. offene Frakturen, kontaminierte Haut- und Weichteildefekte, Eingriffe am unteren Gastrointestinaltrakt.
Operationen in manifest infizierter Region (Gr. IV): z. B. operative Maßnahmen bei Abszessen, Phlegmonen, Fisteln, Osteomyelitiden, massiv kontaminierte Wunden, alle Operationen bei Patienten, die mit multiresistenten Keimen besiedelt oder infiziert sind.
Je nach Wundklasse und Studie erreichen die Infektionszahlen rund 1 bis 20%.

MASSNAHMEN IM OPERATIONSBEREICH

Folgende Maßnahmen sind unter anderen im OP anzuwenden:
- **Kleidungswechsel** vor dem Betreten des Operationstraktes: Reine Bereichskleidung mit Hemd, Hose, Schuhen, Haube, um die Abgabe von Partikeln (z.B. Hautschuppen) zu vermindern. Wichtig ist die völlige Abdeckung der Haare durch die Haube. Die Bereichskleidung wird vor dem Verlassen des Operationsbereiches abgelegt.
- **Hygienische Händedesinfektion** vor Betreten des Operationsbereiches.
- **Mundschutz** im Operationsbereich tragen, der Mund und Nase bedeckt. Der Mundschutz ist zumindest nach einer Operation, bei Durchfeuchtung sowie nach Aufenthalt außerhalb des Operationstraktes zu wechseln.
- Das gesamte Operationsteam führt vor der Operation eine **chirurgische Händedesinfektion** durch – siehe dort.
- **Sterilen Operationsmantel** ohne Kontamination der Außenseite anziehen.
- **Sterile Operationshandschuhe** über den Ärmel des Mantels ziehen. Bei erhöhter Verletzungsgefahr sollte ein zweites Paar Handschuhe verwendet werden. Handschuhe sind nach Kontamination zu wechseln.
- Zum Schutz vor HIV-Infektionen ggf. Schutzbrillen bzw. Mundschutz mit Schutzschild verwenden.
- Die **übliche Disziplin im Operationsbereich** ist selbstverständlich einzuhalten: Durch unnötiges Herumlaufen und Sprechen werden vermehrt Keime abgegeben und bereits abgelagerter Staub wird aufgewirbelt. Damit erhöht sich das Infektionsrisiko für den Patienten.
- Vorhandene Infektionen des Patienten möglichst ausheilen. Je länger der **präoperative Krankenhausaufenthalt** ist, umso größer ist die Gefahr für den Patienten, mit Krankheitserregern besiedelt zu werden und damit die Infektionsgefahr.
- Der **Patient** wird in einer Patientenschleuse umgebettet, das Bett wird ausgetauscht, damit der Patient postoperativ in ein frisches Bett gelegt werden kann.
- Die **Rasur** – falls überhaupt erforderlich – wird immer erst unmittelbar präoperativ erledigt. Würde die Rasur längere Zeit vor der Operation gemacht, käme es zu einem Anstieg der residenten Hautflora und zu Mikroabszessen; eine erhöhte Infektionsrate wäre die Folge. Die Enthaarung wird mit einem Einmalrasierer oder einer Enthaarungscreme z.B. in der Patientenschleuse ausgeführt. Es ist zu Überlegen, ob nicht mit einem Kürzen der Haare das Auslangen gefunden werden kann.
- Hat der Patient ein **Piercing**, ist dieses zu entfernen. Ist dies nicht möglich, sind diese mit einem Klebeverband abzudecken. Jedoch, wenn das Piercing längere Zeit (ab ca 2 Stunden, je nach Piercing!) entfernt wurde, kann es möglicherweise nicht mehr eingesetzt werden, da sich der Stichkanal verschliesst!
- **Präoperative Hautdesinfektion (-antiseptik)** (siehe auch dort): Reinigung und Desinfektion des Operationsgebietes kurz vorher; *sterile Tupfer auf sterilem Instrument* (Klemme, Kornzange o.ä.) in sterilem gefärbtem alkoholischem Hautdesinfektionsmittel tränken; das *Operationsgebiet in Form einer Spirale konzentrisch von innen nach außen kräftig abreiben*. Vor Eingriffen bei offenen septischen Wunden wird die Applikation in der Gegenrichtung (von außen nach innen) diskutiert; den Vorgang mehrmals mit jeweils einem frischen Tupfer wiederholen. – *Gesamte Einwirkzeit mindestens 3 bis 5 Minuten!!*
- Vor Operationen im Bereich von Schleimhäuten ist eine **Schleimhautdesinfektion (-antiseptik)** angezeigt. Die keimreduzierende Wirkung ist geringer als bei der Hautdesinfektion. Als Wirkstoffe werden meist Iodophore und Octenidin verwendet. Die Vorgangsweise entspricht etwa jener bei der Hautdesinfektion, ebenso die Einwirkzeit. Vor gynäkologischen Operationen mit Beteiligung der Vagina wird eine Vaginaldesinfektion durchgeführt.
- **Sterile Abdeckung** mit sterilen und flüssigkeitsdichten Tüchern.
- Inzisionsfolien bewirken keine Reduktion der Infektionen.
- Durch eine perioperative **Antibiotikagabe** kann bei bestimmten Operationen die Häufigkeit von Wundinfektionen reduziert werden. Eine Reduktion anderer Infektionen kann nicht erwartet werden. Die Antibiotikagabe ist kurz vor Operationsbeginn bis maximal zum ersten postoperativen Tag sinnvoll.
- **Instrumente** werden üblicherweise steril von der Aufbereitungseinheit für Medizinprodukte (AEMP) geliefert und müssen einen sog. großen Instrumentenkreislauf durchmachen (siehe S. 121). Genauso müssen Ge- und Verbrauchsmaterial-ien sowie Sterilwäsche oder Tupfer angeliefert werden.

- Verwendete Instrumente sind kontaminiert und müssen möglichst geschlossen in die unreine Seite der Aufbereitungseinheit für Medizinprodukte (AEMP) zur Dekontamination und weiteren Aufbereitung gebracht werden.
- Im Operationssaal sind möglichst wenige Einrichtungsgegenstände unterzubringen, um eine Staubsedimentation auf waagrechte Oberflächen zu vermindern.
- Besonderes Augenmerk ist auf die Reinigung und Desinfektion zu legen: Nach jeder Operation ist der patientennahe und/oder kontaminierte Bereich im Operationssaal desinfizierend zu reinigen.
- **Anästhesiematerialien** sind bei jedem Patienten frisch zu verwenden und nach Gebrauch möglichst thermisch desinfizierend zu reinigen. Bei Kontamination des Kreissystems und des Atemkalks sind diese Teile zu erneuern. Filter können zusätzliche Sicherheiten bieten
- Wischdesinfektion zwischen den Operationen jener Teile, die vom Personal berührt werden.

Verhüten der mikrobiellen Kontamination der Operationswunde und der Keimabgabe und Keimverbreitung im Operationstrakt vor allem durch:
- Bereichskleidung nur im OP-Trakt
- völlige Bedeckung der Haare durch die Kopfbedeckung
- hygienische Händedesinfektion vor Betreten des OP-Bereiches
- Mundschutz über Mund und Nase – zeitgerechter Wechsel
- OP-Disziplin: kein unnötiges Herumlaufen und Sprechen

Alle weiteren Maßnahmen dienen ebenfalls der Infektionsverhütung für Patienten und Personal

---

Maßnahmen bei septischen Operationen:
- Eine eigene septische Operationseinheit ist keine hygienische Forderung.
- Richtige Einteilung des Operationsprogramms: Die septischen Operationen sind zuletzt durchzuführen.
- Operationskleidung nach der Operation direkt am Tisch ablegen und in keimdichte Säcke verbringen.
- Wischdesinfektion aller Gegenstände im Operationssaal.

ANFORDERUNGEN AN DIE RÄUMLICHE GESTALTUNG

- Operationsabteilung gegenüber dem übrigen Krankenhaus abgetrennt
- Zugang für das Personal über Personalumkleideräume (Personalschleusen)
- Zugang für Patienten durch den Patientenübergaberaum oder eine Übergabefläche, alternativ über eine Umbettung in der Einleitungszone
- Innerhalb der OP-Abteilung Trennung der Flurwege (für Patienten, Personal, Güter etc.) mit Ausnahme ausgewiesener Sterilgutflure nicht erforderlich.

Die OP-Abteilung besteht aus:
- ein oder mehreren Operationsräumen mit je einem Operationstisch
- Personalumkleideräumen (Personalschleuse), Mitarbeiteraufenthaltsraum, Raum für die Aufbereitung unreiner/benutzter Geräte (unreiner Arbeitsraum), Entsorgungs- bzw. Übergaberaum für unreine Güter (aus der OP-Abteilung), Raum für Putzmittel (ggf. in Kombination der drei letztgenannten)
- Flächen oder Räumen für Narkoseeinleitung, Narkoseausleitung, Entsorgung für unreine Güter (aus dem OP-Raum), Händewaschung und -desinfektion, Lager für saubere Geräte, Lager für Sterilgut und andere Vorräte, Patientenübergabe, Warteplatz für Patienten, Bettenabstellplatz, Übergabe von reinen Gütern, Notfalllaboruntersuchungen, Dokumentations- und Verwaltungsarbeiten
- ggf. Vorbereitungsraum für Instrumentiertische, Patientenumkleideraum, Aufwachraum.
- Luftversorgung über eine entsprechende raumlufttechnische Anlage (vgl. auch dort).

WUNDINFEKTIONEN – VERBANDWECHSEL

Erreger von Wundinfektionen sind sehr häufig Keime, die zur normalen Hautflora gehören (z.B. Staphylococcus epidermidis und Staphylococcus aureus) und gramnegative Erreger (z.B. Pseudomonas und Enterobakterien).

Hygienische Klassifikation von Wunden / Häufigkeit von Wundinfektionen:

Operationstyp	Beschreibung	Infektionen
I	saubere, aseptische Eingriffe	1–2%
II	sauber kontaminierte Eingriffe (Eröffnung des oberen Gastrointestinaltraktes, Respirationstraktes, Genitaltraktes)	5–20%
III	kontaminierte Eingriffe (Kolon- und Rektumchirurgie, infizierte Gallenwege)	10–35%
IV	„schmutzige" Eingriffe (infizierte Wunden, grobe Verunreinigungen)	15–50%
Die Werte können aus diversen Gründen (Risken, prädisponierenden Faktoren) stark variieren!!		
Vgl. auch Kapitel Operationsbereich		

Meist werden Wundinfektionen intraoperativ gesetzt. Es sind deshalb *alle Maßnahmen im Operationsbereich* eminent wichtig.

Ein sehr großes *Risiko* für die Entstehung einer Wundinfektion bei chirurgisch behandelten Patienten besteht aber auch postoperativ. Um die Gefahr einer Wundinfektion bei der postoperativen Wundversorgung auf der Station so gering wie möglich zu halten, ist der **korrekt aseptisch durchgeführte Verbandwechsel** von großer Bedeutung.

Der *Zeitpunkt des Verbandwechsels* bei den Patienten sollte einen fixen Platz im Arbeitsablauf der Station haben. Nach Möglichkeit ist der Verbandwechsel bzw. die Verbandvisite von zwei Personen durchzuführen.

WUNDDRAINAGE

Ziel ist, mit den Ableitungen Reste von Zellen, Blut, Lymphe, Wundsekrete abzuleiten. Die Drainage bekommt der Patient meist während der Operation. Ein Infektionsrisiko besteht durch die Zutrittsmöglichkeit von Infektionserregern in die Wunde durch oder entlang des Drainagesystems.

HYGIENISCHE ANFORDERUNGEN
Jeder Drain stellt im Gewebe einen Fremdkörper dar und soll daher nur solange als nötig belassen werden. Weiters sollen folgende Anforderungen erfüllt werden:
- steril verpackte geschlossene Systeme
- geeignete Sterilisation (Dampf!) für Mehrwegprodukte (vorher Reinigung!)
- leichte Handhabung (Ablasshahn/Entfernung)
- Die Menge des Sekrets soll sichtbar und überwachbar sein
- Eine vollständige Ableitung der Sekrete ist zu gewährleisten
- ausreichende Adaption der inneren Wundflächen
- Eine möglichst uneingeschränkte Mobilität des Patienten ist zu gewährleisten

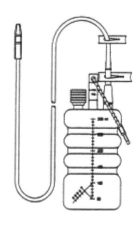

Abb.: Einmal-Wunddrainage-Flasche, Quelle: Fa. B. Braun

GEFAHRENQUELLEN
- Unsterile Flaschen und Ableitungssysteme
- Diskonnektion beim Flaschenwechsel
- Gefahr des Sekretrückstaus bzw. Sekretrückflusses in die Wunde.

MASSNAHMEN

- Vor jeder Manipulation Händedesinfektion!
- Keine offenen Drainagesysteme
- Geschlossene Drainagen; am sichersten ist die Unterdruckdrainage
- Sterile Einwegprodukte oder optimal aufbereitete Mehrwegprodukte (Dampf beim Sterilisieren auch ins Innere der Flasche)
- Nur Systeme mit Unterdruckindikator
- Wechsel ist nur bei vollem Sekretbehälter oder fehlendem Unterdruck oder Vollfüllung notwendig
- System darf nur patientenfern getrennt werden
- Sekretrückschlag vermeiden: Ableitungsschlauch in der Nähe des Sammelgefäßes abklemmen
- Vor dem Wechsel der Saugflasche Verbindungsstelle zwischen Schlauch und Flasche mit alkoholischem Desinfektionsmittel desinfizieren
- Tägliche Menge des Sekrets protokollieren

VERBANDWECHSEL

VERBANDWAGEN

- Zum Verbandwechsel sollte man einen kleinen Wagen (oder Beistelltisch) mit ausreichend großer Arbeitsfläche (reiner und unreiner Bereich) mitnehmen.
- Verbandmaterial, welches zum Verbandwechsel benötigt wird, soll als einzeln verpacktes Einmalmaterial zur Verfügung stehen.
- Bewährt haben sich auch einzeln oder als Set in Sterilgutverpackung eingeschweißte sterile Instrumente bzw. Verbandsets.
- Abwurfbehälter für benutzte Instrumente und kontaminierten Verband sind ebenfalls auf, besser getrennt vom Verbandwagen (Abfälle!) bereitzustellen.

SCHUTZKLEIDUNG

- Beim Verbandwechsel – zumindest wenn die Gefahr des Kontaktes mit Körperflüssigkeiten besteht – sollte das Personal Schutzkleidung tragen (wasch- und desinfizierbare Plastikschürzen bzw. Einmalschürzen).
- Bei der Versorgung infizierter Wunden ist die Schutzkleidung *zwischen* den einzelnen Patienten auf jeden Fall zu wechseln.
- Das Tragen eines Mundschutzes beim Verbandwechsel ist normalerweise bei großflächigen Wunden, z.B. Verbrennungen, notwendig. Wird ein Mund-Nasen-Schutz getragen, so ist er regelmäßig (stündlich) zu wechseln.

REIHENFOLGE DES VERBANDWECHSELS BZW. DER VERBANDVISITE

Die Reihenfolge richtet sich nach der Art der Wunden bzw. vorangegangenen Operation:
- zuerst aseptische Wunden (z.B.: blande Venenkathetereinstichstelle)
- dann bedingt aseptische Wunden (z.B. nach Magen-, Duodenalresektionen),
- dann kontaminierte Wunden (z.B. nach Anus praeter, Darmresektionen),
- zuletzt septische Wunden (z.B. offene Unfallwunden, Wunden nach Abszessspaltung).

Diese Reihenfolge ist selbstverständlich auch einzuhalten, wenn verschiedene Wundklassen an einem Patienten gegeben sind.

DURCHFÜHRUNG DES VERBANDWECHSELS

- Da die meisten Infektionen, vor allem Wundinfektionen, über die Hände übertragen werden, ist unbedingt, wenn immer möglich, die sog. „No-Touch-Technik" anzuwenden.

- Das heißt, dass eine Wunde oder ein Verband nicht mit ungeschützten Händen berührt wird, sondern sterile Instrumente dazu verwendet werden.
- Der Verbandwechsel ist unter aseptischen bzw. sterilen Bedingungen durchzuführen, d.h. mit sterilen Handschuhen, sterilen Instrumenten und sterilem Verbandmaterial.

Die **Vorgangsweise** kann somit folgendermaßen beschrieben werden:
Vorbereitungsphase: Fenster schließen, Patienten informieren, Lagerung nach Lokalisation der Wunde, ggf. Bettschutz einlegen, Instrumente und Material vorbereiten.
Reihenfolge von aseptischen zu (möglicherweise) infizierten Wunden.
Der Verbandwechsel sollte immer von 2 Personen durchgeführt werden. Wird der Verbandwechsel nur von einer Person durchgeführt, muss zusätzlich eine sterile Arbeitsfläche vorbereitet werden.
Bei allen Wunden (auch bei infizierten, auch bei der Nahtentfernung) wird mit der sog. No-Touch-Technik gearbeitet.

Primär heilende („p.p.-") Wunden:
- Schutzkittel/Schürze anlegen bei Gefahr der Kontamination der Bekleidung
- hygienische Händedesinfektion
- Einmalhandschuhe anziehen (Untersuchungshandschuhe unsteril, keimarm) bei Gefahr einer Kontamination
- altes Verbandmaterial entfernen und sofort in Abfallsack/Nierentasse entsorgen
- Wunde ggf. desinfizieren, säubern und behandeln
- frisches Verbandmaterial auflegen oder ohnehin offene Wundbehandlung
- ggf. Handschuhe ausziehen
- Händedesinfektion

Infizierte, potentiell infizierte oder septische, sekundär heilende („p.s.-") Wunden; bei Manipulationen an oder Entfernung von Drainagen:
- Schutzkittel/Schürze anlegen bei Gefahr der Kontamination der Bekleidung (z.B. offene, große oder bzw. und infizierte Wunden, Spülungen etc.)
- hygienische Händedesinfektion
- Einmalhandschuhe anziehen (Untersuchungshandschuhe unsteril, keimarm)
- altes Verbandmaterial entfernen und mit Einmalhandschuhen sofort in Abfallsack/Nierentasse entsorgen
- Händedesinfektion
- Wunde mit sterilen Instrumenten und Utensilien säubern und behandeln (Alternativ dazu sterile Handschuhe möglich)
- Instrumente und Utensilien entsorgen, ggf. Handschuhe ausziehen
- Händedesinfektion
- frisches Verbandmaterial auflegen und Verband fixieren

Am Ende der Verbandvisite Arbeitsflächen des Verbandwagens desinfizieren; abschließend Händedesinfektion

ENTSORGUNG
- Sofort nach dem Verbandwechsel sollten alter Verband, Handschuhe und Instrumente in die Abfall- bzw. Abwurfbehälter gegeben werden.
- Insbesondere der Abfallbehälter könnte auch vom Verbandwagen getrennt mitgeführt werden.
- Instrumente sind in der Reihenfolge (Dekontamination) – Desinfektion – Reinigung – Sterilisation wieder aufzubereiten (siehe Kapitel: Instrumente und Sterilisation)

Wundinfektionen zählen zu den häufigsten, gefährlichsten und teuersten Krankenhausinfektionen, ausgelöst durch oft multiresistente Keime und meist übertragen durch das Krankenhauspersonal. Grundvoraussetzung: korrektes Verhalten im OP-Bereich (siehe S. 158).

> **Alle Maßnahmen an Wunden haben unter streng aseptischen Bedingungen zu geschehen:**
> - steriler Verband und Instrumente
> - vorher Händedesinfektion
> - Schutzkleidung empfehlenswert (Handschuhe, Schürze, evtl. Mundschutz)
> - richtige Reihenfolge der Verbandwechsel
> - korrekter Umgang mit Drainagen etc.

NOSOKOMIALE ATEMWEGSINFEKTIONEN

Die Pneumonie ist die zweit- bzw. dritthäufigste nosokomiale Infektion insgesamt; bei intensivmedizinisch betreuten Patienten steht sie sogar an der Spitze aller nosokomialen Infektionen.

Prädisponierende Faktoren insbesondere für Atemwegsinfektionen im Krankenhaus sind v.a. hohes Alter, schwere Grundkrankheiten, chronisch-obstruktive Atemwegserkrankungen (COPD), immunsuppressive Therapie und Zustände unmittelbar postoperativ.

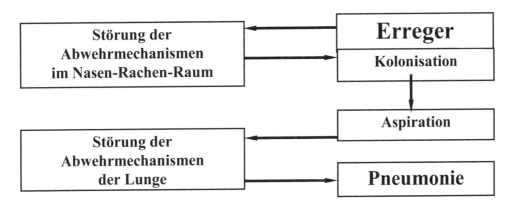

Abb.: Die Pathogenese nosokomialer Pneumonien, schematisch

Der *Infektionsweg* kann hämatogen, inhalativ oder/und aspirativ erfolgen.
Eine Aspiration kann insbesondere durch folgende Faktoren begünstigt sein: Bettlägerigkeit, Schluckstörungen, Narkose, Alkoholismus, Vergiftungen, Intubation und Beatmung.

PROPHYLAXE VON INFEKTIONEN DER ATEMWEGE

Atemwegsinfektionen gehören zu den häufigsten nosokomialen Infektionen. Insbesondere bei beatmeten Intensivpatienten. Als Erreger treten St. aureus, P. aeruginosa und Klebsiella spp. häufig auf.
Grundsätzlich sollten die Mitarbeiter hinsichtlich nosokomialer Pneumonien weitergebildet werden, sowie bei Patienten mit erhöhtem Risiko eine Infektionsdokumentation durchgeführt werden.

Allein durch die **konsequente Einhaltung hygienischer Basismaßnahmen** kann eine bis zu 30%ige Reduktion nosokomialer Infektionen erreicht werden:
- Händehygiene, korrekte Desinfektion von Zubehör etc. Vermeidung einer Fehlbesiedelung des Oropharynx und oberen Gastrointestinaltrakts, Reduktion von Makro- und Mikroaspirationen, Vermeidung von invasiven Maßnahmen, die die körpereigene Abwehr kompromittieren.
- Weitere Voraussetzungen zur Prophylaxe von Atemwegsinfektionen sind die Hygiene des Nasen-Rachen-Raumes („Mund- und Zahnpflege"), gewissenhafte Geräteaufbereitung, vernünftige Verwendung von Einmalartikeln und Sterilwasser, korrekte Arbeitsabläufe bei Mundpflege, Absaugung, Bronchialtoilette etc.

BASISMASSNAHMEN

Die **hygienische Händedesinfektion** ist nach wie vor die wichtigste Präventivmaßnahme zur Verhütung von Beatmungspneumonien. Eine hygienische Händedesinfektion ist durchzuführen.
- vor und nach jedem Kontakt mit Trachealtubus, Tracheostoma oder Beatmungszubehör,
- nach jedem Kontakt mit Schleimhäuten oder respiratorischem Sekret,
- nach Kontakt mit Gegenständen, die mit respiratorischem Sekret kontaminiert sind.

Bei Kontakt mit Schleimhäuten, respiratorischem Sekret oder Gegenständen, die mit respiratorischem Sekret kontaminiert sind, keimarme **Einmalhandschuhe** tragen.
- Präoperative Vorbereitung möglichst ambulant durchführen
- präoperatives physikalisches Atemtraining bei Patienten mit z.B. eingeschränkter Lungenfunktion
- Einstellen von Rauchgewohnheiten
- Therapie anderer prädisponierender Grunderkrankungen
- Optimierung des Ernährungszustands
- soweit möglich Reduktion oder Unterbrechung immunsuppressiver Medikationen
- Vermeidung von Aspirationen im Rahmen von Narkosen
- spezielle Hygiene bei der Inhalationsbehandlung und Sauerstoffinsufflation (siehe Luftbefeuchter)

Bei enteraler Ernährung Ernährungssonden sobald als möglich entfernen, Oberkörperhochlagerung von 30 bis 45° ist vorzunehmen (wenn keine Kontraindikation besteht), korrekte Lage der Ernährungssonde vor jeder Nahrungszufuhr prüfen, Nahrungszufuhr an die Darmtätigkeit adaptieren.

Vor allem folgende Maßnahmen – insbesondere im Rahmen von **BEATMUNGEN** – können Infektionen der Atemwege verhindern helfen:

INTUBATION

- Die Intubation hat unter aseptischen Bedingungen zu erfolgen, ebenso der Tubuswechsel
- Wenn klinisch-anästhesiologische Gründe nicht dagegen sprechen, orale Intubation bevorzugen
- Handschuhe und Mundschutz tragen
- Sterile, ggf. desinfizierte Tuben, möglichst Einmaltuben, verwenden
- Laryngoskopspatel: möglichst thermisch desinfizierbar, kontaminationsgeschützt lagern
- Griffstück zumindest Wischdesinfektion nach Verwendung
- Eine ggf. notwendige **Tracheotomie** und der Wechsel der Kanüle wird unter aseptischen Bedingungen durchgeführt. Es sind desinfizierte oder sterile Trachealkanülen zu verwenden
- Verbandwechsel und Reinigung täglich bzw. bei Bedarf
- korrekte Fixierung der Kanüle
- Bei Beatmung Filter verwenden

ABSAUGUNG

Bei intubierten Patienten ist aus mehreren Gründen der physiologische Abtransport von Sekreten nicht möglich, weshalb in gewissen Abständen abgesaugt werden muss. Auch bei anderen Schwerkranken kann eine Absaugung erforderlich sein. Diese erhöht das Infektionsrisiko durch Keimverschleppung. Folgende Punkte sind zu beachten:

- Absaugung nur wenn nötig durchführen
- immer zu zweit absaugen – mit Fachkraft
- Handschuhe anziehen
- Schürze tragen, ggf. Mundschutz, evtl. mit Schutzschild (HIV!)
- sterile Absaugkatheter verwenden
- Kontamination der sterilen Utensilien vermeiden

- Durchspülen nach Gebrauch, evtl. mit Zusatz zur leichteren Reinigung des Systems
- Wechsel- bzw. Aufbereitungsintervall des Schlauchsystems meist täglich bzw. pro Patient
- möglichst thermisch aufbereitbare Absaugbehälter verwenden – Wechsel ebenfalls meist täglich bzw. bei Vollfüllung
- bei Verwendung von Einwegsystemen Entfernen bei Vollfüllung
- Beachten der korrekten Entfernung der Absaugluft (Filter!)
- richtige Entsorgung der abgesaugten Sekrete

Durch den Einsatz geschlossener Absaugsysteme bei intubierten und beatmeten Patienten versucht man, die Gefahr der Tröpfcheninfektion durch Diskonnektionen zu minimieren.

GERÄTEBEZOGENE BZW. AUFBEREITUNGSMASSNAHMEN

- Wechsel des Beatmungsschlauchsystems inkl. Befeuchtungssysteme maximal alle 48 Stunden. Wechselintervalle bis zu 7 Tagen sind situationsabhängig verbreitet.
- Die Beatmungsschläuche und Befeuchter sind zwischen der Anwendung bei verschiedenen Patienten zu desinfizieren oder sterilisieren. Dies gilt selbstverständlich auch für alle anderen Hilfsmittel und Geräte im Rahmen der Beatmung.
- Benutzung steriler Flüssigkeiten für die Verneblung, aseptische Zubereitung der Lösungen.
- **Aerosolbildende Raumluftbefeuchter** (z.B. Venturi-Prinzip, Ultraschall, Sprühbefeuchtung) sind Vernebler und müssen, so sie überhaupt verwendet werden, mindestens täglich sterilisiert oder desinfiziert werden und mit sterilem Wasser befüllt werden.
- **Medikamentenvernebler** werden meist als Einmalprodukte verwendet und sind nach Verwendung zu verwerfen.
- Mehrdosenbehältnisse für die zu vernebelnden Medikamente: entsprechend den Herstellerangaben bzw. wie bei Infusionstherapie.
- Sterilisation oder Desinfektion der wiederverwendbaren Beatmungsbeutel (z.B. Ambu-Beutel) zwischen zwei Patienten.
- Anwendung von sterilem Wasser für die Spülung der aufbereiteten Geräte und Hilfsmittel, die am Atemtrakt angewendet werden, nachdem sie chemisch desinfiziert wurden. Kondenswassers im Beatmungsschlauchsystem periodisch entleeren, kein Kondensatrücklauf zum Patienten, danach Händedesinfektion.
- **Narkoseausrüstung**: Wiederaufbereitbare Teile des Atemkreislaufes (Trachealtubus oder Maske, Inspirations- und Exspirationsschlauch, Y-Stück, Beatmungsbeutel, Befeuchter und Schläuche) werden zwischen der Anwendung bei verschiedenen Patienten unter Beachtung der Herstellerhinweise gereinigt und anschließend sterilisiert bzw. möglichst thermisch desinfiziert.
- **Lungenfunktionsdiagnostik**: Wiederverwendbare Mundstücke und Schläuche zwischen verschiedenen Patienten werden unter Beachtung der Herstellerhinweise desinfiziert oder sterilisiert.

PERSONAL- BZW. PATIENTENBEZOGENE MASSNAHMEN

Vor und nach dem Kontakt mit intubierten Patienten oder Beatmungszubehör grundsätzlich Händedesinfektion. Handschuhe sind bei Kontakt mit Atemsekreten bzw. mit kontaminierten Gegenständen zu verwenden. Zwischen verschiedenen Patienten, Umgang mit Atemsekret und jedem Kontakt mit kontaminiertem Material erfolgen ein Handschuhwechsel und eine Händedesinfektion. Schutzkleidung muss getragen werden, wenn eine Kontamination mit Atemsekret zu erwarten ist; diese wird vor dem nächsten Patienten gewechselt.
Durchspülen des Absaugkatheters nur mit sterilen Flüssigkeiten. Sekretableitungsschläuche (bis zum Sammelgefäß) und Sammelgefäße zwischen den Patienten wechseln. Bei offenen Absaugsystemen werden sterile Einmalkatheter verwendet.

Bei Hochrisikopatienten ist eine Pneumokokken-Impfung angezeigt. Anheben des Kopfendes des Bettes von Patienten mit hohem Pneumonierisiko, falls keine Kontraindikation dafür besteht.
Korrekte Lage der Ernährungssonde sowie Darmbewegungen des Patienten regelmäßig überprüfen. Entsprechendes Anpassen der enteralen Ernährung zur Vermeidung von Regurgitation.

Vor der Entblockung des Cuffs Sekretentfernung oberhalb desselben sicherstellen.

Patienten präoperativ informieren, in der postoperativen Periode häufig zu husten, tief einzuatmen und schnellstmöglich aufzustehen bzw. mobilisieren. Dazu gehört auch eine adäquate Schmerztherapie. Ggf. Anwendung von Atemtrainingsgeräten, atemtherapeutischen und -stimulierenden Maßnahmen.

LUFTBEFEUCHTER

Die Varianten des Prinzips der Luftbefeuchtung sind grundsätzlich: Verdampfer, Verdunster und Vernebler.

VERDAMPFER

Destilliertes Wasser wird erhitzt, Mikroorganismen werden abgetötet, dadurch relativ problemloses und unaufwendiges Verfahren. Das Aufbereitungsintervall ist etwa wöchentlich.

VERDUNSTER

Die Luft reichert sich durch Darüberstreichen über oder Durchtritt durch eine Flüssigkeit mit Feuchtigkeit an. Da keine Tröpfchen erzeugt werden (wie beim Vernebeln), können auch kaum Keime mittransportiert werden. Das Befeuchterwasser kann jedoch sehr stark vor allem mit „Nasskeimen" besiedelt werden. Wichtig ist also die oftmalige Erneuerung des (sterilen) Wassers und Aufbereitung der Gefäße bzw. eine Erneuerung der Einmalprodukte.

Das Verdunsterprinzip wird zum Beispiel beim „feuchten Zelt", bei Inkubatoren, Beatmungsgeräten und zur Sauerstoffbefeuchtung eingesetzt.

Wenn aufbereitbare Gefäße vorhanden sind, sollten diese bei Nichtverwendung trocken aufbewahrt werden.

VERNEBLER

Bei der Vernebelung werden winzige Tröpfchen produziert, in denen sich eventuell in der Flüssigkeit vorhandene Mikroorganismen befinden können.

Zur Vernebelung werden großteils Ultraschallvernebler eingesetzt. Bei diesen ist daher großes Augenmerk auf eine kontinuierliche (tägliche) Aufbereitung zu legen; da diese Geräte sonst zu regelrechten „Keimschleudern" werden können. Sogenannte geschlossene Systeme erleichtern diese Aufbereitung wesentlich und verlängern meist die Intervalle. Beim Wechsel ist jeweils das gesamte System zu erneuern.
Grundsätzlich ist zur Atemluftbefeuchtung steriles Wasser einzusetzen.

Zur **Aufbereitung** aller Materialien für die Atemtherapie eignen sich am besten thermisch desinfizierende Waschautomaten. Eine chemische Desinfektion ist wegen möglicher Rückstände nicht günstig, eine Sterilisation ist nicht erforderlich.

Falls die Utensilien nicht in Verwendung stehen, sind sie unbedingt trocken und gereinigt aufzubewahren.

Atemwegsinfektionen sind häufig im Krankenhaus und betreffen oftmals bereits sehr abwehrgeschwächte Patienten.
    Nützen aller Möglichkeiten zur Pneumonieprophylaxe!!
Infektionsquellen für Atemwegsinfektionen sind oft Befeuchtersysteme, Überträger können auch die Hände des Personals sein, daher:
    Händedesinfektion vor und nach Manipulationen an und mit Befeuchtersystemen
    korrekte Aufbereitung der Materialien und Geräte mit möglichst thermischer Desinfektion
    möglichst geschlossene Systeme
    laufende Kontrollen durch Hygienefachkräfte

ENDOSKOPIE

Bei Endoskopen sind grundsätzlich jene, welche steril sein müssen von solchen zu unterscheiden, die keimarm sein müssen. Endoskope, die in keimfreie Hohlräume oder Gewebe eingebracht werden, müssen steril verwendet werden (z.B. Laparoskope, Arthroskope, Hysteroskope, Zystoskope zur intraoperativen Verwendung). Diese Endoskope durchlaufen das übliche Procedere für Instrumente (großer Instrumentenkreislauf).

Bei flexiblen Endoskopen für Gastrointestinaltrakt und Atemwege (z.B. Gastroskop, Koloskop, Duodenoskop, Bronchoskop) ist Sterilität nicht erforderlich, es muss aber nach jedem Eingriff eine gründliche Desinfektion erfolgen. Ansonsten können z.B. Darmbakterien, Tuberkuloseerreger, aber auch Viren (Hepatitis B und C, HIV) übertragen werden.

Die Endoskopie hat sich zu einem häufig angewandten medizinischen Gebiet entwickelt. Bei endoskopischen Maßnahmen ist die Übertragung einer Vielzahl von Infektionserregern möglich. Besonders hervorgehoben seien Tuberkulose, Hepatitiden, HIV, Helicobacter, Salmonellen etc.

- **Händehygiene** ist selbstverständlich auch in der Endoskopie eine der wichtigsten Maßnahmen zur Verhinderung von nosokomialen Infektionen.
- Die Trennung von reinen und unreinen **Arbeitsbereichen** (räumlich, zeitlich, Eingriffsraum, Aufbereitungsraum) und die Ausstattung mit entsprechend aufbereitbaren Geräten ist bereits bei der Planung zu berücksichtigen.
- Endoskope müssen **steril** sein, wenn mit ihnen an physiologisch sterile Körperstellen vorgedrungen wird (z.B. Laparoskopien, Arthroskopien etc.).
- Wenn Endoskope in physiologisch besiedelte Körperregionen eingebracht werden, ist zumindest eine **Desinfektion** erforderlich (z.B. Koloskopie, Gastroskopie, Rektoskopie, Bronchoskopie).

Die räumliche und zeitliche Organisation ist so zu gestalten, dass einerseits reine und unreine Arbeitsflächen und/oder Arbeitsräume festzulegen sind, andererseits das Untersuchungsprogramm die Aufbereitungszeit (von rund 45 Minuten) berücksichtigt. Dies bedingt eine ausreichend große Anzahl von Endoskopen.

An personellen Voraussetzungen muss eine ausreichende Zahl an entsprechend qualifiziertem und speziell geschultem Personal vorhanden sein.

ENTSORGUNG UND AUFBEREITUNG

Die Aufbereitung hat grundsätzlich entsprechend der Richtlinie zur Aufbereitung von Endoskopen des Bundesministeriums/Landes zu erfolgen.

- Endoskope und deren Zubehör werden unmittelbar nach Kontamination außen abgewischt und grobe Verunreinigungen entfernt, ggf. eine Druckprüfung durchgeführt und anschließend in einem Aufbereitungsgerät desinfizierend gereinigt. – Schutzmaßnahmen beachten (Schürze, Handschuhe).
- Eine halbautomatische oder manuelle Aufbereitung der Geräte mittels aldehydischer Desinfektionsreiniger ist unsicher, nicht validierbar, entspricht nicht mehr dem Stand der Technik und muss auf den absoluten Notfall beschränkt bleiben!
- Eine Desinfektion und Reinigung ist idealerweise **maschinell** durchzuführen. Die Geräte arbeiten vollautomatisch chemothermisch mit meist aldehydischen Instrumentendesinfektionsmitteln bei einer Temperatur von etwa 60°C und trocknen die Endoskope, was vor einer längeren Lagerung unbedingt durchzuführen ist. Mitunter wird bereits die sogenannte Druckprobe im Gerät durchgeführt. Diese Verfahren sind heute obligat.
- Bei allen Manipulationen sind (Re-)Kontaminationen zu vermeiden. Dies bezieht sich v.a. auf die Entnahme aus dem Desinfektionsautomaten und die Lagerung der Endoskope.
- Bei starren Endoskopen und einem Großteil des **Zubehörs** sind meist eine thermische Desinfektion und Reinigung vor der Sterilisation möglich und auch – mit aldehydischen Desinfektionsmitteln – durchzuführen. Der Einsatz eines Ultraschallreinigers kann vorteilhaft sein. Die Produkte sollten allerdings gut

reinigbar (in die Einzelteile zerlegbar) sein. Die **Sterilisationsmöglichkeit** muss bei verschiedenen Materialien (Metalle, versch. Kunststoffe) vorhanden sein, die Dampfsterilisation ist vorzuziehen.
- Gefäße für **Spüllösungen** sollten entleert, zumindest desinfiziert, getrocknet und erst unmittelbar vor der Verwendung mit sterilem Aqua dest. gefüllt werden.
- Herstellerhinweise beachten, möglichst Desinfektionsverfahren gemäß ÖGHMP DGHM oder VAH-Liste anwenden.

AUFBEWAHRUNG

- Desinfizierte Endoskope werden hängend in geschlossenen Schränken (staubgeschützt) mit offenen Ventilen gelagert, um eventuell noch vorhandene Feuchtigkeit verdunsten zu lassen. – Nicht im Gerätekoffer aufbewahren.
- Im Übrigen sind die Richtlinien für die Verwendung von Sterilgütern anzuwenden (siehe S. 131).

HYGIENISCHE KONTROLLEN

Sind auch in der Endoskopie durchzuführen. In zumindest jährlichen, besser dreimonatigen Abständen sollte eine Routinekontrolle (v.a. mittels Durchspülen der Kanäle der aufbereiteten Endoskope) durchgeführt werden, die vom Hygieneteam mit dem mikrobiologischen Labor z.T. selbst durchgeführt werden kann. Bei Verdacht auf eine Mangelfunktion des Gerätes oder/und Verdacht einer nosokomialen Infektion aufgrund des endoskopischen Eingriffes ist entsprechend häufiger zu kontrollieren.

„Hinsichtlich der bestehenden Geräteausstattung sowie der bestehenden Organisation und Durchführung der Endoskopaufbereitung ist von jeder Gesundheitseinrichtung zu prüfen, ob diese noch den aktuellen Sicherheits- und Leistungsanforderungen (...) entsprechen. Die Betreiber der Gesundheitseinrichtungen tragen hiefür die Verantwortung. Abschließend sei festgehalten, dass Ärzte (und andere Mitarbeiter im Gesundheitswesen, Anm.) verpflichtet sind, ihren Beruf nach Maßgabe der (...) Wissenschaft und Erfahrung auszuüben. Die Behandlung (und Pflege, Anm.) von Patienten (...) darf nur nach den Grundsätzen und anerkannten Methoden der (...) Wissenschaft erfolgen. Diese Verpflichtungen inkludieren auch die dem Stand der Wissenschaft entsprechende Aufbereitung von Endoskopen. Führt ein nicht dem Stand der Wissenschaft entsprechendes Vorgehen zu einem Schaden, können damit straf- und zivilrechtliche Haftungsfolgen verbunden sein." (Richtlinie des Bundesministeriums zur Aufbereitung von Endoskopen, 21.12.1998)

Flexible Endoskope können Infektionsquelle und -überträger sein.
Händedesinfektion vor und nach der Untersuchung – Schutzkleidung!
Händehygiene vor und nach Aufbereitung der Geräte
Aufbereitung in (chemothermisch) desinfizierenden, vollautomatischen Geräten
Endoskope (meist starre Geräte) für Operationen müssen korrekt aufbereitet und steril sein!

INKUBATOREN

Inkubatoren können sowohl als Infektionsquelle (z.B. Befeuchterwasser) als auch als Vehikel (z.B. kontaminierte Griffe) fungieren.

Wichtige Punkte bei der **Aufbereitung** von Inkubatoren sind:
- Reinigung und ggf. Desinfektion der *Innen- und Außenflächen*, vor allem jener, welche häufig berührt werden. *Gezielte Desinfektion* bei Kontamination (Stuhl, Harn, ...) und natürlich bei neuerlicher Belegung des Gerätes.
- Das *Wasserreservoir* für die Befeuchtung kann zu einer Infektionsquelle werden, weshalb es in gewissen Abständen (etwa einmal wöchentlich) entleert, möglichst thermisch desinfiziert und (mit sterilem Was-

ser) neu befüllt werden muss; ebenso evtl. vorhandene Schläuche. Das jeweilige **Inkubatorhandbuch** beachten!
- Wichtig ist gutes Nachspülen bei chemischer Desinfektion, um Desinfektionsmittelreste zu entfernen.
- Die *Befeuchtung* bei Inkubatoren geschieht üblicherweise nach dem Verdunsterprinzip (siehe S. 167).
- Bestandteile, die gewechselt werden können, wie Lüfterrad, Dichtungen, tw. das Wassergefäß usw. halten oft einer *thermischen Desinfektion* stand und können somit relativ leicht und oft aufbereitet werden. Der Patientenwechsel sowie zumindest einmal wöchentlich sind hier praktikable Intervalle.
- Bei *Nichtverwendung* den Inkubator trocken aufbewahren lassen und das Befeuchtergefäß erst beim Belegen befüllen.

**Vor und nach Arbeiten im Inkubator Händedesinfektion
Korrekte Aufbereitung der Geräte, insbesondere der Befeuchtungssysteme**

VORSICHTSMASSNAHMEN BEI INFEKTIÖSEN KRANKHEITEN

Vorsichtsmaßnahmen bei infektiösen Krankheiten werden oft als Isolierungsmaßnahmen bezeichnet und dienen dem Schutz des Patienten vor weiteren Erkrankungen (**Schutzisolierung**) und/oder dem Schutz der Umgebung des Patienten vor Krankheitserregern (**Quellenisolierung**).
Immer muss auch der psychische Aspekt von Isolierungsmaßnahmen bedacht werden, und daher um so mehr darauf Rücksicht genommen werden, welche Maßnahmen bei welcher Krankheit wirklich erforderlich sind!

Eine Unterteilungsmöglichkeit der Arten der Vorsichtsmaßnahmen ist daher möglich in
- *Schutzisolierung (protektive Isolierung)* – für den Schutz besonders infektionsanfälliger Patienten
- *Quellenisolierung* – für den Schutz jeder anderen Person der Umgebung vor Krankheitserregern.

PATIENT MUSS GESCHÜTZT WERDEN (SCHUTZ-, PROTEKTIVE ISOLIERUNG)

Besonders infektionsanfällig können Patienten mit z.B. Immunschwächekrankheiten, Agranulozytose und Leukämie sein. Je nach Gefährdungsgrad sind Schutzmaßnahmen wie Einzelzimmer (Raumbelüftung: Überdruck), Händedesinfektion, Handschuhe, Kittel, Mundschutz, Haube, bis zur Versorgung des Patienten mit sterilen Utensilien und Nahrungsmitteln zu treffen. Die Gefährdung kann u.a. anhand der Zahl der neutrophilen Granulozyten beurteilt werden.

UMGEBUNG MUSS GESCHÜTZT WERDEN (QUELLENISOLIERUNG)

Bei Maßnahmen zur Quellenisolierung erscheint es einerseits sinnvoll, die Maßnahmen je nach **Übertragungsweg** der entsprechenden Krankheiten zu setzen. Eine weitere Möglichkeit ist, für jede Infektionskrank-heit ein eigenes Schema zu erarbeiten und festzulegen. Eine Unterteilung nach dem Übertragungsweg *könnte* z.B. wie folgt getroffen werden:
Gefahr von *aerogener Übertragung* oder *Tröpfcheninfektion, evtl. Kontakt*
Gefahr bei *infektiösem Blut* und infektiöser *Körperflüssigkeit*
Gefahr bei *infektiösem Stuhl* und bei *infektiösen Absonderungen, Sekreten, Kontakt*

Mittels verschiedener Farben können die erforderlichen Pflege- und Verhaltensmaßnahmen bei bestimmten infektiösen Krankheiten gekennzeichnet werden. Die Kennfarben können in der Fieberkurve, in der Pflegedokumentation, auf Zuweisungen und am Untersuchungsmaterial, am Krankenzimmer und am Krankenbett angebracht werden. Hinweisblätter können in die Fieberkurve sowie in die Pflegedokumentation eingelegt werden.

ALLGEMEINE MASSNAHMEN, STANDARDISOLIERUNG(SMASSNAHMEN)

Generell soll so gearbeitet werden, dass Expositionen von Haut, Schleimhaut und Kleidung verhindert werden und eine Übertragung von Mikroorganismen auf andere Patienten nicht zustande kommt.

Abfälle
Die infektiösen Abfälle so nahe wie möglich am Entstehungsort (Patientenbett, Verbandraum etc.) entsorgen. Günstig ist sofortiges Einbringen in Säcke bzw. Sondermüllcontainer oder – für scharfe und spitze Gegenstände – in feste, flüssigkeitsdichte Behälter. Abfallbehälter möglichst sofort verschließen. Abfallentsorgungsplan beachten.

Arbeitsschutz
V.a. vor blutbedingten Infektionen durch Vermeidung von Verletzungen (insbesondere kein „recapping" von Kanülen), Vermeidung der händischen Entfernung benutzter Nadeln, Vermeidung von Manipulationen (z.B. Biegen und Brechen) von Kanülen, Abwerfen verletzungsgefährdender Gegenstände in durchstichfeste Gebinde.

Ausscheidungen
Für Infektionskranke ist eine eigene Toilette üblicherweise nicht erforderlich, kann organisatorisch oder pflegerisch jedoch von Vorteil sein. Eine gezielte Wischdesinfektion nach Kontamination ist jedoch obligat. Schüssel, Harnflasche, Nierentasse etc. nach jedem Gebrauch – möglichst thermisch – desinfizieren.

Flächendesinfektion
Eine gezielte Desinfektion ist zwingend sofort nach Kontamination mit Körperflüssigkeiten, Sekreten o.a. erforderlich. – Schutzhandschuhe tragen! Anschließend wird eine Wischdesinfektion entsprechend dem jeweiligen Reinigungs- und Desinfektionsplan durchgeführt.

Geschirr
Von Infektionskranken benutztes Geschirr kann – genauso wie das von allen anderen Patienten – zentral in einer Reinigungsanlage thermisch desinfizierend gereinigt werden.

Geräte und Pflegeutensilien
Gegenstände zur Wiederverwendung sofort nach Gebrauch desinfizieren, günstigerweise desinfizierend reinigen. Einmalutensilien nach Gebrauch sofort korrekt entsorgen. Dadurch wird eine Sicherheit für den nächsten Patienten erreicht.

Händehygiene
Die Händedesinfektion ist die *wichtigste Maßnahme* zur Verhütung von Infektionen. *Einmalhandschuhe* sind zumindest bei allen Tätigkeiten, bei denen ein Kontakt mit Körperflüssigkeiten oder Ausscheidungen zu erwarten ist, erforderlich.
Händedesinfektion nach direktem Kontakt.
Hände und Haut, die mit Blut oder Sekreten kontaminiert werden, erst mit Wasser abspülen, mit Einmalhandtuch abtrocknen und dann mit alkoholischem Desinfektionsmittel gründlich desinfizieren.

Mund Nasen Schutz bzw. Augenschutz
Mund-Nasen-Schutz und Augenschutz sind angezeigt, wenn die Möglichkeit des Spritzens von Körperflüssigkeiten oder Ausscheidungen besteht. Beispiele sind Absaugen, Bronchoskopie etc.
Bei Reanimation Anwendung von Mundstücken, Beatmungsbeuteln etc.

Schutzkleidung
Insbesondere bei Tätigkeiten verwenden, bei denen eine Kontamination der Kleidung mit Blut bzw. Körperflüssigkeiten oder Ausscheidungen erfolgen könnte. Bei sichtbarer Verschmutzung ist diese sofort zu entfernen. Die Kittel/Schürzen sind patientenbezogen zu verwenden.

Umgebungskontrolle
Sicherstellen der Festlegungen zur Reinigung und Desinfektion von Betten, Bettgestellen, und anderen – v.a. häufig berührten – Oberflächen, sowie deren Einhaltung.

Wäsche
Wäsche von „Infektionskranken" soll sofort in einen geeigneten Wäschesack abgeworfen werden; die Säcke sofort verschließen.

Zimmer/Räumlichkeiten
Eine Unterbringung in Einzelzimmern mit geeigneter Lüftung und Schleuse ist angezeigt für Patienten mit bestimmten infektiösen Krankheiten bzw. Symptomen (z.B.: offene Lungen-Tuberkulose, starke Durchfälle oder Blutungen bei HIV-Infizierten). In einigen weiteren Situationen kann ein Einzelzimmer erforderlich sein. Die entsprechende Vorgangsweise ist im Einzelfall festzulegen. – Türe geschlossen halten! Der Patient muss über die Notwendigkeit aller Hygienemaßnahmen aufklärt werden – insbesondere über die Händehygiene.

SPEZIELLE MASSNAHMEN

Die Unterscheidung von speziellen Maßnahmen zur Quellenisolierung kann nach der Erkrankung, oder aber in den meisten Fällen nach dem jeweiligen **Übertragungsweg** getroffen werden:

VORSICHTSMASSNAHMEN BEI GEFAHR VON AEROGENER ÜBERTRAGUNG ODER TRÖPFCHENINFEKTION, evtl. KONTAKT

- Einzelzimmer (räumliche Isolierung) ist günstig, teilweise sogar erforderlich.
  In diesem Fall muss die Tür natürlich geschlossen sein, der Patient muss im Zimmer bleiben.
- Besucher sollen sich beim Pflegepersonal melden.
- Händedesinfektion nach direktem Kontakt oder Kontamination (infektiöses Material etc.).
  Bei räumlicher Isolierung auch vor und nach Betreten des Zimmers, sowie Handschuhe generell.
- Mundschutz in Einzelfällen bei engem Kontakt und/oder Auswurf.
  Bei räumlicher Isolierung bei jedem Betreten des Zimmers erforderlich.
- Einmalschürze patientenbezogen bei pflegerischen/medizinischen Tätigkeiten am Patienten.
- Gegenstände und Oberflächen sofort nach Kontamination desinfizieren.
- Wäsche und Abfälle korrekt entsorgen (siehe oben bzw. siehe dort).

Krankheit	*Dauer der Maßnahmen*
Diphtherie	bis zwei negative Abstriche vorhanden sind
Haemophilus influenzae b. Kindern	bis 24 Stunden nach Beginn einer wirksamen Therapie
Herpes zoster / ausgedehnt	Erkrankungsdauer
Keuchhusten (Pertussis)	bis 7 Tage nach Beginn einer wirksamen Therapie, sonst 3 Wochen
Masern	bis 4 Tage nach Beginn des Exanthems
Meningitis (bakteriell)	bis 24 Stunden nach Beginn einer wirksamen Therapie
Meningitis (nicht bakteriell) tw.	bis 7 Tage nach Erkrankungsbeginn
Meningokokken	bis 24 Stunden nach Beginn einer wirksamen Therapie
Mumps	bis 9 Tage nach Schwellung der Parotis
Multiresistente Problemkeime	für die Dauer der Erkrankung/Besiedelung

(MRSA etc.: unbedingt den Hygieneplan und die Informationsblätter des Hygieneteams beachten!)

Pneumonien
    St. aureus,   bis 48 Stunden nach Beginn einer wirksamen Therapie
    A-Streptokokken   bis 24 Stunden nach Beginn einer wirksamen Therapie
    Chlamydien, ev. Mykoplasmen Erkrankungsdauer

Röteln	bis 7 Tage nach Beginn des Exanthems
Scharlach	bis 24 Stunden nach Beginn einer wirksamen Therapie
Tuberkulose (auch Verdacht!)	bis zur Besserung des klinischen Bildes und negativem Sputum
Varizellen	bis Läsionen vollständig verkrustet

VORSICHTSMASSNAHMEN BEI INFEKTIÖSEM BLUT UND INFEKTIÖSEN KÖRPERFLÜSSIGKEITEN

- Einzelzimmer (räumliche Isolierung) ist bei mangelnder Hygiene des Patienten notwendig.
- Einmalhandschuhe bei Möglichkeit des Kontaktes mit Blut oder Körperflüssigkeiten.
- Hände waschen *sofort* nach Kontamination mit Blut oder Körperflüssigkeiten, anschließend Händedesinfektion. Ebenso nach direktem Kontakt oder Kontamination (infektiöses Material etc.) Händedesinfektion.
- Mundschutz ist nicht erforderlich.
- Einmalschürze patientenbezogen bei Kontaminationsgefahr durch Blut u.a.
- Gegenstände und Oberflächen sofort nach Kontamination desinfizieren.
- Wäsche und Abfälle korrekt entsorgen (siehe oben bzw. siehe dort).
- Verwendete Nadeln etc. sofort in durchstichfeste Gebinde abwerfen.

Jeweils für die Dauer der Erkrankung sind beispielsweise Patienten mit Hepatitis B (inkl. HBs-AG-Träger), Hepatitis C, Malaria, Creutzfeldt-Jakob-Erkrankung, AIDS sowie HIV-positive Patienten in dieser Form zu behandeln. Bei Syphilis sind die Maßnahmen bis 24 Stunden nach Beginn einer wirksamen Therapie aufrecht zu erhalten.

VORSICHTSMASSNAHMEN BEI INFEKTIÖSEM STUHL

- Einzelzimmer (räumliche Isolierung) ist bei mangelnder Hygiene des Patienten notwendig.
- Einmalhandschuhe bei Möglichkeit des Kontaktes mit infektiösem Material – v.a. Stuhl.
- Händedesinfektion nach direktem Kontakt oder Kontamination (infektiöses Material etc.).
- Mundschutz ist nicht erforderlich.
- Einmalschürze patientenbezogen bei Kontaminationsgefahr durch Stuhl u.a.
- Gegenstände und Oberflächen sofort nach Kontamination desinfizieren.
- Wäsche und Abfälle korrekt entsorgen (siehe oben bzw. siehe dort).

Bei allen Erkrankungen mit Durchfall und bestehendem Verdacht auf infektiöse Ursache sind für die Dauer der Erkrankung/Ausscheidung obige Maßnahmen angezeigt. Erreger können z.B. Salmonellen (inkl. Typhus), Shigellen, Staphylokokkus, pathogene Escherichia coli (EHEC u.a.), Clostridium difficile, Campylobacter, Yersinia enterocolitica, Viren inkl. Rota-Viren etc. sein.
Bei Hepatitis A sind die Maßnahmen bis 7 Tage nach Beginn der Gelbsucht, bei Poliomyelitis bis 7 Tage nach Beginn einzuhalten.

VORSICHTSMASSNAHMEN BEI INFEKTIÖSEN SEKRETEN, ABSONDERUNGEN, KONTAKT

- Einzelzimmer (räumliche Isolierung) ist üblicherweise nicht notwendig.
- Einmalhandschuhe bei Möglichkeit des Kontaktes mit infektiösem Material.
- Händedesinfektion nach direktem Kontakt oder Kontamination (infektiöses Material etc.).
- Mundschutz ist nicht erforderlich.
- Einmalschürze patientenbezogen bei Kontaminationsgefahr durch Blut u.a.
- Gegenstände und Oberflächen sofort nach Kontamination desinfizieren.
- Wäsche und Abfälle korrekt entsorgen (siehe oben bzw. siehe dort).

Jeweils für die Dauer der Erkrankung sind diese Vorkehrungen insbesondere bei infizierten Wunden, Decubi-talulcera, Verbrennungen, Abszessen, Furunkel, Endometritis (A-Streptokokken) sowie Conjunctivitis not-wendig. Bei Scabies bis 24 Stunden nach Beginn einer wirksamen Therapie.
Es ist zu beachten, dass viele Erkrankungen mehrere Arten oder sogar darüber hinausgehende Maßnahmen zur Verhinderung der Weiterverbreitung unumgänglich werden lassen.

Bei vielen Erkrankungen besteht **Anzeige-/Meldepflicht**.
Diese kann bereits bei Verdacht, und/oder bei Erkrankung und/oder beim Sterbefall erforderlich sein. Auf entsprechende Vorschriften im Epidemiegesetz, TBC-Gesetz, AIDS-Gesetz etc. sei hingewiesen (siehe dort).

VORSICHTSMASSNAHMEN BEI MULTIRESISTENTEN ERREGERN

Die wichtigsten Hygienemaßnahmen sind bei allen resistenten Erregern Maßnahmen der **Basishygiene**, insbesondere:
- Isolierung (vor allem, wenn der Erreger im Trachealbereich nachgewiesen wurde)
- gewissenhafte Händehygiene (Einmalhandschuhe und hygienische Händedesinfektion)
- Einmalschürze oder Schutzmantel

Zu beachten ist, dass Pflege- und medizinische Artikel patientenbezogen zu verwenden sind.
Als oberstes Gebot gilt: **Expositionsprophylaxe!** – Der Infektionsweg muss unterbrochen werden!
Weitere wichtige Richtlinien sind:
- Information an das Hygieneteam und das gesamte betreuende Personal.
  Bei Transferierung ist die Transferstation oder das Heim, weiters auch das Transportpersonal zu informieren.
- Gewissenhafte Schlussdesinfektion.

Screening-Untersuchungen sollten gezielt durchgeführt werden.
Bei hochvirulenten Erregern sind auch die Anordnungen der Behörde zu beachten.

MRSA

Unter MRSA versteht man „**M**ethicillin **r**esistenter **S**taphylococcus **a**ureus". MRSA-Anteile (an St. aureus-Isolaten) über 10% sind die Regel.
MRSA wird vor allem in Abstrichen von Wunden, Haut, Achselhöhlen, Stirn-Haar-Grenze, Nase und Trachealtrakt, im Bereich des Perineums, sowie in Blut- und Harnkulturen nachgewiesen. Daraus ergibt sich, dass u.a. Patienten mit Wunden, zentralen Venenkathetern, Patienten welche einer regelmäßigen Dialyse bedürfen oder lange stationäre Aufenthalte mit einer intensiven Therapie haben oder hatten, mit einem erhöhten Risiko behaftet sind.
In medizinischen Einrichtungen (Krankenhäuser, Alten- und Pflegeheime oder Rehabilitationszentren) ist der Ausbruch einer Epidemie zu befürchten, da die Unterstützungsbedürftigen meist abwehrgeschwächt sind. Bei MRSA muss ein sehr strenges Hygieneregime gelten, um die Zahl der Neuinfektionen oder -besiedelten senken zu können.
Ein MRSA-Träger ist frei von MRSA, wenn nach 3 Kontrollabstrichen kein MRSA nachgewiesen wird.
Patienten können nach erfolgreicher Sanierung und Entlassung aus dem medizinischen Bereich nach längerer Zeit rasch wieder MRSA-positiv werden. Aus diesem Grund ist bei Neuaufnahme in einer medizinischen Einrichtung ein MRSA-Screening durchzuführen (Abstrich von Nase, Perineum, Stirn-Haar-Grenze, Wunde und an jener Stelle, wo zuletzt der Erreger gefunden wurde).

ESBL, VRE

Die wichtigsten Hygienemaßnahmen sind wiederum Maßnahmen der Basishygiene. Bei hochvirulenten Erregern sind auch die Anordnungen der Behörde zu beachten.
Stuhl sollte bei positivem ESBL-Befund in einer anderen Probe, immer auf ESBL untersucht werden.

> **Vorsichtsmaßnahmen dienen dem Schutz des Patienten oder/und der Betreuungspersonen.**
>
> **Keine „Krankheiten" isolieren, sondern Übertragungswege unterbrechen.**
> **Die wichtigsten Maßnahmen sind wie immer Händehygiene und Schutzkleidung.**
> **Aus psychologischen Gründen nur soviel als wirklich notwendig isolieren – kein übertriebenes „Wegsperren" von Patienten.**
> **Alle erforderlichen Maßnahmen konsequent durchführen.**
> **Psychische Betreuung!**
> **Anzeigepflicht beachten.**

INTENSIVSTATIONEN

Auf Intensivstationen treten rund fünfmal mehr Krankenhausinfektionen auf als an anderen Abteilungen.

Auf solchen Stationen sind die Patienten in einem kleinen Bereich unterschiedlichsten invasiven Maßnahmen ausgesetzt und damit äußerst infektionsgefährdet. Eine Übertragung von Erregern ist nicht zuletzt auf Grund der engen Kontakte des Personals zu den Kranken besonders leicht möglich.
Häufig werden Patienten bereits als „Infektionsquellen" an die Station aufgenommen, und die dort vorkommenden Erreger sind meist äußerst resistent gegen Antibiotika.

Eine **Infektionsübertragung** ist direkt oder indirekt möglich. Besonders häufig sind Infektionen durch kontaminierte Infusionslösungen, Tröpfcheninfektion bei intubierten und beatmeten Patienten, Hände und Kleidung des Personals, intravasale Katheter, Feuchtstellen etc. möglich.

Aufgabe aller Mitarbeiter ist es, jene Maßnahmen zu treffen, die eine weitergehende *Gefährdung* des Patienten *verhindern bzw. reduzieren*.

Zusätzlich zur Gefährdung durch Mikroorganismen können physische Risikofaktoren wie physikalische (falsche Lagerung, Strahlen, Klimatisierung, Lärm etc.) und chemische (Desinfektionsmittel, Medikamente, Narkotika etc.) Beeinträchtigungen auftreten.
Die psychischen Belastungen durch die Isolationssituation müssen besonders berücksichtigt werden.
Im Vordergrund steht an Intensivstationen jedoch die Gefährdung durch Mikroorganismen.

VORAUSSETZUNGEN AUF INTENSIVSTATIONEN

- Entsprechende **bauliche Voraussetzungen** (z.B. Kojen), um u.a. erforderliche Isolierungsmaßnahmen durchführen zu können und die Gefahr der Kreuzkontamination zu vermindern.
- Ausreichende Lager-, Entsorgungs- und Aufbereitungsräume.
- **Raumlufttechnische Anlagen** sollen die Raumluft u.a. entsprechend keimarm halten.
- Geplante, überschaubare und kontrollierbare **Arbeitsabläufe**.
- Überbelegung unbedingt vermeiden.
- Personalmangel, Platzmangel, Mangel an notwendigen Apparaten und Material haben **Hygienemängel** zur Folge und **gefährden Patienten und Personal** zusätzlich.
- Pflegestandards, Desinfektions- und Reinigungspläne, Aufbereitungsrichtlinien, Antibiotikaschemata etc. sind auf Intensivstationen besonders wichtig.
- Händehygiene und Bekleidungshygiene (Schutzkleidung) sind auf Intensivstationen eminent wichtig.
- Trennung der Pflegebereiche in verschiedene **Bereiche (rein/unrein)**. Die reine Seite beinhaltet z.B. Beatmungsgerät, Beatmungssystem, Infusionen u.ä.
- Auf der unreinen Seite sind beispielsweise Abfallsäcke, Wäschesäcke, Absaugsysteme etc.
- Trennung der Patienten untereinander, ideal sind Kojensysteme.
- Laufende Infektionsdokumentation durch die Station in Zusammenarbeit mit dem Hygieneteam.

> Intensivpatienten sind noch infektionsanfälliger als andere Patienten und sehr oft auch Infektionsquelle. Alle sinnvollen Hygienemaßnahmen sind deshalb gerade auf Intensivstationen lebenswichtig:
> *lückenlose Händehygiene*
> **Schutzkleidung (Handschuhe, Schürze,....)**
> **Arbeitsabläufe korrekt gestalten und laufend überdenken**
> **streng aseptisches Arbeiten**
> **Trennung von rein und unrein in jedem kleinsten Bereich**
> **keinen Hygienefetischismus betreiben (Überschuhe etc.)**
> **laufender Informationsaustausch zwischen Intensivpersonal und Hygienefachkräften**

DIALYSEEINHEITEN

Auch an diesen Einheiten werden Patienten mit verminderten Abwehrkräften behandelt. Infektionen werden durch die chronische Dialysebehandlung stark begünstigt. Die **häufigsten Infektionen**, die im Zusammenhang mit der Dialysebehandlung auftreten, sind Sepsis, Shuntinfektionen, Peritonitis, Hepatitis B, Hepatitis C und Tuberkulose. Diese Infektionen erschweren unter Umständen die Fortsetzung der Dialyse. Als **Infektionsquellen** sind vor allem der Shunt, das Dialysat und der extrakorporale Kreislauf zu nennen.

- Beim **SHUNT** sind die gründliche Reinigung der Shunthand, die korrekte Desinfektion der Punktionsstelle (1 Minute Einwirkzeit), die Punktion mit Einmalhandschuhen und der sterile Verband der Punktionsstelle als wichtige Maßnahmen hervorzuheben.
- Das **DIALYSAT** ist laufend (etwa vierteljährlich) zu kontrollieren und durch geeignete Maßnahmen mikrobiologisch unbedenklich zu halten. Die jeweiligen Vorgaben sind einzuhalten.
- Für **INFEKTIÖSE PATIENTEN** sollte ein eigener Raum zur Verfügung stehen.
- Nach jedem Patienten ist die Bettwäsche zu erneuern und eine Wischdesinfektion aller verwendeten/ kontaminierten Gegenstände und Geräte durchzuführen.

ALLGEMEINE HYGIENEMASSNAHMEN

- Händedesinfektion nach direktem Patientenkontakt und Kontakt mit Körperflüssigkeiten
- Einmalhandschuhe bei direktem Kontakt mit Blut oder kontaminierten Materialien
- Impfungen zur Infektionsprophylaxe bei Patienten und Personal (insbesondere Hepatitis B)
- Im Verdachts- oder Anlassfall sind die Vorsichtsmaßnahmen bei infektiösem Blut und infektiösen Körperflüssigkeiten einzuhalten.

LABOR UND PROSEKTUR

Besonders im **Labor** wird mit sehr viel infektiösem Material gearbeitet. Man kann eigentlich sagen, dass alle Materialien potentiell infektiös sind!
Für den Patienten gehen von diesem Bereich nur relativ geringe Infektionsrisiken aus. Für das Laborpersonal gelten folgende Richtlinien zum Eigenschutz:
- Händewaschung und Händedesinfektion, Einmalhandschuhe!!
- Kenntnis und Einhaltung von Vorsichtsmaßnahmen bei infektiösen Krankheiten
- Vorsicht mit Lanzetten, Kanülen usw. (Öse nach jedem Gebrauch ausglühen!)
- Wechsel der Überbekleidung/Schutzkleidung

In der **Prosektur** gelten im Grundedie gleichen hygienischen Richtlinien wie im Labor. Personalinfektionen können insbesondere auftreten bei:
- Schnitt- oder Stichverletzungen bei Leichenöffnung

- Schmierinfektionen
- Aerosolen oder Spritzern

Generelle Schutzmaßnahmen sind u.a.:
- Ausreichende, wiederholte Schulung sowie besondere arbeitsmedizinische Betreuung
- Händehygiene: Händedesinfektion, Einmalhandschuhe
- Bekleidungshygiene – Schutzkleidung!
- Korrekte Aufbereitung von Instrumenten und Arbeitsbehelfen
- Kennzeichnung gefährlicher Proben
- Korrekte Beseitigung infektiöser Abfälle und Schädlingsbekämpfung

PHYSIOTHERAPIE

Viele Patienten an der Physiotherapie sind weder besonders infektionsgefährdet, noch geht von ihnen eine besondere Infektionsgefahr aus. Trotzdem können auch diese Patientengruppen in diesem Bereich vorhanden und dann speziell zu behandeln sein.

Die Mehrzahl der Maßnahmen ist bei physiotherapeutischen Tätigkeiten in ähnlicher Weise durchzuführen wie in anderen Zusammenhängen auch. Dies betrifft insbesondere
- Hygienische Händedesinfektion
- Händereinigung
- Handschuhe
- Schutzkleidung
- Flächendesinfektion, bzw. Nicht-Kontamination und gezielte Desinfektion (z.B. Behandlungsliegen)
- Instrumentenaufbereitung (z.B. Instrumente zur Wundversorgung)
- Wäscheaufbereitung (z.B. Elektrodenschwämme, Patientenwäsche)
- Lagerung und Umgang mit Sterilgütern (z.B. Tupfer, Instrumente etc.)
- Vorsichtsmaßnahmen bei infektiösen Erkrankungen bzw. multiresistenten Erregern
- Atemluftbefeuchtung bzw. Inhalation
- Legionellenprophylaxe
- etc.

Spezielle Bereiche der Physiotherapie

- Schwimm- und Bewegungsbecken: hierbei auf die nötigen und vorgeschriebenen Kontrollmaßnahmen (z.B. Kontrolle der Chlorierung) sowie die nötigen Aufbereitungsmaßnahmen achten.
- Als Grundlagen können zusätzlich die entsprechenden Bäderhygienischen Vorgaben herangezogen werden.
- Bei Unterwasser(massage)bädern ist insbesondere der Pumpenkreislauf vor Ablagerungen und Verkeimung zu schützen, z.B. mit reinigenden und/oder desinfizierenden Zusätzen.
- Hilfsmittel, welche desinfiziert werden können, werden meist wischdesinfiziert, z.B. Kühlelemente, Hanteln, Übungsbänder etc. Auf eine gezielte Desinfektion bei Kontamination ist besonders zu achten.
- Hilfsmittel, welche nicht (wisch-)desinfiziert werden können, sind entweder patientenbezogen zu verwenden bzw. der Patienten führt vor Benutzung eine Händedesinfektion durch (z.B. Schaumstoffbälle bzw. Modelliermasse, Therapieknete u.ä.).
- Bei der Wundversorgung oder -behandlung sind jedenfalls sterile Produkte zu verwenden.

HYGIENE IM EXTRAMURALEN BEREICH

Unter Hygiene im extramuralen Bereich versteht man das hygienisch korrekte Verhalten in den verschiedenen Bereichen der Gesundheitsversorgung außerhalb des Krankenhauses.

HYGIENE IM PRIVATEN BEREICH

Auch im privaten Bereich sind bestimmte Hygienerichtlinien zu beachten. Diese Richtlinien werden oft instinktiv ausgeführt, ohne überhaupt an Hygiene zu denken z.B. der normale Hausputz, Wäsche waschen etc.
Gerade bei diesen Tätigkeiten wäre zu beachten, dass nicht jeder Bereich in der Wohnung desinfiziert werden muss. Im privaten Bereich werden nur in wenigen Fällen Desinfektionsmittel anzuwenden zu sein. Bei Infektionskrankheiten wird eine lokale Desinfektion notwendig sein. Im privaten Bereich ist eine überlegte Reinigung mit normalen Haushaltsreinigern sicherlich ausreichend.

Eng verbunden mit dem privaten Bereich ist die **Hygiene im familiären Bereich**
Eine Trennung zwischen privater/familiärer oder persönlicher Hygiene ist schwer durchzuführen. Alle sind miteinander verbunden.
Unser Körper ist fähig, Abwehrkräfte gegenüber Krankheiten zu aktivieren. Zu dessen Unterstützung muss der Mensch selbst aber auch etwas tun! Ein Punkt ist zum Beispiel die persönliche Hygiene:

Zur **persönlichen Hygiene** zählt neben anderen Faktoren:
- persönliche Sauberkeit sowie
- Sauberkeit in Haushalt und Umgebung (siehe oben).

Wenn die persönliche Hygiene im familiären Bereich nicht oder *zu wenig* durchgeführt wird, wird die Abwehrkraft gegen Umwelteinflüsse (und Erreger in der Umwelt) reduziert und der Mensch kann erkranken. Die Gesundheitserziehung beginnt schon in der Familie. Die Eltern haben die Aufgabe, über hygienische Belange mit den Kindern zu sprechen und sie auf die Wichtigkeit der Hygienemaßnahmen hinzuführen. Es sollte darauf geachtet werden, dass auch die Eltern „gesund leben", und so als gutes Beispiel fungieren.

Als **Beispiele** für Hygiene im familiären Bereich seien genannt: Händewaschen, Körperwaschung, Duschen, Baden, Körperwäsche wechseln, Zahnhygiene, WC-Hygiene, Bettwäsche wechseln etc.

Als Infektionsquellen im familiären Bereich können vor allem genannt werden:
- Mitmenschen
- Nahrungsmittel
- Umweltbelastung

Hygiene in Kindergarten und Schule
Im Kindergarten kommen Kinder erstmals für längere Zeit in eine größere Gruppe von Menschen. Diese Kinder sind oft in Spielgruppen zusammen und spielen oft am Boden. Das Spielzeug liegt am Boden oder wird von den Kindern untereinander ausgetauscht und so mit Krankheitserregern kontaminiert. Aus diesem Grund sollte so weit wie möglich waschbares Spielzeug verwendet werden, welches regelmäßig, am besten in einem Wäschesack in der Waschmaschine, gewaschen werden kann.
    Bettwäsche von Schlafplätzen ist regelmäßig zu waschen und jedes Kind sollte immer den gleichen Schlafplatz haben. Werden Mahlzeiten (Mittagessen) in Kindergarten und Schulen eingenommen sind küchenhygienische Maßnahmen zu beachten.
    Läuse werden im Kindergarten und in Schulen immer wieder gefunden. Aus diesem Grund sollten Kinder in regelmäßigen Abständen auf diese Parasiten untersucht und ggf. dekontaminiert werden.

HYGIENE IM PFLEGEHEIM

Auch der alte Mensch muss auf hygienische Maßnahmen achten, besonders deshalb, da seine Abwehrkraft sinkt. Wenn der alte Mensch in einer Wohn- oder Pflegeeinheit lebt, wird er in hygienischen Belangen unterstützt. Neben der Körperpflege werden weitere hygienische Probleme erwähnt, welche besonders beim alten Menschen auftreten:

    Harninkontinenz   Harnwegsinfekte
    Stuhlinkontinenz   Dekubitus
    Infektionen des Respirationstraktes   Ulcus cruris
    Hygieneprobleme bei Therapie, Versorgung und Vorsorge.

Befindet sich der alte Mensch in einem Pflegeheim, so werden hygienische Maßnahmen, ähnlich wie in einem Krankenhaus, durchgeführt.
Die entsprechenden speziellen Empfehlungen für die Hygiene bzw. die Infektionsprävention in Heimen sind zu beachten.

Es muss insbesondere auf
- hygienische Aufbewahrung der Medikamente,
- hygienische Richtlinien bei der Zubereitung von Infusionen, bei eventuellen Blutabnahmen und vor allem
- auf die persönliche Hygiene des Pflegepersonals geachtet werden.

In Heimen wird das Pflegepersonal noch verstärkt die Aufgabe der Nahrungsmittelzubereitung und der Küchenhygiene übernehmen müssen. Die Beachtung der bereits beschriebenen Maßnahmen ist auch in Pflegeheimen obligat.

Multiresistente Erreger im Senioren-/Pflegeheim

MRSA, ESBL Etc. werden immer mehr auch in Senioren- und Pflegeheimen sowie auch in Rehabilitationszentren gefunden.
Der Umgang mit Bewohnern, welche nicht in der Pflegeabteilung wohnen, ist wie im privaten Bereich. Diese Bewohner sollten aber nicht in die Pflegeabteilung von diesem Heim kommen.
Hat ein Bewohner in der Pflegeabteilung MRSA oder ESBL, so gelten die gleichen Richtlinien wie im Krankenhaus. *Eine Übertragung ist unbedingt auszuschließen!*
Wenn Bewohner mit MRSA oder Bewohner, welche einen MRSA hatten, in das Krankenhaus eingewiesen werden müssen, muss das Krankenhaus unbedingt informiert werden!
MRSA oder andere mulitresistente Erreger sind kein Grund für eine Ablehnung der Heimaufnahme!

Tiere für Therapiezwecke

Wird ein Tier für Therapiezwecke ausgesucht, muss auch die zukünftige Tierhaltung überlegt werden. Es sollten keine Katzen, Vögel, Meerschweinchen, Hasen, Ratten oder exotische Tiere eingesetzt werden. Wenn folgende Regeln eingehalten werden, ist gegen ein Tier in der Gesundheitseinrichtung nichts einzuwenden:

- Information an Direktion
- Information an Hygienteam
- Information an das Pflegeteam
- das Tier muss für die Therapiezwecke ausgebildet sein
- das Tier muss in tierärztlicher Kontrolle stehen (Impfungen, Unteersuchungen etc)
- das Tier darf nicht in den OP
- das Tier darf nicht zu Patienten mit Hundephobie

Die letzte Entscheidung, ob ein Tier in eine medizinische Einrichtung mitgenommen werden kann, trifft die Anstaltsleitung!

HYGIENE IN DER MOBILEN KRANKENPFLEGE

Der große **hygienische Vorteil** ist für den pflegebedürftigen Kunden/Patienten, wenn dieser zu Hause gepflegt und versorgt werden kann, – so paradox es auch klingt – dass er sich nicht in einer Gesundheitseinrichtung – vor allem einem Krankenhaus – aufhält.
Dies beinhaltet den Nutzen, dass es zu Hause u.a. keine unmittelbaren Mitpatienten, weniger Druck durch multiresistente Erreger, weniger invasive diagnostische und therapeutische Verfahren gibt, die Exposition somit geringer als in der Gesundheitseinrichtung ist. Zusätzlich wird die Kraft des Patienten durch sein Verbleiben in der vertrauten Umwelt gestärkt und Belastungen können durch fremde Umgebungen ausgeschlossen werden
Andererseits bleiben die patientenbezogenen Risikofaktoren als Disposition für die Entstehung für Infektionen aufrecht oder werden verstärkt. Als Beispiele seien genannt: Alter, Unterernährung oder Adipositas, Schluckstörungen, Verletzlichkeit der Haut, Einnahme diverser Medikamente, Diabetes mellitus und andere infektionsbegünstigenden Erkrankungen. Da die Patienten immer früher aus den Krankenhäusern entlassen werden ergibt sich zwangsläufig, dass das Auftreten von Krankenhausinfektionen zunehmend bereits zu Hause erfolgt und dies von den Betreuenden beachtet werden muss.

Das **Infektionsmodell** stellt die epidemiologische Basis für die Übertragung von Infektionserregern dar: Ausgehend von einer Infektionsquelle (Darm, Haut, Schleimhäute, Infektionsstellen von Menschen und Tieren, Lebensmittel, Wasser etc.), in welcher sich die Mikroorganismen vermehren, erfolgt eine direkte (z.B. durch Kontakt, Tröpfchen) oder indirekte (durch Vehikel wie z.B. Hände, Kleidung, Wasser) Übertragung zum Infektionsziel (v.a. dem Menschen). Die Infektionen entstehen meist entweder endogen (durch eigene Keime) oder exogen (durch Keime aus dem Umfeld) des Infektionsziels.
Es gilt somit, durch meist in die jeweilige Tätigkeit integrierte hygienische Maßnahmen, die Infektionsübertragung zu verhindern oder die Infektionserreger an der Infektionsquelle bzw. am Infektionsziel zu eliminieren.

Aufgrund der vorhandenen Situation – der pflegerischen Versorgung von infektionsanfälligen Personen in der eigenen Umgebung – ergeben sich einige **Schwerpunkte für die Hauskrankenpflege**:
- Beratung und Unterstützung zur Gesunderhaltung und Gesundheitsförderung des Kunden,
- Diagnostik und Planung der Pflege für den Kunden nach hygienischen Gesichtspunkten,
- Hygienisch korrekte Durchführung der Pflegemaßnahmen.

Die Pflegepersonen haben in vielen Fällen die häufigsten und längsten Kundenkontakte und können somit am ehesten Gesundheitsförderung und -beratung innerhalb der Pflege anbieten.
Dies beinhaltet einerseits die Beratung im Rahmen der Pflege und/oder interdisziplinär zur Reduktion von Gesundheitsrisiken durch Rauchen, Stress, Bewegungsmangel etc. und Beratung im Bereich der Körperpflege, Suchtprävention und der richtigen Anwendung von Pflegeutensilien. Andererseits beinhaltet die Vermeidung von Krankheiten die gesundheitlich-pflegerische Aufklärung zu Hygiene (Persönliche Hygiene, Lebensmittelhygiene etc.), Schutzimpfungen, Inanspruchnahme von Vorsorgemaßnahmen etc.
Das Sorgen für eine sichere Umgebung und die Kenntnis um ein wichtiges potentielles Problem (Infektionsgefahr) führt zu einem weiteren Schwerpunkt der Hygiene in der Hauskrankenpflege, der Diagnostik und Planung der Pflege für den Kunden nach hygienischen Gesichtspunkten.
Mit dem Wissen um die Risikofaktoren sind patientenbezogene Pflegeziele und Kriterien zur Evaluation zu erstellen. Dann kann die Planung der Pflegemaßnahmen nach hygienischen Gesichtspunkten erfolgen, wobei erstens das „Ermitteln der ursächlichen/begünstigenden Faktoren" (z.B. auf Infektionszeichen achten), zweitens das „Vermindern/Beheben der bestehenden Risikofaktoren" (z.B. aseptische Techniken), und drittens das „Fördern des Wohlbefindens (Beraten, Ausbilden)" wesentliche Maßnahmenbündel darstellen.

Pflegepersonen, welche in der mobilen Krankenpflege tätig sind, haben oft große **Probleme**, die hygienischen Richtlinien einzuhalten. Sie werden oft durch die privaten Gegebenheiten des Patienten an der Einhaltung gehindert. Oft sind die baulichen Voraussetzungen nicht gegeben, weiters stehen Hilfsmittel oft nur in geringem Maße zur Verfügung. Improvisationsvermögen ist also gefordert.
Die mobile Krankenschwester ist meist auch für die korrekte Entsorgung von Verbänden, Medikamenten, Insulinspritzen u.a. verantwortlich und muss an Ort und Stelle richtig entscheiden!

PERSÖNLICHE HYGIENE UND HÄNDEHYGIENE (siehe S. 138ff.)
DAUER- UND EINMALKATHETER (siehe S. 148 ff.).
HAUTDESINFEKTION (siehe S. 117)
KÜCHENHYGIENE (siehe S. 89f.)

HYGIENEMASSNAHMEN BEIM VERBANDWECHSEL (siehe S. 160f.)

Aufbewahrung des Verbandmaterials:
- staubfreie Lagerung in bruchfesten und verschließbaren Behältern
- hygienische Händedesinfektion

Vorgang:
- Hände desinfizieren
- Material vorbereiten
- Unterlage für Verbandmaterial
- Einmalhandschuhe verwenden
- Verband entfernen und zum Restmüll geben (evtl. blickdicht verpacken)
- nach Verbandentfernung neue Handschuhe oder steriles Instrument (Pinzette)
- Wundversorgung gemäß ärztlicher Anordnung
- steriles Verbinden der Wunde

Salben aus Dosen o.ä. mittels Einmal(holz)spateln entnehmen.
Verbandscheren mit einem alkoholischen Präparat desinfizieren bzw. Instrumentendesinfektion durchführen.
Für die Hautdesinfektion sind Einmal-Alkoholtupfer nützlich; Einwirkzeit trotzdem beachten.
In der Alten- und Hauskrankenpflege ist das Verabreichen perkutaner Injektionen (z. B. Insulin oder Heparin) routinemäßige Tätigkeit. *Keinesfalls* auf eine Hautdesinfektion verzichten oder Spritzen mehrmals verwenden!

FLÄCHENDESINFEKTION

Flächendesinfektion ist ungezielt durchgeführt in der mobilen Pflege nicht notwendig. Sanitäreinrichtungen und -geräte (z.B. Harnflaschen und Leibschüsseln) sind nach Gebrauch mit Haushaltsreinigern zu putzen.
Geräte, die bei mehreren Klienten in Verwendung stehen, werden nach Gebrauch ebenso mit Haushaltsreinigern geputzt.
Bei *sichtbarer Kontamination* mit infektiösem Material ist natürlich eine **gezielte Desinfektion** mit einem mit Desinfektionsmittel getränkten Tuch durchzuführen. Handschuhe verwenden!

INSTRUMENTENDESINFEKTION

In der mobilen Pflege werden vornehmlich Instrumente für Verbandwechsel und Nagelpflege benötigt.
Nach Verwendung werden diese meist mit einem alkoholischen Präparat desinfiziert oder in der jeweiligen Einsatzzentrale in ein Desinfektionsmittel eingelegt werden bzw. im Idealfall thermisch desinfiziert.

ABFALLENTSORGUNG

Zur Hygiene im extramuralen Bereich gehört auch die Abfallentsorgung. Bei gebrauchten Materialien (Windeln, Verbänden, Binden etc.) soll die Verwendung durch andere Personen verhindert werden und diese in den **haushaltsüblichen Abfallbehältern** entsorgt werden. **Verletzungsgefährdende Utensilien** (z.B. Nadeln) in *durchstichfesten* Behältern entsorgen. Abfälle aus medizinischen Bereichen werden gemäß ÖNORMen differenziert und entsorgt. Ggf. Rücksprache mit den lokalen Abfallentsorgern.

WÄSCHEVERSORGUNG

Der Wäsche als Infektionsquelle oder -überträger für den Kunden ist bisher oft überschätzt worden. Von frischer, korrekt aufbereiteter Wäsche gehen keine Infektionen aus.

Wäsche sollte **nach Bedarf** – vor allem bei Kontamination – gewechselt und möglichst bei **60° oder 95° C** („**Kochwäsche**") gewaschen werden.
Bei infektiösen Patienten (z.B. Salmonellen, Scabies) ist eine Waschtemperatur von mindestens 60°C und anschließendes Bügeln erforderlich. Spezielle Desinfektionsmaßnahmen sind nicht nötig.
Der Stellenwert der **Sauberkeit** in verschiedenen Lebensbereichen ist unterschiedlich hoch. Um sich sauber halten zu können, werden Reinigungsmittel benötigt. Die Auswahl der Reinigungsmittel, egal für welchen Bereich, wird dem Menschen nicht leicht gemacht. Viel Werbung mit wirtschaftlichen Überlegungen bestimmt den Markt. Am Beispiel der Textilhygiene ist zu erwähnen, dass die Waschverfahren den Schmutz entfernen sollen, es wird aber auch erwartet, dass gleichzeitig Keime und eventuelle Krankheitserreger entfernt werden. Bei Waschverfahren über 75°C und ausreichender Einwirkzeit werden Keime allein durch die Temperatur abgetötet (thermische Desinfektion). Durch Temperaturen unter 60°C werden viele Keime nicht vollständig abgetötet, ein gewisser Desinfektionseffekt ist jedoch vorhanden.

LAUFENDE DESINFEKTION

Desinfektionsmaßnahmen, wie
- Raumdesinfektion (z.B. nach Salmonellen oder nach Todesfällen),
- routinemäßige Desinfektion von Waschbecken, Siphons, Bodenabläufen, Toilettensitzen, Badewannen und Duschen

sollten **nicht mehr durchgeführt** werden, es sei denn, es besteht eine gesundheitsbehördliche Anweisung dazu. Siehe auch Desinfektion/Sterilisation.

Mulitresistente Erreger in der mobilen Krankenpflege

Mulitresistente Erreger wie MRSA oder ESBL in der mobilen Krankenpflege stellt ein geringeres Problem dar, da, wie oben erwähnt, selten Mitpatienten im gleichen Haushalt zu betreuen sind. Oft kann z. B. MRSA nach einigen Wochen nicht mehr nachgewiesen werden. Es ist darauf hinzuweisen, dass z.B. bei MRSA für Personen, welche im gleichen Haushalt wohnen, keine „Gefahr" besteht.
Wenn ein multresistenter Erreger festgestellt wurde, sollte dieser Klient vom Pflege- oder Betreuungsteam zum Schluss besucht werden. Wenn das Team den Klienten verlässt, sollte so wie jedes mal eine gründliche hygienische Händedesinfektion durchgeführt werden. Pflegeutensilien sollten beim Unterstützungsbedürftigen verbleiben und nicht mitgenommen werden.

HYGIENE BEI HILFSORGANISATIONEN

Bei Hilfsorganisationen treten immer wieder Fragen in hygienischen Belangen auf. Oft werden hygienische Probleme bei Hilfsorganisationen erst durch einen Infektionstransport, nach einem Katastropheneinsatz oder unklaren Diagnosen diskutiert. **Hygienische Grundsätze** müssen bei diesen Organisationen genau so bekannt sein und angewandt werden wie im Pflegedienst.

Es sei darauf hingewiesen, dass bei den Hilfsorganisationen bezüglich Infektionswegen, Mikrobiologie etc. die gleichen Voraussetzungen bzw. Gegebenheiten herrschen, wie es im Krankenhaus der Fall ist.

ALLGEMEINE REGELN

Zu einer Dienststelle zählt man *Diensträume und Aufenthaltsräume*. Zu den Diensträumen zählen neben anderen auch Garage, Werkstätte, Lager u.ä. Räume. Diensträume sollten nur dann betreten werden, wenn dies erforderlich ist. In Diensträumen sollte nicht gegessen und getrunken werden!

Nach jedem Transport muss eine Händedesinfektion laut *Desinfektionsplan* der Dienststelle durchgeführt werden.

Für den Sanitätsdienst bzw. Hilfsdienst ist eine *Dienstkleidung* zu tragen! Mit Ausscheidungen bzw. mit Blut kontaminierte (nach Unfalltransporten o.ä.) Kleidung ist sofort nach dem Einsatz zu wechseln und in einer Waschmaschine mit Waschmittel desinfizierend zu waschen.

Das Inventar und die Gerätschaften sind mindestens einmal wöchentlich zu kontrollieren und zu reinigen.

Medizinische *Artikel und Medikamente* müssen auf ihre Lagerfähigkeit, die Lagertemperatur und das Ablaufdatum regelmäßig mit Handzeichen des Prüfers kontrolliert werden. Dies gilt besonders bei Katastrophen-zügen, wo viele medizinische Artikel und Medikamente vorhanden sind. Bei Instrumenten muss, falls erforderlich, die Sterilität überprüft werden.

Bei Medikamenten ist eine starke Temperaturschwankung zu vermeiden! Wenn möglich sollten in Katastrophenzug-Anhängern keine Medikamente gelagert werden, die dem Suchtgiftgesetz unterliegen!

Medikamenten-, Instrumenten- und Gerätekoffer sowie die Rucksäcke sind frei von Kontaminationen zu halten.

KRANKENTRANSPORT

Beim Krankentransport ist zu unterscheiden, welche Art des Krankentransportes durchgeführt wird. Bei einer Einlieferung in das Krankenhaus gibt es unterschiedliche Notfälle.

Bei medizinischen Einlieferungen kann der Patient in manchen Situationen selbst gehen und der Krankenwagen dient eher als Taxi. Bei Sitzend- oder Liegendtransporten kann es sich durchaus auch um **„Infektionstransporte"** handeln. Oft ist zum Zeitpunkt des Transports noch gar nicht klar, an welcher Krankheit der Patient leidet, daher ist es besonders wichtig, die „Basis-Hygiene" einzuhalten und durchzuführen!

Als *Infektionstransporte* gelten alle Transporte, wo eine meldepflichtige Krankheit (siehe S. 9) zugrunde liegt. Der einweisende Arzt informiert die Dienststelle und diese teilt diese Information dem Einsatzpersonal mit.

In unseren Breiten werden vor allem Patienten mit Hepatitis, Salmonellen oder Patienten mit unklaren Enteritiden, HIV, MRSA, TBC u.a. die häufigsten Infektionspatienten sein.

Zu beachten ist, dass alle **Ausscheidungen** des Patienten als potentiell infektiös zu betrachten sind! Aus diesem Grund sind bei allen Handhabungen oder Kontakten mit Ausscheidungen **Handschuhe** zu tragen. Weiter ist nach jedem Krankentransport eine gründliche **Händehygiene** (siehe S. 139f.) durchzuführen! Der Patient ist über den Sinn und die Notwendigkeit aller Maßnahmen möglichst zu informieren.

BLUTSPENDEWESEN

Das Blutspendewesen ist ein spezieller Dienst des Roten Kreuzes. Als oberster Grundsatz gelten alle Richtlinien zum Umgang mit **Untersuchungsmaterial** und das hygienische Verhalten bei **Injektionen und Blutabnahmen** (siehe S. 153 ff.). Weiter ist auch hier eine strenge **Händehygiene** unbedingt durchzuführen!

In besonderer Weise sei an dieser Stelle noch darauf hingewiesen, dass gerade beim Blutspendewesen besonders **strenge Richtlinien** einzuhalten sind. Die Spender dürfen keine Infektionskrankheiten haben. Das Blut muss so rasch wie möglich, gekühlt, zur weiteren Verarbeitung weitergeleitet werden!

ESSEN AUF RÄDERN

Beim Dienst „Essen auf Rädern" werden **Nahrungsmittel** von Hilfspersonen von einer Zentralküche in Heimen, Schulen oder Krankenhäusern zum Konsumenten in dessen Wohnung gebracht. Der Konsument muss nicht unbedingt Patient sein. In den meisten Fällen handelt es sich um ältere, gehbehinderte und alleinstehende Personen.

Gerade dieser Umstand liefert beim Umgang mit Nahrungsmitteln zusätzliche hygienische Probleme. Wenn Nahrungsmittel aus einer Küche gebracht werden, muss eine **Nahrungsmitteltemperatur** von 75°C erhalten bleiben. Diese Temperatur kann oft nicht bis zum Konsumenten gehalten werden. Aus diesem Grund müssen eigene **Warmhalte-Transportbehälter** verwendet werden. Es darf insbesondere nicht auf die grundlegenden Maßnahmen der **Lebensmittelhygiene** vergessen werden.

Die Behälter müssen nach Verwendung – meist erfolgt ein Austausch beim Konsumenten – gründlich **gereinigt und desinfiziert** werden. Dies ist am ehesten mit einer Geschirrwaschmaschine möglich.
Jene Helfer, welche die Nahrungsmittel transportieren, müssen auch auf Nahrungsmittel achten, welche nicht konsumiert wurden. Es kann sein, dass diese vom Konsumenten gesammelt werden und später gegessen werden. Dann sind aber diese Nahrungsmittel nicht mehr genießbar.

HAUSKRANKENPFLEGE

Siehe „Hygiene im extramuralen Bereich".

KATASTROPHENHILFSDIENST

Hygienerichtlinien für den Katastrophenhilfsdienst zu erstellen ist relativ schwierig, da in Katastrophensituationen ein langes Nachdenken und *Planen von Hygienerichtlinien meist nicht möglich* ist. Es ist in diesen Situationen sicher wichtiger, wieder den *Normalzustand für den Notfallpatienten* herzustellen. Trotzdem ist es erforderlich, besonders in Krisensituationen auf **hygienische Grundvoraussetzungen** nicht zu vergessen. Denn wenn der Patient z.B. offene Verletzungen hat, können Krankheitserreger leicht in den Organismus eindringen (vgl. Infektionslehre). Das Eindringen von Krankheitserregern kann dann möglicherweise schwere Infektionen und damit u.a. einen verlängerten Krankenhausaufenthalt bedeuten. Auf die Verhütung von zusätzlichen Gefährdungen durch Mikroorganismen ist folglich zu achten. Beispiele sind das korrekte Abdecken von Wunden, das Tragen von Einmalhandschuhen und die richtige Aufbereitung der Notfallutensilien nach erfolgtem Einsatz.

Eine gute *Zusammenarbeit* zwischen den Hilfsorganisationen im Katastrophenfall ist ebenfalls für eine möglichst geringe Infektionshäufigkeit verantwortlich.

Bei Katastrophen werden von den Hilfsorganisationen verschiedene Einrichtungen der Bevölkerung zur Verfügung gestellt. So ist es möglich, von speziell dafür ausgebildeten Mitarbeitern eine eigene **Wasseraufbereitung** aufzubauen. Bei der Wasseraufbereitung werden vor allem Filter zur Reinigung des Wassers verwendet. Hier ist es besonders wichtig, dass für die Weiterverwendung des Wasser ein sauberes, nur für diesen Zweck verwendetes Geschirr verwendet wird. Andernfalls können z.B. gastroenteritische Infektionen hervorgerufen werden.
Das aufbereitete Wasser ist für die tägliche Körperhygiene und als Trinkwasser zu verwenden. Für Aborte ist kein speziell aufbereitetes Wasser erforderlich.
Ist ein **Zeltlager** aufgebaut, so sind die *Grundvoraussetzungen der Hygiene* einzuhalten. Aborte oder Latrinen sind außerhalb der Zeltstadt zu errichten und müssen ständig von einer dazu bestimmten Person betreut, gereinigt und entsorgt werden. Eine Desinfektion der Ausscheidungen erfolgt in der Regel mittels Chlorkalk!
Innerhalb der Zeltstadt muss ebenfalls auf Sauberkeit, Ruhe und Ordnung von dazu bestimmten Personen geachtet werden. Abfälle dürfen nicht herumliegen, sondern müssen getrennt außerhalb der Zeltstadt gesammelt und regelmäßig entsorgt werden.
Kranke und Verwundete müssen so rasch wie möglich *ärztlicher Hilfe* zugeführt werden. Wenn ein Katastrophenereignis eingetreten ist und Hilfsorganisationen die unverletzten, verletzten oder kranken Personen auffinden und bergen, werden diese in *Triagegruppen* eingeteilt und anschließend im jeweiligen Triagestützpunkt versorgt. Die Triagegruppen kennzeichnen den Dringlichkeitsgrad der Versorgung der Patienten. Wichtig ist, dass das *Dokumentationssystem* (z.B. Triagezettel) vollständig ausgefüllt wird. Auch diese Maßnahmen führen die Kranken einer rascheren Behandlung zu, was wieder das Infektionsrisiko senken hilft.

Welche **Hygienerichtlinien** sind **in den Triagestützpunkten** einzuhalten?

Händehygiene:

Im Katastrophenfall oder im Bereich des Krankentransports ist die Händehygiene unumgänglich. Nach jedem Krankentransport in oder vom Krankenhaus ist die Händehygiene durchzuführen! Bei Einsätzen am Unfallort oder Tätigkeiten mit Körperflüssigkeiten und/oder Ausscheidungen sind Einmalhandschuhe zu tragen! Diese Handschuhe sind spätestens nach dem Transport zu wechseln!

Flächendesinfektion:

Eine Flächendesinfektion ist vor allem dann notwendig, wenn makroskopisch sichtbare Verunreinigungen oder Ausscheidungen an einer Fläche sind. In diesen Fällen ist gezielt eine Flächendesinfektion durchzuführen! Für die Desinfektion ist nur ein Desinfektionsmittel zu verwenden, welches laut Desinfektionsplan der Einsatzstelle vorgesehen ist.

Geschirrdesinfektion:

Die Geschirrdesinfektion wurde bereits erwähnt. Im Katastrophenfall ist, wenn kein Geschirrspülautomat vorhanden ist, um so mehr auf eine gründliche Geschirreinigung zu achten. Es sollte zumindest ein Geschirrwaschmittel verwendet werden! Eine Desinfektion des Geschirrs ist nur im Seuchenfall notwendig.

Instrumentendesinfektion:

Entsprechend dem Desinfektionsplan der Dienststelle!

Abfallentsorgung:

Bei Einsätzen der Hilfsdienste fallen ebenfalls verschiedene Abfälle an. Die Entsorgung erfolgt nach genormten Richtlinien, in Österreich nach den entsprechenden ÖNORMen.

In Notsituationen oder bei Katastropheneinsätzen ist es klar, dass dem Abfall nicht das Hauptaugenmerk gewidmet wird. Hier zählt in erster Linien die Erstversorgung der Verletzten oder Kranken. Wenn der Abfall nicht getrennt wird, muss der gesamte Abfall als gefährlicher Abfall behandelt und einer gesonderten Entsorgung zugeführt werden. Der gefährliche Abfall ist in besonderen Behältern zu entsorgen, welche nach Verschluss nicht mehr zu öffnen sind.

Es darf nicht vergessen werden, dass sich bei der nachfolgenden Behandlung des Abfalls niemand einer Gefahr aussetzen darf! Verletzungsgefährdende Gegenstände wie Nadeln, Skalpelle, Infusionsdorne o. ä. sind in durchstichfesten Behältern zu entsorgen.

DESINFEKTION UND STERILISATION BEI HILFSORGANISATIONEN

Eine **Desinfektion** (siehe auch dort) hat die Aufgabe, *gezielt Mikroorganismen* zu beseitigen bzw. abzutöten. Desinfektionsmaßnahmen nehmen einen besonders hohen Stellenwert im Sanitätsbereich ein, da durch sie die Infektionskette unterbrochen wird.

Laufende Desinfektion: Ziel der laufenden Desinfektion bei Hilfsorganisationen ist die Reduzierung aller Krankheitserreger, die vom Patienten abgegeben oder ausgeschieden werden. Dazu zählt die Desinfektion aller Instrumentarien und Geräte, welche beim Transport mit pathogenen Mikroorganismen verunreinigt wurden.

Die laufende Desinfektion ist ein Bestandteil der Infektionsprophylaxe.

Schlussdesinfektion: Die Schlussdesinfektion wird durchgeführt, wenn der Krankentransport beendet ist. Dadurch soll eine Infektionsgefährdung für den nächsten Patienten ausgeschlossen werden.

Sterilisation: Hilfsorganisationen können Instrumente und Geräte in der Regel nicht selbst sterilisieren. Aus diesem Grund ist eine Zusammenarbeit mit einer Zentralsterilisationsversorgungsaufbereitung (ZSVA) in einem Krankenhaus bzw. mit einer autorisierten Firma notwendig.

Alle Instrumente oder Geräte, welche in offene Wunden gelangen oder in den Organismus gelangen müssen steril sein! Dazu zählen u.a. Wundversorgungsmaterial, Punktionsnadeln, Venenkatheter (zentral und peripher) die Schere aus dem Geburtenkoffer. Auch der Beatmungsbeutel muss steril sein, da mit ihm eventuell vorhandene Krankheitserreger direkt in den Atmungstrakt gelangen und so Infektionskrankheiten auslösen können.

PERSÖNLICHE HYGIENE BEI HILFSORGANISATIONEN

Die **persönliche Hygiene** (siehe auch dort) bei Mitarbeitern in Hilfsorganisationen ist jenen von Mitarbeitern in anderen medizinischen Bereichen gleich. Hygienemaßnahmen müssen genauso selbstverständlich sein wie das Anlegen von Dienstkleidung und die Kontrolle des Einsatzfahrzeuges.

Piercing: siehe dort.

Spezielle Bereiche sollen an dieser Stelle noch erwähnt werden:
- **Kleidung**: Durch einen regelmäßigen Wechsel der Dienstkleidung (Uniform) wird eine Verbreitung von Keimen verringert. Ideal ist der tägliche Wechsel der Uniform.
  Die Dienstkleidung soll regelmäßig in der Waschmaschine gereinigt werden. Nach einem Infektionstransport, mit Ausscheidungen soll verschmutzte Dienstkleidung so rasch wie möglich gewechselt werden.
  Arbeitsschuhe müssen in erster Linie sicherheitstechnischen Anforderungen entsprechen. Bestimmte Schuhe sind auf Grund ihrer Beschaffenheit schwer zu reinigen und daher nicht geeignet. Auch die Schuhe sind nach Kontamination mit Ausscheidungen zu reinigen und zu desinfizieren.
- **Immunisierung** (Impfung): Mitarbeiter in Hilfsorganisationen, welche mit Blut von anderen in Kontakt kommen, sollten gegen Hepatitis B geimpft sein (siehe bei „Hepatitis").
  Auch gegen andere Infektionskrankheiten wie z.B. Tetanus, FSME sollten Hilfspersonen geschützt sein.
- **Praktische Hygiene**: Für eine korrekte **Händehygiene,** welche auch bei den Hilfsorganisationen einen hohen Stellenwert einnimmt, sollten **fest installierte Händedesinfektions-Spender** mit mindestens mittellangem Hebel in den Einsatzfahrzeugen zum Standard werden.

Kontaminierte Wäsche, vor allem an der Krankentrage, muss als infektiös eingestuft werden.
Wäsche aus dem RTW wird über eine Wäscherei, in der Dienststelle oder im Austausch mit dem Krankenhaus gereinigt bzw. desinfiziert. Wenn in der Dienststelle gewaschen wird, sollte Kochwäsche verwendet werden.
Ein großes Problem stellen **Decken** im Sanitätsdienst dar. Diese sind meist nur mit 30° C bzw. 40° C waschbar. Aus diesem Grund sollten Decken mit einer Überdecke oder mit einem Leintuch (Patient – Leintuch – Decke) vor einer Kontamination geschützt werden. Decken sollten in einer Zentralwäscherei bzw. in einer Putzerei gereinigt werden.
Medizinische Abfälle sind nach ÖNORM S 2104 in besonderen Sammelbehältern zu entsorgen. Die Behälter müssen flüssigkeitsdicht, verschließbar, undurchsichtig und mechanisch ausreichend fest sein.
Oft ist hier eine Zusammenarbeit mit dem Krankenhaus oder einer anderen medizinischen Einrichtung nützlich, da bei Hilfsorganisationen oft nur geringe Mengen von medizinischem Abfall vorhanden sind.

TRANSPORT VON INFEKTIONSPATIENTEN

Der Transport von Patienten mit einer Infektionskrankheit (oder bei Verdacht einer Infektionskrankheit) muss immer **begründet und angeordnet** werden.
Während des Transports soll der **Patientenraum** zum Fahrabteil abgeschlossen sein. Vorhandene Zwischenfenster sind geschlossen zu halten. Im Krankenraum sollen nur jene Utensilien vorhanden sein, welche beim Transport benötigt werden.
Wenn der Patient während der Fahrt **erbricht**, ist es am besten einen Plastiksack zu verwenden, welcher geruchs- und flüssigkeitsdicht verschlossen werden kann.
Eine **Voranmeldung** im Krankenhaus verkürzt den Krankentransport.
Der Infektionstransport ist nach den **Hygienerichtlinien (Typ 1–4)** – siehe unten – durchzuführen.

Eine **Wagen- und Instrumentenaufbereitung** bzw. Versorgung der Gerätschaften ist sofort nach dem Einsatz durchzuführen.

HILFSMANNSCHAFTEN UND INFEKTIONSKRANKHEITEN

Wenn Krankheitserreger über Blut, Sekret oder Wunden ausgeschieden werden können, ist eine gründliche Händehygiene durchzuführen und es sind Einmalhandschuhe zu tragen. Sollte es zu einer Verletzung mit ver-letzungsgefährdenden Gegenständen kommen, ist eine sofortige Meldung beim nächsten Arzt vorzunehmen.
Besonders bei *AIDS, Hepatitis B* (HBV) oder *Hepatitis C* (HCV) bei *MRSA,* Kontakt mit *Stuhl* oder *seröser Meningitis* sind diese Hygienemaßnahmen durchzuführen.
Bei *Tuberkulose, Masern, Mumps, eitriger Meningitis* und *MRSA* im Trachealsekret, kurz bei einer Tröpfcheninfektion oder auch bei Verdacht einer Tröpfcheninfektion, ist neben den oben genannten Hygienemaß-

nahmen noch das Tragen von Mundschutz und das Tragen von einem Schutzmantel notwendig. Den Mundschutz sollte vor allem der Patient tragen, da so eine aerogene Übertragung und Kontamination des Krankenraums im Einsatzfahrzeug vermieden wird. Bei Tuberkulose ist zu beachten, dass Masken mit der Filterstärke FP4 eingesetzt werden (Hygienerichtlinie Typ 3).

Bei Verdacht auf Tollwut, Diphtherie oder septische Zustände (besonderes bei Sekundärtransporten) ist neben den Hygienerichtlinien 1–3 noch eine Schlussdesinfektion durchzuführen (Typ 4).

Die Hygienemaßnahmen der Hygienerichtlinien (1–4) sind gewissenhaft auszuführen, um die Infektionskette zu unterbrechen (Expositionsprophylaxe).

QUELLENANGABEN – WEITERFÜHRENDE LITERATUR

AICHINGER, W., SCHAUER, V.: Arbeitsgruppe Krankenhaushygiene: Empfehlungen zur Verhütung katheterbedingter Harnwegsinfektionen. Eigenverlag, Wels 1985

ALLERBERGER, F. et. al.: Lehrbuch der Hygiene. Golf Verlag, Innsbruck 1991

ALLERBERGER, F.: Hygienemaßnahmen in der Alten- und Hauskrankenpflege. In: Lazarus, 7, 11-12 (1992), S.17 ff.

Amt der Niederösterreichischen (NÖ) Landesregierung, Abteilung RU3: Niederösterreichischer Abfallwirtschaftsbericht 2004. Online in Internet: URL: http://www.noe.gv.at/service/RU/RU3/Abfallwirtschaftsbericht.htm [Stand: 24.01.2006]

Amt der NÖ Landesregierung: Mit der Wasserqualität unserer Flüsse geht es steil bergauf. In: NÖ gestalten Nr. 88, August 2000

Amt der NÖ Landesregierung: Umwelt & Gemeinde Nr. 2, Sommer 2000

Amt der Steiermärkischen Landesregierung: Gewässergüteatlas der Steiermark, Definition der Güteklassen. Online in Internet: URL: http://www.stmk.gv.at/umwelt/luis/umweltschutz/gewässerschutz/fliessgewaesser/gueteklassen/def.htm [Stand: 27.07.2000].

ANONYM: Leitthema Infektionsschutzgesetz; Surveillance nosokomialer Infektionen sowie die Erfassung von Erregern mit speziellen Resistenzen. In: Bundesgesundheitsbl – Gesundheitsforsch – Gesundheitsschutz 2000, 43, (2000) 887-890

Arbeitsgemeinschaft der Wissenschaftlichen Medizinischen Fachgesellschaften: Empfehlungen zur Hygiene in Klinik und Praxis, Raumlufttechnische Anlagen, in: Hygiene in Klinik und Praxis, 3. Auflage, mhp-Verlag, Wiesbaden 2004, S. 135ff.

Arbeitsgruppe Krankenhaushygiene: Empfehlungen zur Verhütung von Infektionen, bedingt durch den Einsatz von Endoskopen. In: Arbeitsgruppe Krankenhaushygiene 1994

Arbeitsgruppe Krankenhaushygiene NÖ und RKI: Prävention Gefäßkatheter assoziierte Infektionen. In: Arbeitsgruppe Krankenhaushygiene 2004

Arbeitskreis für Krankenhaushygiene der Magistratsabteilung 15 (Gesundheitswesen) der Stadt Wien: Sterilgutversorgung. In: Hygiene Monitor, 6, 11 (2000), II-IV

ARETS, J., OBEX, F., VAESSEN, J., WAGNER, F.: Professionelle Pflege. Theoretische und praktische Grundlagen. Eicanos, Bocholt 1996

ARETS, J., OBEX, F., ORTMANS, L., WAGNER, F.: Professionelle Pflege 2. Fähigkeiten und Fertigkeiten. Eicanos im Hans Huber-Verlag, Bern 1999

ASSADIAN, O.: Händedesinfektion beim Verbandwechsel. In: Hygiene und Medizin, 24, 7/8 (1999).

BAUMGARTNER, E. (Hrsg.): Angewandte Arbeitsmedizin. Wilhelm Maudrich, Wien 1986

BECK, E.G., EICKMANN, T.: Hygiene in Krankenhaus und Praxis. Ecomed, Landsberg/Lech 1995-1999

BGBl. Nr. 186/1950: Epidemiegesetz idF BGBl Nr. 185/1961 iVm BGBl. II Nr. 254/2004

BGBl. Nr. 801/1993: Änderung des Krankenanstaltengesetzes, BGBl. Nr. 1/1957, 26.11.1993

BGBl. I Nr. 155/2005: Bundesgesetz über Krankenanstalten und Kuranstalten; Änderungsentwurf 2006

BGBl. I Nr. 13/2006: Lebensmittelsicherheits- und Verbraucherschutzgesetz, 20.01.2006

BMAGS (1998) Bundesministerium für Arbeit, Gesundheit und Soziales: Das Gesundheitswesen in Österreich. 2. Auflage. Wien 1998

BMGF Bundesministerium für Gesundheit und Frauen: Impfplan 2006 Österreich. Online in Internet: URL: http://www.bmgf.gv.at/ [Stand: 11.01.2006]

BMGF Bundesministerium für Gesundheit und Frauen. Online in Internet: URL: http://www.bmgf.gv.at/

BMSG (2002) Bundesministerium für soziale Sicherheit und Generationen (Hrsg.)PROHYG Leitlinie: Organisation und Strategie der Krankenhaushygiene. Wien 2002

Bundesgesundheitsamt Berlin (Hrsg.): Richtlinien für Krankenhaushygiene und Infektionsprävention. Gustav Fischer Verlag, Stuttgart 1991

Bundesministerium für Frauenangelegenheiten und Verbraucherschutz: Gentechnik und Lebensmittel. Wien, vermutlich 1998

Bundesministerium für Land- und Forstwirtschaft, Umwelt- und Wasserwirtschaft (2005): Branchenkonzept für Abfälle aus dem medizinischen Bereich, Teile A und B. Wien 2005

Bundesministerium für Land- und Forstwirtschaft, Umwelt- und Wasserwirtschaft (2005): Wassergüte in Österreich, Jahresbericht 2004. Wien 2005

Bundesministerium für Umwelt, Jugend und Familie (Hrsg.): Österreichischer Umwelt- und Gesundheitsaktionsplan. Wien, vermutlich 1998/99

Bundeszentrale für gesundheitliche Aufklärung: AIDS und HIV-Infektion, Informationen für Mitarbeiter/-innen im Gesundheitsbereich. 3.Auflage, Köln 1992

DASCHNER, Franz: Praktische Krankenhaushygiene und Umweltschutz. 2. Auflage, Springer, Berlin, Heidelberg 1997

Deutschsprachiger Arbeitskreis für Krankenhaushygiene (Hrsg.): Krankenhaushygiene – Hospital Hygiene. Mhp-Verlag, Wiesbaden 1998

EIKMANN, T. et al.: Hygiene in Krankenhaus und Praxis. Hygiene in ambulanten und stationären medizinischen und sozialen Einrichtungen. 3. Auflage. ecomed MEDIZIN, Landsberg/Lech 2005

FLAMM, H., ROTTER, M. (Hrsg.): Angewandte Hygiene in Krankenhaus und Arztpraxis. Wilhelm Maudrich, Wien, München, Bern 1999

GASTMEIER, P. et al.: Qualitätssicherung in der nosokomialen Infektiologie. Aesopus, Stuttgart 1998

GUNDERMANN, K.-O.: Umwelt und Gesundheit: Wege und Ziele der Umwelthygiene, Beck (Beck'sche Reihe), München 1997

HAUS, E., GROSS, S.: Mikrobiologie und Hygiene. Haus & Gross, Völklingen 1991

HEINZ, F.X., MANDL, C. (1999): AIDS und HIV-Infektionen 1998. In: Biochemie GmbH (Hrsg.): Virus-epidemiologische Information. 3 (1999), 3–4

HENKE, F.: Nosokomiale Infektionsn sind vermeidbar. In: Pflegezeitschrift, 53, 10 (2000), 645–648

JUCHLI, L.: Krankenpflege: Praxis und Theorie der Gesundheitsförderung und Pflege Kranker. 6. Aufl., Thieme Verlag, Stuttgart, New York 1991
KATZMANN, H., SCHROM, H.: Umweltreport Österreich. Kremayr & Scheriau, Wien 1991
KAYSER, F.H. et al.: Medizinische Mikrobiologie. 10. Auflage. Georg Thieme Verlag, Stuttgart 2001
Kommission für Krankenhaushygiene und Infektionsprävention am Robert Koch-Institut: Anforderungen der Hygiene bei Operationen und anderen invasiven Eingriffen. Online in Internet: URL: http://www.rki.de [Stand: 30.11.2000]
Kommission für Krankenhaushygiene und Infektionsprävention am Robert Koch-Institut: Empfehlungen zur Prävention und Kontrolle Katheter-assoziierter Harnwegsinfektionen. Online in Internet: URL: http://www.rki.de/ [Stand: 30.11.2000]
Kommission für Krankenhaushygiene und Infektionsprävention am Robert Koch-Institut: Empfehlung zur Prävention und Kontrolle von Methicillin-resistenten Staphylococcus aureus-Stämmen (MRSA) in Krankenhäusern und anderen medizinischen Einrichtungen. Online in Internet: URL: http://www.rki.de/ [Stand: 26.11.2004]
Kommission für Krankenhaushygiene und Infektionsprävention am Robert Koch-Institut: Händehygiene. Online in Internet: URL: http://www.rki.de/ [Stand: 30.11.2000]
Kommission für Krankenhaushygiene und Infektionsprävention am Robert Koch-Institut: Prävention der nosokomialen Pneumonie. Online in Internet: URL: http://www.rki.de/ [Stand: 30.11.2000]
Kommission für Krankenhaushygiene und Infektionsprävention am Robert Koch-Institut: Anforderungen an die Hygiene bei der Reinigung und Desinfektion von Flächen. Online in Internet: URL: http://www.rki.de/ [Stand: 01.01.2004]
Kommission für Krankenhaushygiene und Infektionsprävention am Robert Koch-Institut: Infektionsprävention in Heimen. Online in Internet: URL: http://www.rki.de/ [Stand: 20.09.2005]
KRAMER, A. et al. (Hrsg.): Möglichkeiten und Perspektiven der klinischen Antiseptik. Mhp-Verlag, Wiesbaden 1995
KRAMER, A. et al.: Isolierungsmaßnahmen bei Infektionskrankheiten im Krankenhaus. In: Hygiene und Medizin, 19, (1994), 279-288
KRAMER, A., HEEG, P., BOTZENHART, K.: Krankehaus- und Praxishygiene. Urban und Fischer. München, Jena 2001
LANGE, F., STRAUSS, E., DOBERS, J.: Biologie. Franz Deuticke, Wien 1989
LAUSCH, A.: Betriebsführung und Organisation im Gesundheitswesen – Strukturen, Einrichtungen, Betriebsführung und Organisationslehre im Gesundheitswesen. Ein Arbeitsbuch für Pflegeberufe. Wilhelm Maudrich, Wien, München, Bern 2000
LAUSCH, A.: Hygiene in der Hauskrankenpflege, in: Österreichisches Hilfswerk (Hrsg.): Schriftenreihe des Österreichischen Hilfswerks Band 5. Wien 2001
MÖSE, J.R.: Hygiene und Mikrobiologie. Styria, Graz 1988
Niederösterreichisches Umweltbeobachtungs- und Informationssystem NUMBIS: Grenzwerte Luft. Online in Internet: URL: http://www.numbis.at, http://www.noe.gv.at/service/bd/bd4/luft/grenzwerte.htm [Stand: 09.02.2006]
NIKLAS, S.: Körperungeziefer immer häufiger. In: Die Schwester/Der Pfleger, 39, 5 (2000), 382-388
Österreichisches Normungsinstitut: ÖNORM S 2104, Abfälle aus dem medizinischen Bereich. Ausgabe 01.01.2005
ÖSTAT, Österreichisches Statistisches Zentralamt: Kennziffern über Österreich. Online in Internet: URL: http://www.oestat.gv.at/ [Stand: 1997]
ÖSTAT, Österreichisches Statistisches Zentralamt (Hrsg.): Statistisches Jahrbuch für die Republik Österreich. Österreichische Staatsdruckerei, Wien 1998
Österreichisches Rotes Kreuz / Ausbildung „Rettungssanitäter", Heft 4, 84-102, Wien 2003
Republik Österreich, Bundeskanzleramt: Leitlinie für Großküchen, Großcatering, Spitalsküchen und vergleichbare Einrichtungen der Gemeinschaftsverpflegung; Gutachten des ständigen Hygieneausschusses. In: Mitteilungen der österreichischen Sanitätsverwaltung, Heft Nr. 7-8/1997
RIEDE, U.-N. et al.: Allgemeine und spezielle Pathologie. 2. Aufl., Thieme Verlag, Stuttgart, New York 1989
ROITT, et al: Kurzes Lehrbuch der Immunologie. 2. Aufl.,Thieme Verlag, Stuttgart, New York 1993
ROTTER, M.: Epidemiologie der Krankenhausinfektionen. In: Österreichische Krankenhauszeitung, 31, (1990), 577–582
SAX, H. et al.: Spitalhygiene in Langzeitpflegeeinrichtungen. In: Swiss-NOSO Bd.6, Nr.4, Dezember 1999. Online in Internet: URL: http://www.hospvd.ch/swiss-noso/cd64a1.htm [Stand: 30.11.2000]
SCHMIDTS-WINKLER, I.: Händedesinfektion im Gesundheitswesen. (Hrsg.: Bode Chemie GmbH). Medi-Verlag, Hamburg 1997
SCHNEIDER, A., BIERLING, G. (Hrsg.): Hygiene und Recht. Loseblattsammlung. Mhp-Verlag, Wiesbaden 1999
Umweltbundesamt: Umweltsituation in Österreich. Siebenter Umweltkontrollbericht des Umweltministers an den Nationalrat. Wien 2004
Umweltbundesamt: Luftgütemessungen und meteorologische Messungen des Umweltbundesamtes – Jahresbereicht 2004. Online in Internet: URL: http://www.umweltbundesamt.at/fileadmin/site/publikationen/DP130.pdf [Stand: 09.02.2006]
Umweltbundesamt: Biologisches Gütebild der Fließgewässer Österreichs (BMLF). Online in Internet: URL: http://www.ubavie.gv.at/umweltsituation /wasser/karten/biokart/fw_bio.htm [Stand: 27.07.2000]
Umweltbundesamt: Ozon. Online in Internet: URL: http://www.umweltbundesamt.at/umweltschutz/luft/luftschadstoffe/ozon/ [Stand: 09.02.2006]
Umweltbundesamt: Abfall. Online in Internet: URL: http://www.umweltbundesamt.at/umweltschutz/abfall/ [Stand: 07.02.2006]
Umweltbundesamt: Lärm. Online in Internet: URL: http://www.umweltbundesamt.at/umweltschutz/laerm/ [Stand: 25.01.2006]
WILLE, B.: Leitlinien zur Hygiene in Alten- und Pflegeheimen. In: Hygiene und Medizin, 25, 6 (2000), 264–266
www.bmgf.gv.at [Stand: 09.02.2006]
www.wassernet at [Stand: 23.01.2006]

STICHWORTVERZEICHNIS

Abfall 101
- medizinischer Bereich 104
Absaugung 165
Adenoviren 30
Aerosole 78
Affinität 13
AIDS 9, 29
Akutphasenproteine 14
Anthropozoonosen 3
Antikörper 15
Antisepsis 109
Apathogen 5
Asepsis 109
Askariden 57
Aspergillus 53
Atemwegsinfektionen, Prophylaxe 164
Atmung 66
Ausscheidungen 65, 72, 101, 147

Badewasser, Aufbereitung 97
Bäderhygiene 96
- Anforderungen 96
- Krankheiten 97
Bakteriämie 7
Bakteriophagen 32
Bandwürmer 56
Bazillen 45
Bettenaufbereitung 145
Biozide 86
Blutspendewesen 184
Bordetella pertussis 41
Borrelien 48
Botulismus 46
Brucella 40

Campylobacter 49
Candida 52
Cestoden 56
Chemoprophylaxe 9
Chlamydien 1, 34
Cholera 45
CJD 20
Clostridien 46
Corynebakterien 41
Coxsackie-Viren 23
Creutzfeldt-Jakob-Erkrankung 20
Cryptococcus 52

Dauerausscheider 3
Dermatophyten 53
Desinfektion 75, 109
- chemische
-- Aldehyde 113
-- Alkohole 113
-- Anwendung 116
-- Chlor 114
-- Chlorhexidin 113
-- Dosiertabelle 123
-- Eigenschaften 115
-- Iod 114
-- Octenidin 113
-- Oxidantien 114
-- Tenside 115
- Flächen 119
- gezielte 127
- Haut und Schleimhaut 117
- laufende 116
- physikalische / thermische 110
- präoperativ 118, 158
- Schlussdesinfektion 116
- thermische 111

Desinfektionsmaschinen, Beschickung 112
Desinfektionsmittel 112
Dialyse 176
Diphtherie 41
Dreitagefieber 31

Emission 78
Endemie 2
Endoskopie 168
Entamoeba histolytica 54
Enterobakterien 42, 51
Enterokokken 38, 51
Epidemie 2
Epstein-Barr-Viren 31
Erregernachweis 71
- Abstriche 72
- Allgemeines 72
- Blutkultur und Serologie 73
- direkt/indirekt 71
- Harnprobe 74
- Katheterspitzen 74
- Liquor 75
- Mittelstrahlharn 74
- Sputum 75
- Stuhl 75
- Zuweisungen 71
Escherichia coli 43
Essen auf Rädern 184
Expositionsprophylaxe 9

Fakultativ pathogen 5
Feiung, stille 6
Fieber 13, 64, 66
- Ernährung 64
Filtration 110
Flächendesinfektion 119
Fleckfieber 33
Föhnentstehung 83
Francisella tularensis 40
FSME 26

Gasbrand 47
Gelbfieber 27
Gewässergüte 100
Gewebsaffinität 5
Glashauseffekt 81
Gonokokken 39
Granulozyten 16

Haemophilus 45
Händedesinfektion 141
- chirurgische 141
- hygienische 141
Händereinigung 140
Harnableitungssystem, geschlossenes 149
Harnkatheter
- suprapubisch 152
- transurethral 151
Harnwegsinfektionen 147
- Erreger 148
Hauskrankenpflege 181
Helicobacter 49
Hepatitis 23
Herdpneumonie 50
Herpes simplex 31
Herpes zoster 31
Hilfsorganisationen 183
HIV 29
HPV 32
HTLV I, II, III 29

Hygiene
- bauliche Anforderungen 145
- Patientenumfeld 144
- persönliche 138
-- Bekleidung 138
-- Haare 63, 138
-- Hände 139
- privat 179
Hygienekommission 135
Hygieneteam 134

Immission 78
Immunologie 13
Immunprophylaxe 9
Impfplan 11
Impfstoffe 11
Infektion 1, 3
- inapparent 6
- Krankentransport 184
- latent 6
- lokal 7
- manifest 7
- Vorsichtsmaßnahmen 171
-- Absonderungen 174
-- aerogen 173
-- Blut und Körperflüssigkeiten 173
-- Kontakt 173, 174
-- multiresistente Erreger 175
-- Sekrete 174
-- Stuhl 174
-- Tröpfchen 171
- nosokomiale 132
-- Erreger 136
-- Quellen und Formen 135
-- Risikofaktoren 137
Infektionskette
- homologe 8
- heterologe 8
Infektionskrankheiten
- Pflege 58
-- Haarpflege 63
-- Hand- und Fußpflege 61
-- Immobilität 64
Infektionsschema 7, 135
Infektionssysteme
- offen 8
- geschlossen 8
Infektionsweg
- direkt 6
- indirekt 6
Infektionszimmer 68
Infektiosität 5
Infestation 87
Influenza 28
Infusionen 156
Injektionen 153
Inkubationsausscheider 3
Inkubationszeit 2
Inkubatoren 169
Instrumentenaufbereitung 121
Intensivstationen 176
Interferone 14
Interleukine 15
Intertrigoprophylaxe 58
Intimpflege 58
Intoxikation 87
Intubation 165
Inversion 79
Inzidenz 2

Isolierung 68, 70, 171
- Quellenisolierung 171
- Schutzisolierung 171
- Standardisolierung, -maßnahmen 171

Katastrophenhilfsdienst 185
Katheterharn 74
Keimflora, physiologische 14
Keimträger 3
Keuchhusten 41
Kläranlagen 99
Klärschlamm 100
Klebsiella 44
Klima 82
- Innenraum 84
Kohlenmonoxid 78
Kohlenwasserstoffe 79
Kolonisation 109
Komplementsystem 15
Kontagionsindex 2
Kontamination 109, 118
Kontrakturenprophylaxe 65
Körperpflege 143
Krankenhaushygiene 132
- Organisation 133
Krankentransport 184
Küchenhygiene 89

Lärmarten 107
Lärmschutz 108
Lebensmittel 85
- Gefährdung durch 86
- Gentechnik 88
- Haltbarmachung 88
- Kennzeichnung 89
- Krankheitserreger 87
- Schadstoffe 86
Legionellen 39
Leishmanien 54
Lepra 51
Letalität 2
Listerien 41
Lobärpneumonie 39, 44
Luft
- Zusammensetzung 77
Luftbefeuchter 166
Luftschadstoffe 78, 81
Lymphozyten, B-, T- 17
Lymphogranuloma inguinale 34
Lyssa 29

Madenwürmer 57
Makrophagen 14
Malaria 55
Masern 28
Mastzellen 18
Maul- und Klauenseuche-Viren 23
Meldepflicht 9
Meningokokken 12, 40
Metalle, toxische 86
Mikrokokken 37
Mikroorganismus 6
Milchküche 91
Milzbrand 45
Mittelstrahlharn 74
Mobile Krankenpflege 181
Morbidität 2
Mortalität 2
Multiresistente Bakterien 51
Mumps 28
Mundpflege 59, 143
Mykoplasmen 1, 34

Neisseria 39, 40
Nematoden 57
Noroviren 27

ÖGHMP 90, 115, 122, 169
Ökosystem 76
Operationen, septische 158, 160
Operationsbereich 158
- Bauweise 160
- Patientenhygiene 159
- Personalhygiene 158
Opportunisten 2, 5
Ornithose 34
Orthomyxo-Viren 28
Oxyuren 57
Ozon 80
- Warnwerte 80

Pandemie 2
Papovaviren, jetzt: HPV 32
Parainfluenza 29
Paramyxo-Viren 28
Pärchenegel 56
Parvo-Viren 28
Pathogen, Pathogenität 1, 5
Pertussis 41
PEG-Sonde 156
Pest 44
Pflegeheim 180
Phagozyten 16
Physiotherapie 178
Picorna-Viren 22
Piercing 138, 159
Pilze 1, 52
Plasmodien 55
Pneumocystis carinii 55
Pneumokokken 39
Pneumonieprophylaxe 67, 167
Polioviren 22
Pox-Viren 32
Prävalenz 2
Prionen 1, 20
Proteus 44
Protozoen 53
Pseudomonas 39
Punktionen 153
Pyämie 7
Pyrogene 110

Q-Fieber 33

Rasur und Bartpflege 62
Raumlufttechnische Anlagen 146
Rekonvaleszenzausscheider 3
Resistenz 1
Resistenzstufen, thermische 111
Retroviren 29
Rhabdo-Viren 29
Rhinoviren 23
Rickettsien 1, 33
Ringelröteln 28
Rotaviren 32
Röteln 27

Salmonellen 42
Schimmelpilze 53
Schistosoma 56
Schwermetalle 81
Schleusen 68, 141, 159
Schutzbarrieren 14
Schwefeldioxid 78
Sekundärinfektion 2
Sensitivität 2
Sepsis 7
Seuche 8
Shigellen 43
Smog 78
- Alarmwerte 79
Soor 52
Soor- und Parotitisprophylaxe 61

Spezifität 2
Spirochäten 49
Sporadisch 2
Spulwurm 57
Staphylokokken 37, 51
Staub 80
Sterilgüter
- Handhabung 131
- Lagerung 130
- Verpackung 129
Sterilisation 124
- Dampf 124
- Ethylenoxid 127
- Formaldehyd 127
- Heißluft 126
- Plasmasterilisation 127
Sterilisatoren, Kontrolle 128
Stickoxide, 79
Strahlung 81
- radioaktive 82
- ultraviolette 81
Streptokokken 38
Syphilis/Lues 47

Tetanus 46
Tiere für Therapiezwecke 180
Toga-Viren 26
Tollwut 29
Toxi-Infektion 87
Toxizität 5
Toxoplasma gondii 55
Trachom 34
Transmission 2
Trematoden 56
Treponema pallidum 47
Trichinen 57
Trichomonaden 54
Trinkwasser 92
- Anforderungen an 93
- Schadstoffe 93
- Untersuchung 95
Trypanosomen 53
Tuberkulose 50
Tularämie 40

Varizellen 31
Vektor 2
Venenkatheter
- periphere 154
- zentrale 154
Verbandwagen 162
Verbandwechsel 160
- Durchführung 162
- Reihenfolge 162
Vibrionen 45
Viren 1, 21
Viroide 1, 20
Virulenz 1, 5

Wäsche, Krankenhaus 144
Wasseraufbereitung 95
Wunddrainage 161
Wunden
- Wundklassen 158, 160
Wundinfektionen 160
Würmer 56

Yersinien 44

Zahnprothesen 60
Zoonose 8
Zytomegalic 31